医灯续传

一位中医世家的临证真经

王幸福 编著

中国科学技术出版社

·北 京·

图书在版编目（CIP）数据

医灯续传：一位中医世家的临证真经 / 王幸福编著 . —北京：中国科学技术出版社，2017.1（2023.8 重印）

ISBN 978-7-5046-7306-0

Ⅰ . ①医… Ⅱ . ①王… Ⅲ . ①中医临床－经验－中国－现代 Ⅳ . ① R249.7

中国版本图书馆 CIP 数据核字（2016）第 283624 号

策划编辑	焦健姿　王久红
责任编辑	焦健姿　王久红
装帧设计	华图文轩
责任印制	徐　飞

出　　版	中国科学技术出版社
发　　行	中国科学技术出版社有限公司发行部
地　　址	北京市海淀区中关村南大街 16 号
邮　　编	100081
发行电话	010-62173865
传　　真	010-62179148
网　　址	http：//www.cspbooks.com.cn

开　　本	710mm×1000mm　1/16
字　　数	249 千字
印　　张	15.5
版　　次	2017 年 1 月第 1 版
印　　次	2023 年 8 月第 8 次印刷
印　　刷	北京长宁印刷有限公司
书　　号	ISBN 978-7-5046-7306-0/R・1948
定　　价	45.00 元

（凡购买本社图书，如有缺页、倒页、脱页者，本社发行部负责调换）

内容提要

　　本书是《杏林薪传》的续集,通过秘法薪传、用药传奇、医方真谛、医案解读、辨证心悟、医话杂谈、医林采撷七部分内容,阐述笔者数十年行医之心法,并配有大量的医案以验证其医学心法与临证思路,详细介绍了笔者在临床实践中对方药的使用方法及疗效、24味中药的用法心得、9则经过临床验证的医方新功效、8种疾病的临床辨治方法及用药心得、30种疑难病医案的分析与指要、笔者多年来对他人经验的研究与积累、中医学习途径与提高医术的方法。本书内容丰富,语言通俗,理法方药兼备,具有重要的临床意义及较高学术价值,适合广大中医临床工作者及中医爱好者阅读参考。

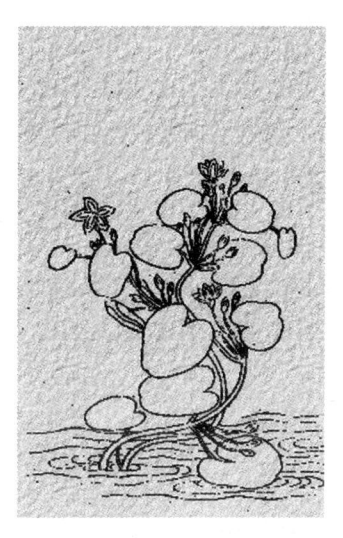 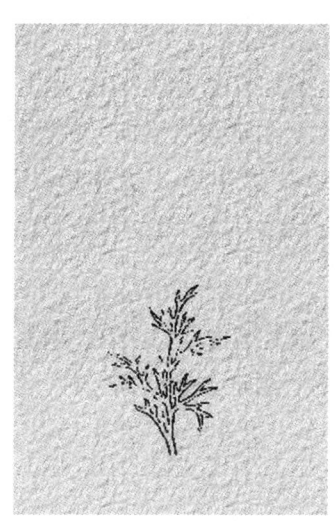 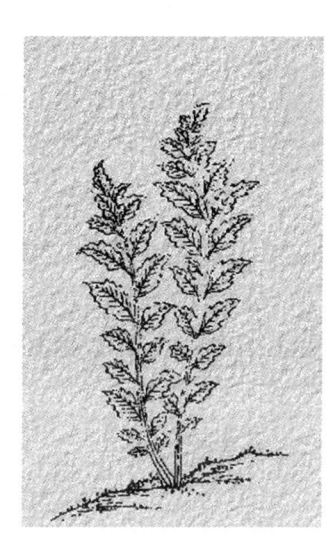

 # 编者的话

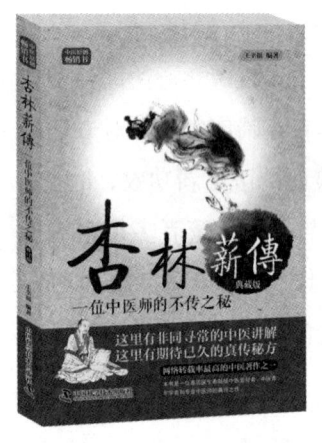

此书是《杏林薪传》的姊妹篇。自从《杏林薪传》出版后，接到很多读者和网友的信息，希望能再多写些内容，加之第一本书，原本只是论坛上的随笔杂谈，没有很好的规划，时间又仓促，也不成系统，确有言之意犹未尽的感觉，既然大家还喜欢，就再补写一部分。风格依旧，内容迥异，实话实说，权当中医爱好者的课外读物。

我开始学中医时，学的东西都是书上和前辈的经验理论，几乎没有自己的东西，说实在的也不可能有自己的东西，但是随着时间的推移，临床经验的增多，总想标新立异，辨证立法，自己组方施药，结果临床疗效很是一般，大多数几乎无效，完全不像有的书上谈到的辨证施治，依法用药那么灵，对此思考了很长时间，得出的结论是，自己悟性不高，思维笨拙，不是那块料。还是老老实实沿用学习古人和前辈传下的经典方，诸如《伤寒论》《金匮要略》一类的经方和后世《千金要方》《温病条辨》一类的时方及名老中医久经验证的经验方，结果临床疗效大幅提高。想来其中的道理，还是因为这些方是经过几百上千年和成万上亿人试验的结果，疗效可靠，故传了下来。像我等愚人既不聪慧，又生命有限，临床时间不长，为何要舍易求难，自作聪明，独出心裁呢。守住经典，继承前贤就可以了。

是书和《杏林薪传》一样，完完全全是我对古典经方和前贤时方运用的体会及验证的结果，我认为有效的留下来了，不足的狗尾续貂，说通俗点就是中医实践与补遗。其中部分对证对方对药的新意也仅是自己的一孔之见、井底之说，还请诸位高贤名士指正为盼。

目 录

医灯续传
一位中医世家的临证真经

秘法薪传 · 用药传奇 · 医方真谛 · 医案解读 · 辨证心悟 · · ·

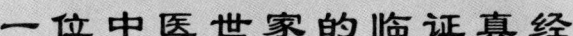

001　第一讲　秘法薪传

> 古云：千方易得，一效难求。一个"效"字不知难倒多少医中人。本讲所述乃我临床几十年从众多方中检验出的有效之方，有祖传，有名方，有验方，一句话，全是真金白银，传世家藏，可谓笔者的看家本领。现不愿私秘，贡献大家。

特病专方 / 001

治疗肺炎有效方 / 001	治疗鼻炎有效方 / 018
哮喘治疗除根方 / 002	扁平疣专用效方 / 019
名医失眠灵验方 / 003	治疗糖尿病足方 / 020
治疗高血压效方 / 005	治疗颈椎病效方 / 020
治疗低血压专方 / 006	腰椎增生灵验方 / 022
湿盛胃浊特效方 / 007	小儿遗尿经验方 / 023
利胆排石有效方 / 007	尿结石速效验方 / 023
肝腹水可靠妙方 / 009	前列腺炎效验方 / 024
糖尿病灵验效方 / 010	阳痿不振专用方 / 025
治疗甲亢病专方 / 011	治疗男性不育方 / 025
补肾强精灵验方 / 012	延年益寿壮神酒 / 026
烧烫伤神奇效方 / 013	乳腺增生效验方 / 027
痔疮治疗简易方 / 015	治疗盆腔炎效方 / 028
眼结膜炎灵验方 / 016	治疗带下病专方 / 029

壹

醫燈續傳 一位中医世家的临证真经

单方小技 / 029

早泄灵验小方 / 029
老年阴道炎效方 / 030
慢性咽炎简便方 / 031
木鳖子，专治闪腰跌打 / 032
独一味，治痛经有妙用 / 032
金钱草，反流性胃炎之克星 / 033
冰硼散，妙用妇科良药 / 034
五倍子，治汗出有奇效 / 035
一味徐长卿疗荨麻疹 / 035
小配方解决肠胃炎 / 037

039　第二讲　用药传奇

> 古人云：中医不传之秘在于量。本讲所述，就是医中真秘，即我临证多年研究探索出的部分用药经验，全为亲身体验和临证之效，其中之药量不为一般书所记载，也不为一般人所掌握，学者如能习之，将有益于医术的丰富。

擅治重症金银花 / 039
灵性牛角治轰热 / 040
通阳逐寒倚细辛 / 042
想睡就用夜交藤 / 046
安神妙药酸枣仁 / 047
解毒莫忘生甘草 / 050
温胃止呕有生姜 / 053
平定情绪枣建功 / 055
肺癌专药五朵云 / 058
缓急止痛觅芍药 / 060
清热燥湿胡黄连 / 063
通阳运输黄芪功 / 064
消炎定痛蒲公英 / 067
杀积消胀臭阿魏 / 069
通络解毒忍冬藤 / 071
天丁刺破乳腺病 / 076
水蛭善治男性痿 / 079
崩漏圣药说桑叶 / 082
苍术除湿愈腹泻 / 084
软肝化癥首桃仁 / 087
全蝎多功能灵药 / 089
育阴消水楮实子 / 091
治淋莫忘怀牛膝 / 092
升麻非升解毒佳 / 094

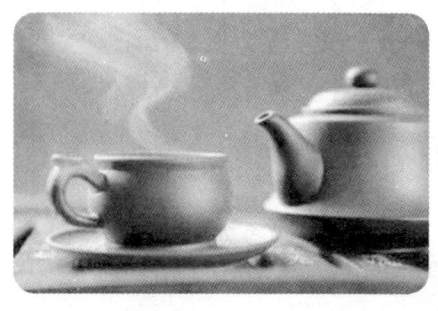

贰

目　录

097　第三讲　医方真谛

一个好医生不仅要擅长用药，更要擅长用方。同样一方，有人用无效，有人用高效，其奥妙何在？本讲就这个问题的解答，论中或为高手用方之诀，或为本人施方之窍，均为临床治病用方的独有心得，亦是掌握运用医方的关键之处。

当归六黄汤治疗甲亢的体会 / 097
用好瓜蒌薤白汤的一点思考 / 099
甘露消毒丹运用之体会 / 100
小四五汤肾病之良方 / 102
妇科良方还有定经汤 / 104

试谈用好小柴胡汤的关键 / 106
小柴胡应对诸证的变幻妙法 / 108
调神妙方之柴芍龙牡汤 / 110
手拿三把伞（散），一天走到晚
　（转文）/ 112

117　第四讲　医案解读

这一讲主要写了一部分具体治疗疾病的医案，分三个方面写。一为成功的医案；一为失败的医案；一为先失误再治愈的医案。我认为，这是一个医生治病的真实过程。天下没有神医能包治百病，十疗十愈不现实。有成功有失败是正常的，甚至有时失败的病例更能说明问题，对医者更有启发。我认为这也是研习中医的一种方法。

功血漏证 / 117
子时发热 / 118
手脚肿胀 / 119
下肢水肿 / 120
精子不足 / 121
中消易食 / 123
牙痛耳鸣 / 123
眼底出血 / 124

食后即便 / 125
怔忡心悸 / 126
湿热痤疮 / 127
胰癌黄疸 / 127
长期腹泻 / 128
无欲纳差 / 129
气虚头痛 / 130
高血压案 / 131

叁

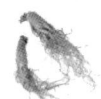

泌尿感染 / 132	闭经三月 / 137
儿童尿床 / 132	口干舌裂 / 137
产后缺乳 / 133	脉管炎案 / 138
感冒半月 / 134	打嗝半年 / 139
阳痿不振 / 135	跌打头痛 / 139
肾虚腰痛 / 136	热深厥深 / 140
妊娠恶阻 / 136	带状疱疹 / 141

143　第五讲　辨证心悟

一个好的中医都有些拿手的绝技、擅长的方面。这一讲主要收录了几篇本人最有体会的病证，也可以说是比较有把握的方面。其中一些辨证用药之法也是多年临证之精华，按此思路识证治病，一方面方向不会错，一方面掌握得好，疗效会有所提高。此乃我多年心法，亦是授徒要点，可谓辨证用药规律之真经。

谈谈失眠治疗的几种思考 / 143	痛经一症辨证治疗的体会 / 152
谈特异诊断在临床上的运用 / 146	关于脱发辨证治疗的认识 / 155
谈脾胃病中阴虚证的辨别运用 / 148	治疗哮喘病的方法谈 / 158
慢性复发性口腔溃疡治疗的体会 / 149	中西结合治胃病之谈 / 159

163　第六讲　医话杂谈

这讲主要表现了一个"杂"字，有医话，有随笔，有书评，有感想，有杂谈，有学术探讨，但都是围绕着医学而来，又和中医有着千丝万缕的联系，应是大中医的一个有机组成部分，望能引起大家的兴趣。

漫谈良药苦口利于病 / 163

谈学习医案的一点思路 / 164

调理老人便秘莫忘虚 / 168

谈谈我的学医方法 / 168

三刻拍案惊奇用附子 / 170

中医快捷成才的思路 / 172

读《医林遗粹》谈湿温病治疗 / 174

读《章次公妙法治难证》有感 / 178

漫谈临床处方用药 / 179

谈舌脉象在辨证中的运用 / 180

183　第七讲　医林采撷

> 这一讲是我读书笔记的一部分，也是我学习中医历程中的一部分，主要是选取名老中医的医话。这也是我比较偏爱的一部分，因为它对我的临床实践影响比较大。我不爱看别人评注的医案，总有隔靴搔痒之感，揣测臆想，离本人的原意甚远。医话不一样，那是医者本人用药、施方、认证、体会的自注，可靠性大，且是医者本人一生最得意之处、最有把握之点。我在读中医函授教材时，最大的感受就是枯燥无味，不好记忆，不好理解。而医案医话，尤其是医话，通俗易懂，妙趣横生，引人入胜，爱不释手。我从医话中一味一味中药地学，一个一个方子地记，一条一条不同认证地思，一案一案治法地理，积少成多，验于临床，很快就掌握了中医的基本技能。随着阅历的增多，时间的推移，经验自然而然就多了。现在就通过这一讲，部分还原我学中医的过程，以供后学者参考。

羚羊角药证 / 183

五味子妙述 / 184

三七的临床新用 / 184

民间用药谚语选录 / 185

喜得丁香用法 / 189

岳美中新解黄芪 / 190

书有未曾经我读 / 191

生猪板油不可小看的妙药 / 192

当归不同作用 / 192

疏肝莫忘生麦芽 / 193

老人便秘就用肉苁蓉 / 194

山药劳损泄泻之良药 / 195

中风后遗症当首重治郁 / 196

卷柏治内痔出血 / 197

论炙甘草乃属烘烤干的生甘草 / 198

"千口一杯饮"治疗阳痿 / 199

治喉十六字诀 / 200

治胀宜用炭药 / 201

治痿独取阳明的启示 / 202
中药蜜丸临床应用体会 / 203
《药述》：徐长卿 / 206
方证对应是一个永恒课题 / 207
风寒风热之鉴别 / 209
外感咳嗽通用方 / 210
对当归补血汤的应用 / 211
马勃不起眼，疗疾小神仙 / 213
土茯苓治疗脑瘤有奇效 / 214

暴崩"三甲"收奇功 / 215
刘绍武四脉定治秘要 / 216
中药用量不同效用有别 / 219
名老中医的"角药" / 225
中药特殊术语汇编 / 229
一味牡蛎治亡阴腹泻 / 233
当归芍药散治疗卵巢囊肿 / 234
芫花甘草疗冻疮 / 236

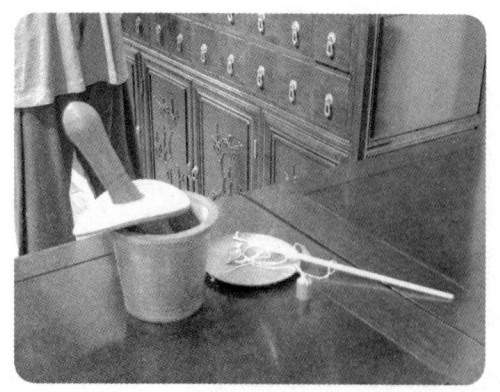

第一讲 秘法薪传

> 古云：千方易得，一效难求。一个"效"字不知难倒多少医中人。本讲所述乃我临床几十年从众多方中检验出的有效之方，有祖传，有名方，有验方，一句话，全是真金白银，传世家藏，可谓笔者的看家本领。现不愿私秘，贡献大家。

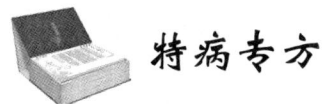

治疗肺炎有效方

[主方] 柴胡 30g，黄芩 30g，鱼腥草 30g，金荞麦 30g，生石膏 50g，半夏 12g，党参 30g，桔梗 10g，生姜 10g，甘草 15g，大枣 3 枚。

[主治] 高热、咳嗽、胸痛、痰多之肺炎。

此方为《伤寒论》中小柴胡汤加减而成，经方大家胡希恕老先生生前最喜用小柴胡汤加石膏治疗肺炎，且效果显著。浙江名医杨继荪先生一生治疗痰热咳嗽，善用黄芩、鱼腥草、金荞麦，号称清肺热"三板斧"，疗效卓越。我吸取二位前辈经验将二方合为一体，加入甘草桔梗汤，专治肺热咳喘证，取效更速。

验案举例 周某，女，12 岁。患大叶性肺炎，在咸阳某医院住院治疗 3 天，发热不退，其祖母乃予熟人，强行带孩子出院到西安找予，求中医治疗。刻诊：脸微泛红，高热 39.6℃，微咳，痰少，胸不适，口微渴，食欲不佳，大小便尚可，舌微红苔薄白，脉浮濡数，西医诊断大叶性肺炎。中医辨为肺热咳嗽，痰瘀阴伤。

[处方] 柴胡30g，黄芩25g，鱼腥草30g，金荞麦25g，生石膏50g，半夏12g，北沙参30g，生薏米30g，生姜6g，生甘草15g，桔梗10g，大枣3枚（切）。3剂，水煎服，每日4次。温饮。

一剂热退，3剂后，咳痰消失。又以小柴胡汤原方加焦三仙，3剂，痊愈。

哮喘治疗除根方

[主方] 紫河车粉500g，蛤蚧300g，生水蛭100g，川贝母80g，蜈蚣60g，甘草60g，桔梗150g，陈皮120g。（经济条件好者可加入冬虫夏草）

将上述中药共研细末，装入胶囊，每粒为0.3g。装瓶、消毒、密封。

[功效] 消炎、平喘、祛痰、固本。

[用法] 每日3次，每次6粒。

此方来自于民间，经过增减定型于此，用于顽固性哮喘效果相当好。笔者临床上一般用于顽固性哮喘后期治疗。急性期兼有炎症先用西药或汤药处理，再配此方巩固治疗3个月，一般即痊愈。现举两例示之。

验案举例

案1 芦某，女，65岁。慢性气管炎兼肺气肿哮喘十多年，每年一入冬，遇外感即引发哮喘，胸闷，气短，咳嗽，痰多。属急性期，用射干麻黄汤加减治之，1周后即诸症平息，转入上方胶囊服之，3个月一冬过去，未再复发。第2年秋末开始再服一料。以后未见再犯旧疾。老人甚是高兴。

案2 陈某，男，42岁。自幼患支气管哮喘，多方寻医，久治不愈，经人介绍来求诊。刻诊：中等个子，面略黑泛油，人胖。查证：胸闷，气短，咳嗽，痰中带血，西医诊断为支气管扩张性哮喘。察舌暗红，苔厚腻，饮食二便尚可。中医辨证：痰热阻肺，湿热蕴结，处甘露消毒丹加白及，10剂，诸症平息。后以上方加入牛黄粉虫草制成胶囊服用一冬，支气管扩张哮喘痊愈。追访以后未见再犯。

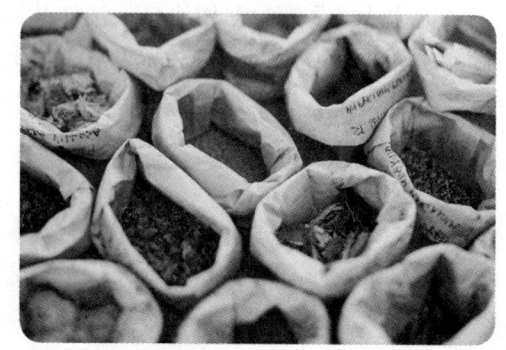

第一讲 秘法薪传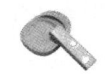

名医失眠灵验方

[主方] 五味子 50g，茯神 50g，合欢花 15g，法半夏 15g，水煎服。

[主治] 失眠健忘。

此方为已故名老中医李培生之验方，用于临床治疗失眠健忘症，疗效显著，其主药为五味子，滋阴和阳，敛阳入阴，协调脏腑，以达安神定志之妙，不可轻之。全方五味子酸收，入肾滋阴填精，配半夏苦温化痰降气，酸收苦降协调脏腑，佐茯神健脾宁神，纳合欢交合阴阳。诸药相伍，以期达到"阴平阳秘，精神乃治"之目的。其组方严谨，配伍巧妙，临床验证不虚言也。

笔者临床除了喜用半夏安神治失眠外，亦喜欢用李老此方，一般服 3～5 服即可收效。除了用汤剂外，对于不愿服药者，吾受此方启悟，又拟一治疗失眠茶疗方亦佳。用黄精、五味子、山楂、合欢花晚间煮沸泡水饮用，很快就有睡意，进入梦乡。现举一例示之。

验案举例 一日药店坐诊，一中年妇女来诊，主诉失眠。

[处方] 黄精 50g，山楂 50g（前二味破碎为小粒），五味子 30g，合欢花 30g，3 服。开水煮沸后，当茶饮。

1 周后，该妇来店告之，你那汤真好，药香甚浓，且酸甜可口，晚上服用 10 余分钟后，即酣然入睡，呼之不应，次晨醒来，精力充沛。

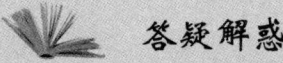
答疑解惑

爱爱医丹参：

我已收藏先生 3 本大作，从《杏林薪传》开始研读。前方煎剂半夏用量很大，实在碍于临床无法实践，毕竟如此的医疗环境，为求自保，只能步步为营。后方我已开，所谓实践出真知，我先自己尝试，然后给病人服，看看疗效如何。（一）

今日将先生上述方子泡茶喝，酸得很，不甜，估计放点大枣味道会好点，我只能放点冰糖调味。药材量不少，看来泡茶不行，只能用开水煮一下喝，合欢花不耐煮，所以浸了一段时间之后再煮开即得，取到两大碗，喝了一碗半，

似乎感觉头有点昏昏沉沉的,在还没有睡着之前,写下这篇小小实践文。(二)

不排除心理作用的影响,但我还是把喝完第一剂的感受写下来。药量不少,煮了之后是两大碗,喝了一碗多就腹胀,实在喝不完。15分钟之后出现稍稍的头晕感,似乎比较累,确实有点想睡觉,坚持不睡的话,效果似乎维持在1小时左右,接下来累的感觉慢慢消失。夜里可能做了梦,但是第二天早上醒来,没有确切的回忆,刚起稍有疲惫的感觉,一小会就缓解了,似乎没有不适。本人是从来不失眠的,准备给失眠的病人服用,看看疗效如何。(三)

谢谢鼓励,记得王幸福老师的那句话,"有效的留下来自己用,无效的扔到太平洋去。"我并不是个沉迷于书中的学子,我已经从医快10年了,临床连跌带爬地混到现在,我已经没有那么多时间去某某云、某某曰,要的就是直接可以看到效果。王老师药大力专,看上去是个注重实践的老医师了,我也是亲身体验,有效无效,根据实际的疗效来说话,如果是真理,必然经得起考验!(四)

黄精50g,山楂50g,五味子30g,合欢花30g。昨夜病人晚8点服用一帖,早上跟我说没用。我稍有失望,令其再服2天(一共开了3帖),再看效果。(五)

今日是第2帖的情况,病人说吃和不吃一个样,因为是老年病人,我不死心,问他究竟睡得怎么样,他说忘了。不过有几个因素,该药泡茶的话,量偏多,估计要拿大杯泡,肯定要泡好多水,喝不完的。而且除了合欢花,其他的药泡茶不一定能把成分全部泡出来,我这里只有代煎,代煎我觉得质量不高,而且花类的是不是煎的时间太长不好,但是没办法,病房就这条件了。个人觉得应该把前三味药先煎,然后合欢花后下,这样可能更好一点。反正不算太难喝,我决定吃完3帖到时候再开几服,喝的时间长一点,还没效果,我就死心了。(六)

我这里只有合欢米,是合欢花的花蕾,应该差不多吧?(七)

原本我开中药肯定是要辨证再用的,不过这个病人情况特殊,对于中药不太肯吃,可能对中药的味道不是很适应。所以直接用了王老师的酸梅汤一试,据说酸甜可口,当然我自己亲自服用的时候,感觉酸得厉害,甜不够,不算可口,但不难喝。肯定比一般的汤剂味道好多了。

现在差不多一个礼拜过去了,此方也服用了10天左右。病人原本是

第一讲 秘法薪传

强烈要求我开安定给他的，晚上无法入眠，记忆很清楚。现在早上查房也不要求吃安眠药了，问他睡得好不好，他还是说记不清了。我问了护工和隔壁的病人，晚上听到他打呼噜了，呼呼的，哈哈。看来效果虽然没有我期待的那么好，但是也是有效果的，毕竟这个病人可是长期受失眠困扰的！少说也有几年了。

我决定接下来暂时不开药了。看看是一直就能入睡了，还是停掉一段时间还是会反复。而这两种情况的出现，都能说明此方的确有效，只不过后者需要继续再巩固一下。我这里全是亲自实践出来的结果和体会，也许有对有错，大家可以讨论。王老师虽然也是我很崇拜的一位老中医师，药大力专，不拘泥于古书，有效的帖出来，无效的治疗过程也帖出来，我觉得这些对我们加深对中医的认识都很有帮助；但是方子是不是有效，我只看实际效果，有效就是有效，无效就是无效，皆为直言，至于是不是有其他因素的干扰，爱友们可以畅谈。不过，经过10天多的验证，毕竟病人在病房里，用药都是在自己的控制之中，应该基本排除了其他因素的干扰，各位有失眠病症困扰的话，不妨一试！

个人觉得应该是有效的，如果3帖没有效果，坚持时间长一点，因为各家药房的药材质量可能参差不一。（八）

治疗高血压效方

[主方] 白蒺藜30g，钩藤30g，菊花30g，茺蔚子30g，川芎10g，怀牛膝30g，白芍30g，玄参50g，炙龟甲15g，女贞子15g，墨旱莲15g。水煎服，每日3服。

[主治] 肝阳上亢之高血压。

此方乃是我学习张锡纯《医学衷中参西录》之镇肝熄风汤的变通方。

张氏在书中谈到此方：所谓脑充血证（亦名类中风，即西医所谓脑充血证），其脉弦长有力（即西医所谓血压过高），或上盛下虚，头目时常眩晕，或脑中时常作痛发热，或目胀耳鸣，或心中烦热，或时常噫气，或肢体渐觉不利，或口眼渐形㖞斜，或面色如醉，甚或眩晕，至于颠仆，昏不知人，移时始醒，或醒后不能复原，精神短少，或肢体痿废，或成偏枯。

心中热甚者,加生石膏一两。痰多者,加胆南星二钱。尺脉重按虚者,加熟地黄八钱、净萸肉五钱。大便不实者,去龟甲、赭石,加赤石脂一两。

张氏这张方子是个名方,很多名医都爱用,我也学之,但是在运用中感觉,张氏之方治高血压时有效、时无效,总是不理想,于是萌生在镇肝熄风汤基础上加减的想法,后经过多年临床实践,效果较好,所以固定为自己的效验方。

【验案举例】 李某,男,65岁。高血压多年,长期服用西药不能停,致使胃口大减,胃酸烧心,求诊我处,要求中医治疗,并达到以后不再用西药。刻诊:人偏瘦,面黑,头晕,胃酸胀,眼发雾,腿无力,舌红苔黏腻,脉弦硬有力,左尺不足。辨证属肝胆湿热,肝阳上亢。

[处方] 白蒺藜30g,钩藤30g,菊花30g,茺蔚子30g,川芎10g,怀牛膝30g,白芍30g,玄参50g,炙龟甲15g,女贞子15g,墨旱莲15g,败酱草30g,蒲公英30g,生蒲黄30g。7剂,水煎服,每日3次。

1周后,复诊,头已不晕,胃已不酸胀,血压130/80mmHg。效不更方,去败酱草、蒲公英,又服20余剂,血压平稳,另配以胶囊巩固2个月,停药而愈。

治疗低血压专方

[主方] 制附子10g,黄精30g,桂枝15g,枳实60g,干姜15g,甘草10g,五味子10g。

[功效] 温阳益气,收缩血管,提升血压。

[主治] 体位性低血压。

此方乃由附子理中汤、桂枝甘草加减而成。临床低血压有两类,一类是气虚阳不足,用此方即可;一类兼血虚,尤其青年女子常见,此方可酌加黄芪、当归。该方不适合湿热低血压切记。下举一例示之。

【验案举例】 2010年7月10日,一彭姓老者,男,72岁,找到我说头晕得厉害,心慌,浑身没劲。我用血压计测了一下血压为60/40mmHg,我告之血压太低。他说:"我已经吃了好几盒人参方的生脉饮了,怎么不见效呢?"我答之,现在伪劣药太多。他说那就开几服中药吃一吃吧。刻诊:舌淡苔薄白,脉双寸沉弱,关尺濡细,面白,饮食、二便基本正常,腰稍痛。

[辨证] 心肾阳虚,气血不足。

第一讲 秘法薪传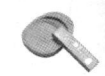

[处方] 生黄芪20g, 当归15g, 附子10g, 干姜15g, 甘草15g, 枳实60g, 桂枝10g, 五味子10g, 麦冬15g, 杜仲30g。3服, 水煎服。

3日后复诊, 曰: 头已不晕了, 心亦不慌了, 腰稍好些。测血压110/80mmHg。要求再服, 多巩固几天, 续服10剂, 痊愈。

湿盛胃浊特效方

[主方] 陈皮15g, 厚朴15g, 苍术12g, 甘草10g, 草果6g, 炒莱菔子30g, 生姜6g, 藿香10g。水煎服, 每日3次。

脾虚加太子参, 便干加大黄, 呕哕加半夏, 寒多加干姜, 热多加黄连。

[主治] 口甜、口臭、胃胀、纳呆、乏力、便溏, 关键是舌质淡、苔白腻, 脉不定, 关滑、濡、沉均常见。

此方为平胃散加减组成, 我在临床上运用多年, 几近百用百效。其辨证抓住两点, 一是舌腻, 二是腹胀。其余随证加减, 3服药即见效。下举一例示之。

◆验案举例 陈某, 男, 46岁, 慢性胃炎多年。刻诊: 口臭, 纳呆, 腹胀, 屁臭, 便溏, 乏力, 偶有哕呕, 舌胖大色淡, 苔白厚腻, 脉弦滑大, 迫切要求解决腹胀。辨证为脾胃湿热。

[处方] 陈皮15g, 厚朴15g, 苍术12g, 半夏15g, 草果6g, 炒莱菔子30g, 黄连30g, 藿香10g, 甘草6g, 干姜10g。3剂, 水煎服, 每日3次。

3日后复诊, 厚腻苔基本退净, 腹胀略减, 口中清爽, 效不更方, 再续5剂, 诸症消失, 后以香砂养胃丸善后, 又服1个月, 未见复发。

利胆排石有效方

[主方] 制大黄9g, 枳实9g, 虎杖15g, 郁金15g, 金钱草30g(姜春华方)。我常加入威灵仙50g。

[主治] 胆结石。

[功效] 疏肝理气, 利胆排石。

[用法] 水煎服, 每日1剂, 日服2次。

关于胆结石的治疗有很多方子，这些年来我用了不少，但说比较有效的，还是已故中医大家姜春华先生的这个方子好使，我在平时用的时候又添入了一味威灵仙，效果更好一些。

验案举例

案1 我曾治一朱姓男子，42岁，患胆结石病，B超显示有少量泥沙石和一个1cm左右的不规则结石。平时口苦，一喝酒吃肉就脘腹疼痛，厉害时头上冷汗淋漓，并反射到右侧后背。察舌红苔黄腻，脉双关滑实。

[处方] 柴胡15g，枳实10g，赤芍15g，生大黄10g，虎杖15g，郁金15g，金钱草50g，威灵仙50g。3剂，水煎服。

此方乃四逆散合利胆排石汤，服药后当即大便稀溏，第2天就痛止，第3天就排出结石1块，B超示胆囊已无结石，真乃神速。姜老先生不虚言也。

谈到此方好用的还有山东中医药大学王新陆先生。他曾说过，胆结石的治疗，姜春华老师的利胆排石汤效果非常好。他的排石汤一共有5味药，大黄、金钱草、枳实、虎杖、郁金。大家回去可以试一试，排石效果非常明显。

案2 有个45岁的男性患者，胆石症多年，近数月出现黄疸，色泽鲜明，心中懊恼，恶心纳呆，小便赤黄、短少，大便秘结，胁肋胀痛拒按，舌红苔黄腻，脉滑数。我用茵陈蒿汤，茵陈能够祛湿退黄，栀子除热，大黄泻瘀，苦以泻热，热泻黄散。但病人毕竟胆结石形成，所以合上姜春华老师的利胆排石汤。后来患者的石头掉了，黄也退了，不痛了。

[处方] 茵陈30g，栀子10g，酒大黄6g，金钱草30g，枳实10g，虎杖15g，郁金10g。

案3 有一个老太太，70多岁了，胆绞痛发作，她儿子上午把她带到我这里，我也是用姜春华老师的利胆排石汤。到了晚上她儿子到我家来，说老太太肚子痛得不行了，我说你赶快往医院里搬！他说不行，你先去看看。等我们赶到她家的时候，老太太已经好了，那个石头已经打出来了。因那个石头正好嵌顿在胆总管里头，很危险，她一定会痛。但是也给大家一个经验，给了药病人可能会出现剧烈的腹痛。所以大家一定要明白，到正规医疗机构诊疗。

第一讲　秘法薪传

肝腹水可靠妙方

[主方] 薏苡仁25g，白扁豆20g，茯苓15g，泽泻15g。
[用法] 水煎。分早、晚2次服。
[主治] 各种类型臌胀证。

臌胀一证，临床极为多见，且为较重病症。患此病者，当找医生系统治疗。本文所列之方，可作辅助治疗之用。笔者遇此类疾病，大多以上方为主方，加减用之。效果尚可。

笔者曾考察至黑河地区，住宿一叫小屯之村，有人告诉我道："我村医生尤氏，以善治肝硬化闻名于百里之外；更有甚者，哈尔滨、牡丹江市的患者，亦有慕名而来，汝既为搜验方，何不礼拜之？"我深以为然。

翌日，余至其诊所，视其人，年五十许，相貌平平。彼知吾来意后，告吾道："臌胀一证，现代医学之肝硬化腹水与此病类似，万不可掉以轻心。欲治此证，其要有二，脾与湿而已。盖脾虚则生湿，湿性则困脾。故于治疗之时，当健其脾以扶其正，利其湿以驱其邪，脾健则水湿易去，湿去则脾气易复，扶正即所谓祛邪，祛邪即所谓扶正，二者相得益彰。吾有一方，名扁豆薏米汤，传与尔，由白扁豆、薏苡仁、茯苓、泽泻四味药组成，白扁豆、薏苡仁属五谷之类，健脾而不恋邪；茯苓、泽泻甘淡之剂，利湿而不伤正。水臌之来，多日积月累，其病也渐，此方宜久服而不可求其速成。吾家虽业医三世，然只此一方。祖父携是方闯荡江湖；祖父死，父嗣之，亦凭是方以谋生；父死，吾继之，复凭是方以糊口。"

吾闻而奇之，貌虽恭敬，然内心实未信之，谅此四味平淡之药，何能治此重疾乎？况祖传赖以谋生之方以授人，非大智慧者不能也。彼似有所察，复曰："此方吾已传多人，他人用之，或效，或不效，其肯綮之处，在于加减化裁耳。须知水臌之来，或为寒湿，或为湿热，或为气滞，或为血瘀。寒湿者，佐以附子、肉桂、干姜可也；湿热者，佐以黄芩、黄连、知母可也；气滞加香橼、佛手、郁金；血瘀加延胡索、赤芍、莪术。若仅凭此方以治此疾，乃守株待兔之辈也，反责方之不效，可乎？"

吾闻罢，叹息久之，想当今之名士，俨然冠之以专家、博士，其能愈病几何？如尤氏者，貌不超群，名不压众，潜身于荒山僻壤，以一技之长，拯人于危厄之中，亦不无可称道者。归而书其方，记其事。（朱世增——《奇方医话》）

糖尿病灵验效方

[主方] 糖立消胶囊（西洋参 150g，僵蚕 150g，水蛭 100g，三七 100g，此 4 味药打粉装胶囊）。附子理中丸，黄连素。

[用法] 每日 3 次，每次服糖立消胶囊 5 粒，附子理中丸 10 粒（浓缩丸），黄连素 1.5g（方中用量为我经验用量）。

[主治] 2 型糖尿病兼高血脂、高血压、脂肪肝。

验案举例 2010 年 12 月，薛某，男，42 岁，高级酒店老总，经人介绍找到我，拿出近期医院体检报告叫我看，血糖 26mmol/L，胆固醇（TC）18mmol/L，三酰甘油（TG）8.6mmol/L，血压 190/110mmHg，严重的三高症。病人一副恐惧之容，要求我给予治疗，并言要吃中药，不用西药和降糖药。刻诊：身体魁梧，一米八五左右的个子，声音洪亮，面现油光，舌质略红，苔薄白，脉滑实，平时应酬频繁，两天一小吃，三天一大吃，酒肉不拒，活动极少，偶有头晕乏力，饮食、二便均正常。中医辨为痰郁火盛，气机不畅。

我告之，此乃营养过剩、脾伤湿盛所造成的高血压、高血脂、高血糖。幸好发现时间短，还未见虚症显现，好治。即配上药一料，嘱先服 2 个月再说。病人心急，问多长时间再化验检查，告之，1 个月后化验。保证血压、血糖下降，病人听后欣喜而去。

谁知病人比我还着急，吃了 10 天就去化验血脂、血糖，报告一出来，连夜就给我打电话，晚上 11 点了，我一看是薛某电话，以为出了什么事，心中一惊，接通电话就听到他说：王大夫，我的血糖、血压都降到正常了，血脂还有点高，谢谢你了，问剩余的药还要不要吃了，我一听是这消息，紧张的心情才放下去。连忙告诉他药还要继续吃，坚持 3 个月。

实际上，对这样的结果我是早有预料的。因为用的多了，知道它的效果显著。之所以接电话心惊，乃职业病也，年龄大了生怕用药不合适，引起病人不良作用，加之社会风气不古，医闹频发，又是夜间，故有此虑。这真应了老话，医生越老越胆小。

言归正传，此方之所以用大量黄连素，乃本意是要用黄连。此症的基础方是小陷胸汤，瓜蒌、半夏、黄连清热化痰，其中黄连我一般用 30～50g，由于汤药太苦，病人长时间服不下来，故逐渐改为上方，用黄连素代替黄连，效果仍就斐然。方中

第一讲 秘法薪传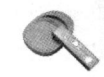

之所以用附子理中丸，是为了防止黄连大量使用苦寒伤胃，这个道理不用讲，学中医的都明白。要强调一点，在运用上方时，切不可忽视附子理中丸的作用，否则容易出现伤胃气之现象，这也是我在临床中观察体会到的。有此药护胃，万事大吉；无此药护胃，害处多多。切记！切记！

上述病人，在血糖、血压降至正常后，坚持服完 3 个月药，检查一切恢复正常，病痊愈告终。

治疗甲亢病专方

[主方] 生黄芪 30g，当归 15g，生地黄 30g，熟地黄 30g，北沙参 30g，麦冬 30g，五味子 12g，黄连 12g，黄柏 12g，大黄 10g，制龟甲 15g，龙胆草 10g。

[主治] 甲状腺功能亢进症。

[功效] 滋阴清热，平亢定悸。

[用法] 每天 1 剂，分 3 次服。

此方为当归六黄汤合参麦饮加减而成，我临床运用治疗甲亢效果显著。需要说明的是不能刻板照搬，要辨证处理，偏热加强黄连、黄柏、大黄、龙胆草用量；偏虚加大黄芪、沙参、黄精用量；便干加大当归、麦冬、大黄用量；心悸严重加大龟甲、玉竹等，灵活运用才能取得最佳效果。下面举一例示之。

验案举例 董某，女，42 岁，因甲亢一病在高新医院用西药治疗，嫌慢，又怕西药副作用大，故寻求中医治疗。经人介绍来到我处，刻诊：中等偏上个子，面色偏红黑，舌红苔白薄，心悸、口干、烦躁、稍乏，大便干，T_3、T_4 指标均高，脉滑大。

[处方] 当归六黄汤加减。

生黄芪 30g，当归 30g，黄连 15g，黄芩 30g，黄柏 30g，大黄 30g，生地黄 15g，九地 15g，五味子 10g，制龟甲 15g，北沙参 30g，牡丹皮 10g，栀子 12g，桂枝 6g，甘草 6g。10 服，水煎服，每日 3 次。

二诊，心悸已除，烦躁止，大便已不干，余证如前。

前方调整：生黄芪 50g，当归 15g，黄连 10g，黄柏 10g，黄芩 10g，北沙参 30g，生地黄 15g，九地 30g，麦冬 15g，五味子 15g，生龙牡各 30g，桂枝、甘草各 6g。10 服，水煎服，每日 3 次。

三诊，诸症大减，已不口干、心悸、便干。舌淡苔白腻，脉缓濡，乏困，纳略呆，左手无力明显。

随证转方：生黄芪 120g，当归 15g，生地黄 10g，九地 50g，黄连 6g，黄芩 6g，黄柏 6g，陈皮 12g，砂仁 6g，炒三仙各 15g，桂枝 10g，甘草 10g，鸡血藤 15g。10 服，水煎服，每日 3 次。

四诊，乏力减轻，胃口开，左手略有力。效不更方，续上方 15 服，诸证消失。化验 T3、T4 指标接近正常。又调整 1 个月，痊愈。

上述一案，我就是坚持用当归六黄汤合参麦饮为主，一以贯之，一方到底。但是亦坚持随证转量，随证转药，万变不离其宗，以其为主而转。实际上也有专方的味道，但守中有变，这一点很重要。

补肾强精灵验方

[主方] 紫河车 60g，鹿茸 24g，西洋参 30g，生黄芪 40g，当归尾 20g，阿胶 30g，鹿角胶 30g，龟甲胶 30g，鸡内金 20g。

[用法] 共研细末，每日 2 次，每次 3g。

[功效] 补肾强精，恢复元气。

[主治] 男女肾虚，不孕，经少，闭经及脑萎缩。

此方得于一民间老中医。发现此方价值和神奇疗效还有一段来历。我曾和该医同堂坐诊过，经常见他开此方，尤其是于妇女，常讥笑其为卖药先生，这么贵的药，一天下来二三十号病人，此方竟然占七八张。该老听后嘻嘻一笑了之。我也未在意，但心中却有鄙视之念。

一年过后，该老因病离职，返回乡下，我依然原地坐诊。一日一青年少妇找到我，诊治月经不调，诉月经不来已 3 个月，打孕酮就来，经量稀少，不打不来。在别处吃中药多剂不效，曾在我处用药一周亦不效，我说那就调调方子再吃。该妇面露不悦，说想吃原来老中医的方子。并说原老中医的方子，只吃了一料未完就来月经了，保持了半年，月月正常，闻听此言，心中一惊，暗思是什么秘方，这么好。观该妇言词恳切，告之，原老中医已因病返乡了。该妇问之，能否找到案底，我说试试看。经药师翻找，终于找到原方，我一看不禁失笑了，竟然是我嘲笑老医的那张"名方"。真是小看了。原方抄写付于患者，并留电话以备追访验证，半月后得知，

第一讲 秘法薪传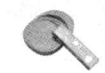

月经如期而至，经量适中，嘱继续服完余药。

而后岁月里，经常有人索要该方，念念不忘前老医。自从获得这一新知，我亦如法炮制，运用于临床收效颇丰。孔子曰：三人行，必有吾师。不虚也。此方在临床中我常用于妇女，肝肾不足，月经不调，经少，闭经，不孕等。实证禁用，不可不知，好方也要对证，切记！

王家祥：

近日用此方治疗了2例，一例月经混乱3个月，每10～15天即来月经，每次2～3天。11月是3日完的，11月5日开始服用，今天电话告知今天来月经了（2011年11月30日），服药期间无异常。一例停经4个月了，11月17日开始服用，11月28日月经来了。此2例患者均44岁。远期疗效我还不知道，但此方有效是无疑的。在此谢谢王老师的无私。

心过无痕：

我例假很不正常，能调过来吗？王大夫。我本来月经来得就很晚，20岁才有，来了以后就一年2次，寒暑假各1次，现在我生完孩子了，我儿子14个月，是3个月一次。冬天手脚从小就是凉的，夏天还是五心发热。我两条胳膊从来都是没劲儿，我当老师的时候，写一会字就累得酸痛。

古道瘦马：

可以用补肾强精灵验方试试。

半个月后，网友心过无痕回音：前辈，我用您的方子感觉很不错,谢谢您。我用了您的药，脸色改观不少呢，气血都上来了，呵呵，浑身也感觉有劲儿了，谢谢。

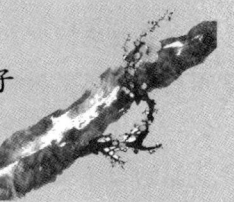

烧烫伤神奇效方

[主方] 一味獾子油（市售成品药）。

獾子，又称狗獾、猪獾，食肉目，鼬科物种。体形粗实肥大，体重10～12kg，体长500～700mm，尾长150～220mm。四肢短，耳壳短圆，眼小鼻尖，颈部粗短，前后足的趾均具强有力的黑棕色爪，前爪比后爪长。狗獾的脊背从头到尾长有长而粗的针毛，颜色是黑棕色与白色混杂，故有"芝麻獾"之称。冬季捕捉，此时脂肪最厚。杀死后，取其皮下脂肪及肠网膜上脂肪，入锅中熬炼成淡黄色的脂油，滤去油渣即成。

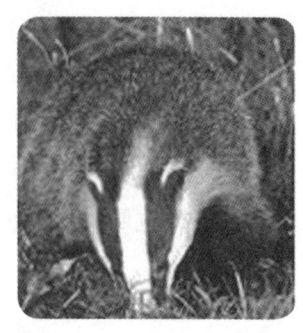

[主治] 烧烫伤，皮肤皲裂。清热解毒，生肌消肿。李时珍在《本草纲目》中写到獾油"有起死回生之功效"。从临床上观察，獾子油治疗烫伤烧伤效果明显（愈合得快、瘢痕不明显）来分析，"愈合得快"说明其有杀菌、消毒功能；"瘢痕不明显"说明其能促进细胞再生。

[用法] 使用前应将创面清洗干净，稍干后将獾子油均匀地涂布在创面。然后用干净无菌的纱布、绷带将创面简单地包扎，每隔48小时换药1次即可。

● 验案举例　谈起治疗火烫伤大家都不太陌生，治疗方药成百上千，耳熟能详，诸如黄柏、地榆、大黄、冰片，都是常用有效之药。但是，我觉得最神奇的还要属獾油，这不是我的偏好和情有独钟，而是事实。獾油在治疗火烫伤方面具有其他药所不具备的优点，清热解毒，生肌止痛，尤其是愈后不留瘢痕这一点，简直是神奇到家，令人不可思议。这方面我的验案几十年来，积累甚多，疗效之好，令我久久不能释怀，中医太伟大了。还是说一个典型例子吧。

那还是20世纪70年代初，我刚接触医学。一日，晚上我家刚做好一锅汤面条，端上来放在过去的大方桌底下旁边，因我家人口多，一家七口人，锅也大，饭也多。我3岁的小弟弟沿床扶着桌子，一不小心扶空栽了下来，一手插到了刚离火的面条锅中，一声惊叫，乱了全家，我父亲一下抱起小弟，不假思索地就用手把小弟胳膊连手上沾的面条带汤往下捋。那时人也太没有经验，加之着急，结果连皮带少量的肉一块捋了下来。当时小弟痛得已无哭声，我们在旁边也都惊呆了，全家乱作一团。随后父亲抱起小弟直奔医院。

到了医院紧急做了清创，敷上了什么西药，我现在也记不清了，2天后医生告之父亲，这个手可能保不住了，皮肤、肌肉二度烫伤，还要植皮，即使好了，五个手指也要长在一起，二次手术切割分离。闻听此言，一家人伤心不已，不知如何是好。

好在天无绝人之路，此时有一老医建议，说东北的獾油可以治疗烧烫伤，愈合

第一讲 秘法薪传

快,不留瘢,我父亲一听说就四处寻找此药。那个年代,缺医少药,想找点好药是很难的。求人托关系是必须的。好在我父亲认识一位药剂室主任,求他终于找到了两瓶獾油。交给烫伤科大夫,每天按时涂上,奇迹真出现了。自从用上獾油,我小弟也不哭了,也不闹了。1个月下来,患手全部治愈。五个手指也没有长在一起,而且皮肤竟然和原来皮肤一模一样,浑然一体,毫无一丝瘢痕,仅是颜色粉红鲜嫩。几十年下来了,两手无异,不管是皮肤颜色,还是手指功能,仅遗憾的是变成了左撇子,可能是当时烫伤的右手不常用的缘故。

自从用獾油治好我小弟的烫伤后,獾油的神奇作用就深深地刻在了我心中。以致我后来从医之后,凡是重症烧烫伤,包括电击灼伤等,首先想到用的就是獾油,除了它的清热解毒止痛效果突出外,最看中的是它生肌不留瘢痕的作用。这一点恐怕其他治疗烧烫伤的药物无法比拟。因看到现代人很少用到獾油治疗烧烫伤,故撰文推之。在这里,特别要强调一点,要想效果好,最好用野生的。

痔疮治疗简易方

[主方] 生大黄100g,川黄连100g,穿山甲(代)100g,上等血竭30g。将上述中药打粉装胶囊。

[功效] 专治各种中轻型内外痔,1个月1个疗程。疗效显著可靠。

[用法] 每次5粒,每日3次。

验案举例 我临床上治疗痔疮一般分两种方法,一种是口服中药汤剂(具体方药已有另文介绍);一种是口服自制胶囊。因有些病人不愿服汤药,嫌难以下咽,所以,我又研制了上述专治痔的胶囊,经多年的使用,效果显著,深受患者欢迎。

曾治一朱姓男子,45岁,因经常吃辛辣烧烤,肥甘厚味,烈性白酒,而导致肛门内1厘米处长了两个小痔,便血疼痛,找到我治疗。我说那就开些汤药吃吧,他问:苦不苦?我答曰:清热解毒的药肯定苦,他说我实在喝不下去。能否给点简便办法。我说那就服胶囊吧。药贵一些,因要用到穿山甲。他说不要紧,只要能治好病。于是我给他配了2个月的药,服了1个月痔疮就好了,经检查肛门内一圈光滑无恙,病人甚为高兴。还把未吃完的一半药又转卖给了别人,连自己的药费都省了。

2009年10月,曾治一陈姓女子,50岁,系一电子市场小老板,因是老患者,经常调理妇科病。一日打电话给我,说痔疮犯了,时间长了,痛苦不堪,请我帮忙找一个痔瘘科大夫，想做手术治疗。我问是什么情况。告之，内外混合痔，已经十来年了，一直不想手术，现在痛得实在没办法了，又肿又痛又便血。我说："这样吧，我有一秘方，你先用着看看，不行我再给你找人做手术。"她说行。我即为她配了3个月的药。后来再无消息了。半年后，又来找我看绝经期综合征一病，说到："你那个治痔的药真好，我吃了一大半就好了。真谢谢你，使我免除了动手术之苦。"

按：生活中经常听广告宣传，十个男人九个痔。但是，我在多年的临床中发现，妇女得这种病的反而多，尤其是青年女性，这也许是妇女产育导致盆腔易瘀血的原因。对此，我多数情况是用这个方法治疗，效果非常好。十几年我用此法治疗一二期痔不下百十例，既方便又保险。故把这个方子写出来，请诸位不妨一用。

论坛交流

皮肤科郎中：

效果很好，我先让我媳妇试验了一下，她吃好了。以后把剩下的药拿去孝敬我老丈人了，呵呵。

眼结膜炎灵验方

[主方] 夏枯草30g，香附子25g，桑叶15g，薄荷10g，菊花15g，玄参15g，甘草10g。水煎服，每日3次。

[主治] 结膜炎，眼红，眼痛，眼肿等。

结膜炎为一种由病毒、细菌或过敏物质引起的结膜炎症。当结膜受到刺激时，表现为结膜充血，眼珠有的痛、有的不痛，常常伴有分泌物。

细菌性结膜炎的分泌物可以很稠，呈白色或奶油状。病毒性或过敏性结膜炎，分泌物则常常为清水样。眼睑可肿胀、发痒，过敏性结膜炎眼痒更甚。中医称为上火，属肝肺两经郁火上炎。一般治疗点些眼药水，不效就点滴输液。但效果还是比较慢，尤其是复发性眼结膜炎，西医治疗更不易，中医却很容易，用此方一般3～5剂就收效解决，其速度之快确实令人惊讶。现举二例以示之。

第一讲　秘法薪传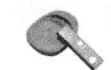

● 验案举例

案1　一8岁小女孩，患眼结膜炎，双眼结膜布满红丝，痒涩流泪难受。其家长先是买氯霉素眼药水点之不效，又带其到社区卫生站打抗病毒点滴，具体药物不详，3天仍然不见好转，其祖母因经常在我处看病，即问我中医能治否？我说这没有什么难的，几服药就搞定，其祖母露出惊讶，再问，是么？我说先给你开3剂吃吃看。随即书写上方3剂，叫拿回去自己煎，多放些冰糖当饮料喝。3日后，其祖母将该女孩领来，告之，好了。我观眼结膜洁白无瑕，眼珠黑亮，确实已愈。家长又叫我给其治疗弱视一证，我以益气聪明汤为主加减治之，此为后话。

案2　一中年妇女，湖北人，35岁，近半个多月，左眼睑红肿，眼结膜略红，流泪，发痒，西医予消炎药1周，不见好转，听人说我看中医疗效好，转求我予治疗。我望诊如上，按脉寸浮滑数，察舌尖边略红，大便干燥。出上方，加生大黄10g，玄明粉10g。5服即愈。

按：此方我用之多年，治风热火眼疗效确切，如有兼证，稍作加减即可。近期发现，郭永来先生早已用此方治疗上证，两方大致相近，而且论述验案更详细，真乃慧者相见亦通。在此，一并转录。

吾妻病目疾，经常复发，犯则白睛满布红丝，眼内如有沙粒或烟熏，涩痛难忍，自此每遇劳累或情绪波动必犯，或几日或十几日一犯。各种眼药膏及激素都无良效，深以为苦。1974年1月，一次又犯，我正好在看《本草纲目》，见夏枯草条下曰：黎居士《易简方》用治目痛，取其能解内热，缓肝火也。楼全善曰：夏枯草治目珠痛，至夜则甚者，神效。或用苦寒药点之反甚者，亦神效。盖目珠本肝系也，属厥阴之经。夜甚及点苦寒药甚者，夜与寒亦阴，故也。夏枯禀纯阳之气，补厥阴血，故治此如神，以阳治阴也。一男，至夜目珠痛连眉棱骨，及半边头肿痛，用黄连膏点之反甚，诸药不效。灸厥阴、少阳，痛随止半日，又作月余。以夏枯草二两，香附二两，甘草四钱，为末，每服钱半，清茶调服。下咽则痛减半，至四五服愈矣。我遂为她用夏枯草25g，香附25g，甘草10g，玄参25g，连服3剂而愈。到现在我整理这篇文章时，已近30年，再未复发。

夏枯草汤治复发性眼结膜炎，药简效宏，原方只前3味，只要药证相合，投之辄应。虽不能像原书所说覆杯即愈，然多在3～6剂收功，远期疗效亦甚佳。于此之后，我曾治数人，都是3剂而愈。

治疗鼻炎有效方

[主方] 辛夷 6g，当归 30g，柴胡 15g，黄芩 12g，炒栀子 9g，玄参 30g，贝母 3g，枳实 9g，白芍 15g，甘草 6g，藿香 10g，生牡蛎 20g，夏枯草 15g，红藤 15g。每日 1 剂，水煎服。

[功效] 宣散通窍，化湿清热，祛涕开塞。

[主治] 鼻渊、脑漏，即现代医学诊断的过敏性鼻炎（加地龙、蝉蜕、乌梅），黏膜化脓性炎症（鼻窦或副鼻窦炎）、变应性鼻炎、血管运动性鼻炎。

[加减] 流黄色浊涕或脓性浊涕，或带有腥臭味，脉见弦滑或滑数，舌红苔黄或黄腻者，加鱼腥草（后下）30g，冬瓜仁 10g，生薏仁 30g。如见鼻塞重浊，嗅觉不敏，甚至不别香臭者，加荜茇 10g。反复发作，久羁缠绵，而见鼻道干涩，或见涕中带有血丝，脉细或弦细，舌红苔薄。出现肝肾阴虚症状者，加细生地黄 10g，女贞子 10g，墨旱莲 10g。如流涕清稀而见舌淡苔薄或薄白者，加荆芥 10g，白芥子 10g，玉苏子 10g，云茯苓 15g，炒白术 12g。表虚腠理疏松，卫外不固，易染外邪，加上绵黄芪 15g，炒白术 10g，关防风 6g。

此方为清朝陈士铎取渊汤和日本治鼻窦炎汉方与消瘰丸之合方的加减而成，中医认为，鼻渊当责之肺窍失利或肝胆湿热内蕴而发，方中即有宣散之辛夷、藿香开窍，又有黄芩、栀子清热，加之四逆散疏肝利胆，合当归、红藤活血通络等共奏宣散通窍，化湿清热为治，临床效验尚可。下面举一案例示之。

● 验案举例　陈某，男，10 岁，小学生，患鼻炎一年有余，经常鼻塞流黄涕，偶有上额头痛，易外感虚胖，动则汗出。饮食、二便尚可，舌微红，苔白略厚，脉浮滑微数。中医诊断为鼻渊证，处上方加玉屏风散。

[处方] 辛夷 6g，当归 30g，柴胡 15g，黄芩 12g，炒栀子 9g，玄参 30g，贝母 3g，枳实 9g，白芍 15g，甘草 6g，藿香 10g，生牡蛎 20g，夏枯草 15g，红藤 15g，鱼腥草 15g，生黄芪 15g，炒白术 10g，关防风 6g。7 剂，水煎服，每日 3 次。

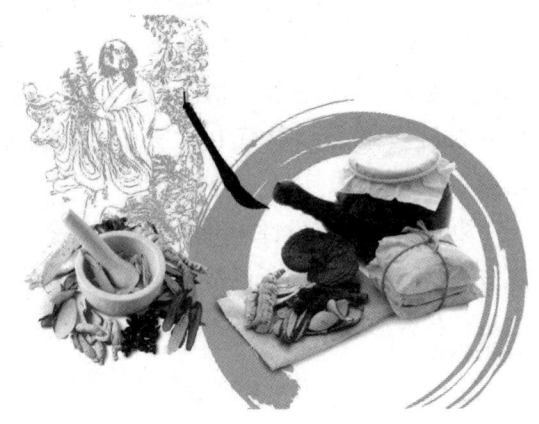

第一讲 秘法薪传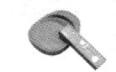

1周后，鼻塞流脓涕减轻，效不更方，又续服10剂基本痊愈，后以桂枝汤合玉屏风散一周服2次，巩固治疗1个月彻底治愈。

扁平疣专用效方

[主方]柴胡3g，赤芍12g，牡丹皮4.5g，桃仁15g，红花3g，白芷6g，防风6g，丹参12g，薏苡仁30g，粉葛根15g，板蓝根15g，左牡蛎15g。水煎服，每天1剂，分3次服。

此方为已故全国名医陈亦人和贵阳市工人医院侯医师两人专治扁平疣的效方，我在临床上将此合在一起，效果更好。

考扁平疣常长于青少年颜面部，亦有长于颈部及手部等，影响美容带来苦恼。因与病毒感染有关，一般认为系风热所致。

扁平疣固因气血失和，肺之风热与脾胃之湿热相搏，郁于肌肤所致；然更有痰浊凝滞，不可不知。痰之为病，无所不在。若痰在肌腠，行于皮里膜外之间者，常在皮下扪及颗粒小结及绵韧肿块，若在肌表则可为疣赘。考湿气无形自然趋下，扁平疣多生面部，故必因有热，痰湿与之相结，始能随气上所致，故此病之病理，在于痰热凝滞肌表也。

方中白芷辛温，祛风解毒，消肿散结节，《大明本草》云其"去面皮干疵瘢"；赤芍泻肝脾之火，行血破瘀；防风、柴胡祛风去肝经湿热；丹参、牡丹皮、红花、桃仁活血化瘀，通经畅络，与牡蛎、薏苡仁相配，化痰除瘀于无形，与板蓝根相合，清血分之毒热；葛根善解阳明邪热，发肌肉邪毒，且生用破血，专主皮里之血，对扁平疣邪毒瘀血阻于肌肤最为得当；左牡蛎味咸体沉，化痰软坚；板蓝根清热解毒，现代药理研究证实具有消炎抗病毒之功，而扁平疣即为病毒感染性疾病，故专用之，以病证相应也。全方共奏解肌清毒、除湿化痰、祛瘀通络、软坚散结之效。

此方之要在薏苡仁一味，其清肺之痰热，理脾胃湿热，最善祛痰排脓，通利血脉，凡痰热结聚之证，皆可用薏苡仁治之。扁平疣亦属痰热结聚，故用之为主药无疑。然吾也曾单用薏苡仁100g，煎服或打粉煮粥，每日加少许砂糖服之，治疗扁平疣无效者恒多。故知薏苡仁虽为治痰热证之专药，而非治扁平疣之专药，仍需综合用方，特别是方中有较多活血化瘀药，能疏通腠理，通利血脉，有利疣体之脱落。

此方量小要注意,治上焦如羽,非轻不可,量大则趋下,适得其反,难达治疗目的。

019

治疗糖尿病足方

[主方] 生黄芪 30～150g, 当归 30～60g, 玄参 30g, 金银花 30g, 忍冬藤 30g, 怀牛膝 30g, 石斛 30g, 赤芍 30g, 生甘草 30g, 全蝎 10g, 蜈蚣 2 条。

[主治] 脱疽，脉管炎，糖尿病足溃疡。

[功效] 补气活血，清热解毒，托表生肌。

糖尿病人后期严重者常引起下肢脉管炎，进而溃疡，伤口长期不愈合，此方有显著治疗作用。该方集当归补血汤、四妙勇安汤、四味健步汤于一体，补气活血，清热解毒，托表生肌，临床效果特好，我屡用屡验，几无失手。其中黄芪随气虚程度可大可小，当归随血虚状况亦可相机调整。久病不愈，加全虫、蜈蚣搜风剔毒，扶正通络，不可轻之。下面举例示之。

验案举例 申氏，女，72 岁，患高血压、冠心病、糖尿病多年，现经常头晕、胸闷、心悸，舌微红，苔白略腻，脉滑数有力，左脚面有一处溃疡，脚踝上有两处溃疡，大小如铜钱大，已 3～4 年，用过各种外用药均无法愈合，流脓腥臭。整个小腿及脚面全部褐紫色不褪亦有 3～4 年之久。

[处方] 白蒺藜 30g, 钩藤 30g, 菊花 30g, 茺蔚子 30g, 生黄芪 30g, 当归 60g, 玄参 30g, 金银花 30g, 忍冬藤 30g, 怀牛膝 30g, 石斛 30g, 赤芍 30g, 生甘草 30g, 地骨皮 50g, 苦参 10g, 炙龟甲 15g。7 剂, 水煎服，每日 3 次。

1 周后血压下降，头已不晕，胸闷、心悸好转，溃疡无大变化，但已不流脓水了。效不更方，续服 7 剂。三诊时，血压正常，脚面的一个溃疡已开始收敛愈合。上方去白蒺藜、钩藤、菊花、茺蔚子，又服 10 剂，脚面处溃疡痊愈，脚踝上两处溃疡收敛缩小，小腿及脚面褐紫色逐渐褪去成为斑马色，继续用药 1 个月，几年未愈溃疡全部愈合，腿部颜色基本恢复正常，后以上方加工成水丸常服，未再复发。

治疗颈椎病效方

[主方] 粉葛根 50g, 薏苡仁 30g, 板蓝根 15g, 左牡蛎 15g, 桃仁 15g, 骨碎补 30g, 赤芍 30g, 羌活 15g, 威灵仙 15g, 鸡血藤 30g, 血竭 3g (上等冲服)。水煎服，每日 1 剂, 每日 3 次 (此方是在陈亦人老中医效方上加减而成)。

第一讲 秘法薪传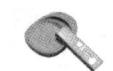

[主治] 颈椎增生疼痛。

中医无颈椎病病名,但据脉症,属中医痹证范畴,多由湿(痰)瘀交阻、经脉不通使然。方中葛根功擅解肌,仲景即以葛根汤、桂枝加葛根汤方治项背强,对颈椎病正相合拍,是为主药。牡蛎一味功专软坚散结,化痰通络,对颈椎病痰瘀阻络、颈臂不通,上见眩晕之症亦为得当。薏苡仁甘淡微寒,利湿解毒,《神农本草经》谓:"薏苡仁,味甘微寒,主筋急拘挛,不可屈伸,风湿痹。"对颈椎病之肢体拘急、麻木、疼痛等症如箭发有的,仲景之名方麻杏苡甘汤治风湿痹痛已早有定论,彰其除湿气、开痹结之效。此方配葛根、牡蛎解肌舒筋,软坚散结,升津除湿,化痰开痹。桃仁为活血化瘀之圣品,配伍上等血竭、赤芍、鸡血藤能祛瘀生新,开通经络,与葛根相配,解肌活络,对颈椎病痰瘀交阻之机,颇相吻合。骨碎补,补肾强骨,续伤止痛,有言颈椎病与骨质疏松有关,此处加之恰到好处。羌活,威灵仙祛风湿止痛,引经上行,为惯用之要药。清热解毒之板蓝根,古今文献未载有治该病者。细究之,颈椎病多病程长久,湿(痰)瘀阻久,必生热毒,而热毒一成,与湿瘀相搏结,又生痰浊,加重瘀阻。现代医学也认为颈椎病局部存在有无菌性炎症,从而引起一系列症状表现。板蓝根功善清热解毒,更有消炎清热之功,是以合拍。全方组织合理,恰合病机,故效果不差。下面举一案例示之。

验案举例 惠某,女,38岁,原车管所收费处干部。因长期伏案工作,致使颈椎增生疼痛,头晕,大脑供血不足,西医无良法,牵引、按摩效果不大,寻求我处中医治疗。刻诊:病人中等个子,面白略胖,主诉如上,察舌质淡,苔白略滑,脉右寸不足,沉滑中稍涩,腰酸困,月经近期偏少,饮食、二便正常,颈椎增生疼痛无法正常工作,专门休假治疗。辨气虚肾亏,痰湿瘀阻,清阳不升。

[处方] 粉葛根50g,薏苡仁30g,板蓝根15g,左牡蛎15g,桃仁15g,骨碎补30g,金毛狗脊30g,豨莶草30g,赤芍30g,羌活15g,威灵仙15g,鸡血藤30g,血竭3g(分3次冲服,每次1g)。7剂,水煎服,每日1剂,每日3次。

1周后复诊,颈项部已不痛,头亦不晕,但大便略稀,因药所为,属正常。效不更方,又续服15剂,诸证消失,恢复上班,后以丸药善后3个月,追访未再复发,痊愈。

按:此方中血竭一味甚为重要,可以说是治疗颈椎病的特效药和专药,必须是上等的真货,此点必须注意,没有好药,难得有好疗效。

附:那么多种血竭,虽然都是正规厂家生产,都有国家规定的质量标准,但只有那种外表看起来颜色鲜红、摸起来黏手不易洗、捣时不易碎的血竭治这种病才有效。

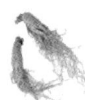

论坛交流

仲徒（华夏论坛）：

此方我用于一个颈椎病病人，效果不错，葛根我用 50g，血竭每日 3g，装胶囊，口服，未见腹泻情况，原来病人左肩部有沉重感，手指麻木，服用了 7 剂，效果不错，沉重麻木感缓解多了。由此可见，王老师的方子是来源于临床，确实有效。

医海墨人：

你好，老师！本人对葛根的用量体会是：如大于 60g，一般是会是有腹泻现象的，只有个别人不会腹泻（这些人一般有便秘、大肠燥结病症，或肠胃较好的人才不会腹泻）。我治疗颈椎病、颈椎增生，往往葛根用量是 60~90g，白芍 45~60g（此药量大也会有腹泻的现象），用起来效果还是不错的！如果用药后有腹泻或担心腹泻，可加入炒浙白术（用赤石脂炒最好）15g，茯苓 20g 就行。腹泻不严重的可不加，告诉患者，等病好后不用药时也就不会有这种现象了！

腰椎增生灵验方

[主方] 独活 30g，桑寄生 15g，炒续断 15g，炒怀牛膝 10g，骨碎补 30g，仙灵脾 30g，鹿衔草 30g，肉苁蓉 10g，炙金毛狗脊 15g，秦艽 12g，防风 12g，细辛 6g，麻黄 10g，川椒 10g，乌梢蛇 15g，炮川乌 3g，制乳没各 10g，鸡血藤 15g，血竭 1g（冲服，也可以用血竭胶囊代替），土鳖虫 25g。

[主治] 腰腿痛。

[功效] 补肾强筋，祛风除湿，活血止痛。

此方乃由独活寄生汤、活络效灵丹等方杂合而成，是我临床上治疗腰腿痛的主方。腰腿痛包括现代医学称为腰椎间盘突出与增生、腰椎结核、椎管狭窄等一些病，过去一直无太好的办法，老想找个简单点的方子，无奈试了很多方子，都不理想，只有《千金要方》上的独活寄生汤应对的面广，效果好，于是在此基础上又合并了

第一讲　秘法薪传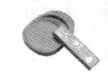

半个张锡纯的活络效灵丹，取制乳香、没药加入，再结合有关治腰腿痛的效药，就组成了这么个方子，大旨为补肾强筋、祛风化湿、活血止痛。曾治陕北刘姓中年人，腰椎间盘突出导致腰腿痛，来就诊时，腰痛得直不起来，过去在家吃过多服中药，里面含有大量的附子和蜈蚣、全蝎，效果不行。到了西安找了个盲人按摩了多次，时轻时重。最后听人说这里能治腰腿痛，就来了试试。我即予上方7剂，水煎服，每日3次。1周后，来诊时腰已直起，疼痛大减，又略事调整再服20余剂痊愈。后以自制海马胶囊善后3个月，追访未再复发。

小儿遗尿经验方

[主方] 益智仁30g，覆盆子15g，金樱子15g，五味子6g，莲须9g，杜仲15g，山药15g，党参15g，桑螵蛸15g，麻黄10g。

方中益智仁必须用至30g，若减至15g以下则效果较差。麻黄不可减去，一般3～7剂即愈。兼有湿热重者加川草薢30～50g。

[主治] 小儿遗尿。

验案举例　陈某，女，10岁。半夜睡中尿床已5年，多方求医治疗无效，其父母又找各种偏方服用亦无效，经人介绍寻求于我处，治疗其女。刻诊，身高1.3米左右，发育正常，面白略胖，舌淡苔白，脉浮濡，饮食尚可，学习上进，仅是每晚遗尿1～2次，令全家烦恼，小孩随着年龄增长亦感难堪。

[处方] 益智仁30g，覆盆子15g，金樱子15g，五味子6g，莲须9g，杜仲15g，山药15g，太子参15g，桑螵蛸15g，韭菜子15g，麻黄10g，鸡内金10g。7剂，水煎服，每日2次。

服完3剂即见效，每晚偶有遗尿，7剂服完即正常，不再遗尿。全家甚喜。

尿结石速效验方

[主方] 金钱草50g，海金沙30g，琥珀30g，鸡内金10g，车前草30g，白茅根30g，川牛膝30g，桑寄生10g，续断10g，乌药10g，路路通10g。

[功效] 利湿化石，补肾通络。

[主治] 泌尿系结石。

[用法] 上药浸泡1小时，水煎2次，头煎当煮沸后小火煮30分钟，二煎当煮沸后小火煮20分钟，每日分3～5次温服。

泌尿系结石一般归于中医的石淋范围，对此证各医家用药大同小异，无外乎清热利尿，通淋排石。一般较小沙石或泥沙粒沙石用中医的办法还是不错的，治疗及时，3～5服药即可解决问题。此方为我常用之方，临床应用效果还是很显著的。下面举一例示之。

● 验案举例　2010年8月间一日下午4时左右，我夫人突然少腹急痛，小便涩痛，给服了一片硝苯地平稍缓解，但过了一阵又不行，不但少腹疼痛，小便涩急，淋漓不下，并放射到两大腿胀痛，我看不是小问题，急赴医院，化验血常规略高，尿检有少量红细胞，B超显示输尿管下端有米粒大结石若干。西医诊断为泌尿结石，须住院治疗。夫人却坚持要中医治疗。平时我夫人肝火较旺，舌瘦红干，不爱喝水，脉弦细微数。据此，我用上方又加天花粉30g，芦根30g，白芍60g。共抓了3服药，每服药1天，用高压锅煎煮2大碗，不拘时饮之，当晚尿频多，疼痛明显减轻，3服药喝完，诸证消失，B超复查，已无结石。药费总共60多元，还不及检查费的1/3，假如住院，恐怕千把块钱。事实证明，中医某些情况下还是药简效宏的。

按：此方此症基本上还是属于中医的湿热证，临床上此类病人也多，但是并非都是此类型。还有部分属于虚寒型的就不适宜此方，而应该辨证用《金匮要略》的瓜蒌瞿麦丸 [瓜蒌根二两，茯苓三两，薯蓣三两，附子一枚（炮），瞿麦一两。上五味，末之，炼蜜丸，梧子大，饮服三丸，日三服。不知，增至七八丸，以小便利，腹中温为知]。此乃活法，不可不知。

前列腺炎效验方

[主方] 半枝莲30g，半边莲30g，虎杖30g，败酱草30g，马鞭草30g，怀牛膝30g，王不留行30g，地龙干25g，白蒺藜15g，焦杜仲12g，川续断12g，青皮12g，乌药12g，穿山甲6g，水蛭5g，沉香5g，乳香3g。

[主治] 前列腺炎及泌尿系感染。

此方集清热利湿、疏肝导气、活血散结、强正补肾于一体，治疗下焦湿热病效果很好。半枝莲、半边莲、败酱草、马鞭草、虎杖清热利湿解毒，皆为治淋要药；青皮、

第一讲 秘法薪传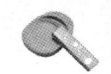

沉香、乌药、白蒺藜疏肝导气，引药入厥阴肝经；乳香、水蛭、穿山甲、地龙干、王不留行活血散结；杜仲、川续断、怀牛膝扶正补肾，全方标本兼治，攻防得体，用于临床，常获良效。

[验案举例] 王某，男，32 岁，西安某服装批发小老板。患前列腺炎已 3 年，刻诊见人白瘦，自诉小便不利，尿无力，尿不净，滴白，会阴部胀痛，腰酸困，房事不济。舌质微红，苔薄白，脉弦细，饮食一般，大便正常，有乙肝病史。辨证为肝气不疏，湿热下注，久病伤肾。处上方加当归 50g，14 剂，诸证减轻，效不更方，又 14 剂，基本痊愈，小便通利。后以逍遥丸合济生肾气丸坚持服 3 个月善后。

阳痿不振专用方

[主方] 蜈蚣 50 条，高丽参粉 50g，海马粉 30g，生水蛭 30g，麻黄粉 30g，马钱子（油炸）8g。共研细末，装 0 号胶囊，每日 3 次，每次 6 粒（注：此方含有马钱子，不可随意加量）。

[主治] 阳痿不振，性功能减弱。

临床上经常遇到男性阳痿或性功能减弱的病人来求治，查其他症状不明显，又不愿意用西药"伟哥"，嫌副作用大，故找中医给予解决改善。对于此类病人，我一般配制此胶囊服用 1 周左右，轻者即可治愈，重者可改善。服药期间节制房事，再假以食疗常吃大虾、海蛤、枸杞之类，效果更好。此方兴阳补益并举。但是对于继发性阳痿一定要先治原有病，诸如糖尿病之类引起的阳痿，而后再用此方，才能取得满意的效果，使用者不可不知。此方虽好，但千万不可滥用啊。

治疗男性不育方

[主方] 五子衍宗丸合左右归丸。（中成药）

[主治] 男子精少、性功能弱、阳痿而致的不孕不育证。

[用法] 一天服五子衍宗丸加左归丸；一天服五子衍宗丸加右归丸。交替服用 3 个月。

此证主要以中成药为主，易于长期坚持。此证短期不易收功，所以必须要有信心。此方阴阳并补，不温不火，效果可靠，如无器质性病变，多数可以收效，我临床治之较多。下举一例示之。

曾治一例不孕不育案，男性精子成活率太低，不足30%。中西医看了很多，一直没有效果。因在我处治疗痛风病，效果较好，于是要求治一下不育证。人已年过四十了，特想要一自己的孩子（已领养一子，现已6岁了），我说可以。刻诊见腰酸痛，经常困乏，饮食尚可，小便略黄，大便常年稀溏，舌淡苔白水滑，脉浮濡无力，双尺尤沉弱无力。辨证属脾肾阳虚，肾精不足。鉴于前一阵治疗痛风服汤药时间太长，病人有些不想喝了，且要工作也不方便。我就开了几种丸药。

左归丸：大怀熟地黄八两，山药（炒）四两，枸杞四两，山茱萸肉四两，川牛膝（酒洗，蒸熟）三两（精滑者，不用），菟丝子（制）四两，鹿胶（敲碎，炒珠）四两，龟胶（切碎，炒珠）四两（无火者，不必用）。上先将熟地黄蒸烂杵膏，炼蜜为丸，如梧桐子大。每服百余丸，食前用滚汤或淡盐汤送下。《景岳全书》卷五十一新方）

右归丸：大怀熟地黄八两，山药（炒）四两，山茱萸（微炒）三两，枸杞子（微炒）四两，鹿角胶（炒珠）四两，菟丝子（制）四两，杜仲（姜汤炒）四两，当归三两（便溏勿用），肉桂二两（渐可加至四两），制附子二两（渐可加至五六两）。上先将熟地黄蒸烂杵膏，加炼蜜为丸，如梧桐子大。每服百余丸，食前用滚汤或淡盐汤送下。或丸如弹子大，每嚼服二三丸，以滚白汤送下。《景岳全书》新方八阵方）

五子衍宗丸：枸杞子400g，菟丝子（炒）400g，覆盆子200g，五味子（蒸）50g，车前子（盐炒）100g。以上5味，粉碎成细粉，过筛，混匀。每100g粉末用炼蜜35～50g加适量的水泛丸，干燥，制成水蜜丸；或加炼蜜80～90g制成小蜜丸或大蜜丸，即得。

每天五子衍宗丸搭配左右归丸一种，交替服用，3个月后告之，自从服这些药后，人不乏了，腰也不酸困痛了，精神也很充沛。至此，我要求其再化验一次精子成活率，结果达到70%以上，于是我对其说，争取在妻子排卵期同房。2个月后，患者跑来告之，妻子怀孕了，B超检查已见孕囊着床，喜色溢于言表。1年后生一男婴，健康活泼。

延年益寿壮神酒

[主方] 桂圆肉100g，薏苡仁100g，沙苑子100g，淫羊藿100g，仙茅100g，杜仲100g，菟丝子100g，芡实100g，山药100g，枸杞子100g，人参100g，灵芝

第一讲 秘法薪传

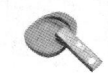

100g，苍术 50g，黄柏 50g，白豆蔻 50g，黄芪 100g，仙鹤草 100g，何首乌 100g，鲜羊腰 8 个，白酒 5kg。上药放入白酒浸泡 1 个月之后便可服用，每晚临睡前服 50g，酒量小者酌减。

本品是在古方（《验方新编》）羊肾酒药物的基础上加味而成。按原方记载："此酒能种子延龄，乌须黑发，强筋骨，壮气血，添精补髓，返老还童。"本品对因肾虚引起的阳痿、腰膝酸软、头晕耳鸣、记忆力减退、免疫功能低下、未老先衰、体弱多病等都有非常显著的疗效。我常服此酒，颜面红润、精力充沛，每天工作 12 个小时以上不感觉疲倦。（《无闲斋医案医话集》）

乳腺增生效验方

[主方] 柴胡疏肝散（陈皮 12g，香附 15g，川芎 15g，枳壳 12g，赤芍 12g，柴胡 15g，甘草 10g，生麦芽 30g，皂刺 60g，浙贝母 15g，玄参 12g，生牡蛎 30g）+ 平消片（郁金、仙鹤草、五灵脂、白矾、硝石、干漆（制）、麸炒枳壳、马钱子粉）。

[主治] 乳腺增生。

乳腺增生，中医称为"乳癖"，是指乳房出现形状各异，大小、数量不等的硬结肿块，不痛不痒，不发寒热，皮色不变，其核随喜怒而消长的一种疾病。本病包括西医的"乳房囊性增生病"，俗称"乳腺小叶增生"和"乳房纤维腺病"。

乳腺增生临床较为常见于 25－40 岁的妇女，其发病与卵巢功能失调有关，可能为孕酮与雌激素比例不平衡所致。常表现为患侧乳房周期性疼痛，随月经周期变化，来月经后症状减轻；一侧或双侧乳房内可扪及结节状肿块，质地中等或稍硬韧，边界不清，与皮肤和胸肌筋无粘连，偶尔乳头有黄色或淡血性溢液。必要时活检与乳腺癌鉴别。

西医治疗此病无特别疗效，中医治疗起来却疗效较好。我早年治疗此病坚守疏肝理气、活血散结，以逍遥散为主加减，疗效不高，治疗很长时间，乳癖变化不大，心中甚为郁闷。看来光有法，无良方妙药，亦是无奈小包块。后经勤求古训，留心效方，终于找到一个好方。即柴胡疏肝散合平消片，用于临床，颇收大效，现举一例示之。

验案举例 杨某，女，38 岁，平时来月经前，双侧乳房胀痛，经妇科红外线检查，发现两乳上外限各有一核桃大小包块，系囊性增生。西医予以枸橼酸他莫昔芬片和乳癖消片治疗，3 个月无效。又听人说秦岭终南山有一老中医擅治此病，

027

去了几次吃药不少，亦无多大效果。经人介绍转治我处。刻诊见人胖，面白，脉弦滑有力，舌淡红苔薄白，性急躁，来月经时乳房胀痛厉害，过后即不痛。饮食、二便正常。辨证为肝气郁结，痰浊积滞。处上方加瓜蒌、半夏、青皮。14剂，乳块消去一半，效不更方，又续14剂，消无踪影，痊愈。

按：此案治疗乳腺增生以上述基本方为主，略事加减即可，需要提示的是，皂刺一药不可太少，我临床一般用60～120g，量太少无济于事。平消片更是主药，不可减去，更不要因是治疗癌症之药而忌讳。中医历来有异病同治一说，就和逍遥丸男性也可用的道理一样，一种药治多种病，勿怪之。

治疗盆腔炎效方

[**主方**] 黄柏30g，苍术15g，怀牛膝10g，生薏苡仁50g，忍冬藤30g，车前草30g，败酱草30g，红藤15g，生甘草10g。

[**主治**] 湿热带下，腥臭异味。西医所谓的盆腔炎、附件炎、宫颈炎、阴道炎等。

此方由传统的二妙散发展而来，专治下焦湿热。妇女的带下病多数属于肝经郁滞，湿热下注。亦有寒湿证，但相对的热证见多，即湿热带下。这可能和现代生活条件改善有关，常积热郁湿。此类病在急性期西医抗生素也好使，诸如左氧氟沙星之类，但是还有部分不效。在这方面不如中医治疗可靠，只要是湿热证，中药是百分之百有效，这是不含糊的。大量的中医实践已可以证明这一点，短处是喝药一般人不太容易接受。我临床上接诊的病人大多数已经西医治疗过，不效，找中医继续治疗，经用上方未有不效的。这一点大家可以重复验证，我想不会使大家失望的。下面举一例示之。

验案举例 刘某，女，28岁。回民，自诉近1个多月少腹胀痛，腰酸困，白带多，有臭味，舌尖边红，苔白腻，饮食少，小便黄，有热，大便溏，心烦急躁。西医检查化验示盆腔炎，二度宫颈糜烂。静脉滴注左氧氟沙星1周，略为好转，但未除根，过几天又犯。要求中医彻底治疗。辨证为肝经郁热，湿热下注。用上方加白头翁30g。7剂，2周后，少腹已不痛，白带减少。效不更方，前方减白头翁、败酱草，加芡实、山药、海螵蛸。又7剂，痊愈，3个月后追访，没有再犯。

第一讲 秘法薪传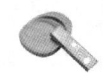

治疗带下病专方

[主方] 仙鹤草 50g，炒苍术、炒白术各 15g，怀山药 30g，海螵蛸 30g，白蔹 30g，鸡冠花 15g，萹蓄 12g，茜草 15g，忍冬藤 15g，车前子 12g。水煎服，每日 3 次。

[主治] 妇女各种带下症（阴道炎引起的白带、黄带较多）。

[功效] 健脾祛湿，固精止带。

本方由傅青主完带汤和古方四乌鲗骨一芦茹丸加减而成，对于治疗妇女由于宫颈炎、阴道炎等引起的白带异常有很好的疗效，此证中医一般归于脾虚湿盛，注泻于下。治疗多以健脾益气、升提中气为主，兼治湿毒。我运用此方治疗各种带下症一般 3～7 剂即可收效。如兼热象明显，还可加入连翘、马齿苋、蒲公英等，效果仍佳。

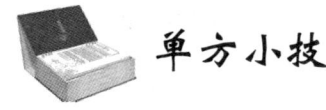

早泄灵验小方

男性早泄一证说起来不是什么大病，但是治起来却不是那么容易，我是汤方医，习惯开汤方，碰到要求治疗早泄的病人也是首先开知柏地黄汤一类的方，滋肾阴，降相火，但是屡屡失败，好不恼火，苦无良策。一日在翻看一本什么中医杂志时，看到一偏方，甚是简单，出于好奇，就拿到临床上检验。不想一试就灵，从此就用此方治疗早泄。今贡献给大家。

辛香酊早泄灵

[组成] 细辛、丁香各 20g，90% 乙醇 100ml。

[用法] 将两药浸泡入乙醇内半个月即可；使用时以此浸出液涂搽阴茎之龟头部位，1.5～3 分钟后即可行房事。

◆ 验案举例 ◆ 2005 年 8 月，曾治一吴姓患者，汽车司机，时年 35 岁。闻名找到我，悄悄地给我说，性功能不好，我说阳痿，他摇摇头说："不是，是早泄，治了好多地方了，钱花了不少，也没治好。听说你看病水平高，特来找你。"刻诊见舌红苔腻，脉象滑实，饮食二便正常。同房不到一分钟就射精了。我辨证为湿热郁阻，相火过旺。处方为四逆散合龙胆泻肝汤加黄柏、知母。5剂，水煎服。1周后，复诊说变化不大。我一看不行，又走到老路上。正方不行用偏方，就配制了一料辛香酊早泄灵。说是秘方，肯定有效。患者高兴持药而去。一周后告知，好用，每次同房都能坚持十几分钟才射精。问是不是以后每次都用，我说不用了。哪天不好使时再用。神药可要放好哦。以后该病人又介绍了几个同类病人，均用此药此法治愈。

按：对由其他因素所致者，结合辨证内服汤、丸，亦能缩短疗程，加速治愈。据药理研究，细辛所含之挥发油甲基丁香油酚、丁香所含之挥发油丁香油酚，均具有表面麻醉作用，用于早泄病证，可以抑制阴茎龟头部性兴奋传导，延迟排精时间，圆满完成性交，并通过性交的成功，可增强治病信心，消除精神因素，提高远期治愈率，且对双方性器官无明显刺激作用，却有抑菌消炎和简、便、廉的良好特点。

老年阴道炎效方

[组成] 生甘草60g。

[用法] 用水煎煮20分钟，先用热汽熏蒸，稍凉再用之洗浸。每天2次，每次15分钟。

该病临床上常见。我经常遇到一些老年妇女，55岁以上的，找我诉说腰干已多年了（此是陕西土语，即月经已绝的意思），最近不知怎么的，又有白带了，阴道火辣辣的痛，而且还外阴瘙痒，以为又得了什么不好的病，心中甚为恐慌。其实这不是什么大病，乃老年性阴道炎，由于老年妇女绝经后，雌激素减少，阴道内环境由酸性变为碱性所致。中医认为是肝肾阴虚，虚火克脾，造成湿热下注。治法用滋肝肾、利湿热就行了。但是汤方起效总是比较慢。而病人总是想要快速治好，逼得我只好寻找快速疗法。经过多年摸索，我在临床上终于找到一外洗法，见效颇速。即一味甘草熏洗。

●验案举例● 2005年，曾治一茶商老板的母亲，58岁，找到我说外阴瘙痒的很，还有白带，以为得了妇科什么癌症，在省妇幼医院、肿瘤医院做了检查，说没有大问题，只是老年性阴道炎，给开了些外洗的药和内服的西药，效果不明显，要求中医治疗。我经过四诊，认为是肝胆湿热下注，给开了龙胆泻肝汤加减，外用

第一讲 秘法薪传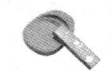

苦参、蛇床子煎液熏洗。药后反应有点见效,不明显。我就又开了二两生甘草,3服,水煎外洗。一周后告之,已不痒了,也没有白带了。痊愈。

按:生甘草清热解毒,还具有类激素样作用,也许这就是它能治老年性阴道炎的原因。不知对否,望高明者解之。

慢性咽炎简便方

平日里经常遇到一些爱吸烟的男士和爱生气的女士,问我有没有不喝苦汤药的方子治咽炎?以下推荐一个。

金钗石斛10g,玉蝴蝶3片,煎水代茶饮。如遇嗓干咽痛,加入市售玄麦甘桔冲剂。

此方既好喝,又方便,且效果显著,深受大家喜爱。

该方对慢性咽炎、咽喉不利、声嘶音哑、干痒疼痛有良效,药简效宏。远较金银花、胖大海、麦冬等药好用。

玉蝴蝶也称木蝴蝶,是因为药材略似蝴蝶形而得名,是紫薇科植物玉蝴蝶的种子。《滇南本草》中描述为"中实如积纸,薄似蝉翼,片片满中"。其性苦寒,入肺,能清肺热、利咽喉,对急慢性气管炎、咳嗽、咽喉肿痛、扁桃体炎有很好的效果。又能美白肌肤,有效消脂,对瘦身也有帮助。

石斛味甘、淡,性凉。有滋阴、清热、益肾、壮筋骨等作用。《本草通玄》曰:"石斛甘可悦嗓,咸能润喉,甚清膈上。"古人常以此代茶。《本草纲目拾遗》亦载:"以石斛代茶,能清胃火,除暑热,生津液,利咽喉。"

验案举例

案1 我一位退休老大姐,原为教师,退休后又热爱演唱,经常参加一些演出活动,但因年龄大了,常常连唱几天,嗓子就干哑,于是找到我,叫给开些药治一治。我说:"你这是年龄大了,肾阴不足,下不济上,我给你出一方,当茶饮可保无虞。"嘱金钗石斛10g,木蝴蝶3片,枸杞子5粒,泡液代茶常饮。1周后,告曰嗓子再无干哑。令今后常饮,以养生。并附《神农本草经》一段文载:石斛"主伤中,除痹,下气,补五脏虚劳羸瘦,强阴,久服厚肠胃。"

案2 我一朋友,男,40多岁,经商,常年不断应酬,烟酒不离,嗓子经常发炎上火,红肿热痛,声嘶音哑,每次都要用抗生素静脉滴注3～5天才能过去。一日又犯，找到我叫开几服中药喝。我即开出金钗石斛12g，木蝴蝶3片，配合玄麦甘桔冲剂，一日不限量喝，3天就解决。后来我这朋友一看这药好喝又方便，治病又快，索性常年当茶饮，自此，咽炎未再犯过。

按：本药为养阴之品，凡舌苔厚腻、脾胃虚寒便溏者慎用。

木鳖子，专治闪腰跌打

闪腰岔气腰痛或跌仆挫伤腰痛在临床上屡见不鲜，其临床表现以腰部剧痛难忍，痛有定处，轻则俯仰不便，重则不能转侧为特点。

中医认为，此因跌打挫伤，损伤腰肌，气血运行不畅，气滞血瘀，经络阻滞不通故也。世医治疗本病，多数以活血化瘀、理气止痛为法，处方不越复元活血汤、复元通气散、舒筋散、乳香趁痛散加减，皆有效。

我过去在临床上遇此类患者多用三七片，或者伤湿跌打膏，效果亦可，唯独见效较慢，快则3～4天，慢时需1周，不尽理想。后从天津老中医董国立案中学到一招简便办法，董老积数十年临床经验，治本病有绝技，与众不同，且具有方药易行、疗效迅速之特点。

其方用木鳖子1个，去壳咀嚼后吞服，约经数十分钟，患者即出现频频矢气，随后腰痛立刻减轻，真可谓一剂灵。吾实践多例确如所述，效如桴鼓，现贡献给大家。

验案举例 刘某，男，19岁，药房调剂员。一日在药店站在凳子上安装灯泡，突然踏空，跌倒闪了腰部，痛得直不起腰，恰逢我正在诊病，急令取一粒木鳖子，磕开壳，取仁嚼服，十来分钟后，感到肚子一阵鸣响，接着连放了几个响屁，顿感腰部轻松，不十分痛了，笑逐颜开。此作用真乃奇妙无比。

按：木鳖子系葫芦科植物，别名土木鳖，主产于广西、四川、湖北等地，其功效《开宝本草》中记载："主折伤，消结肿恶疮，生肌，止腰痛"。其性味："苦，微甘温，有小毒"，故用此药不可多服，孕妇及肾虚腰痛者忌服本方。切记！

独一味，治痛经有妙用

独一味主要功能为活血止痛、化瘀止血，一般用于多种外科手术后的刀口疼痛、

第一讲　秘法薪传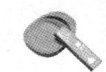

出血，外伤骨折，筋骨扭伤。其实它的作用不仅如此，还是一味治疗妇女痛经的良药，我在临床上运用多年，既方便又有效，深受痛经患者的喜爱。

方法：口服藏药独一味胶囊，每次3粒，每日3次，疗程1周，来月经前7天服用，或必要时服。连服3次，3个月即愈。

药理分析独一味，其提取物含总黄酮和皂苷，能缓解肌肉痉挛，扩张血管，增加盆腔血流量，达到"通则不痛"的目的，因此，治疗痛经疗效满意。独一味胶囊不仅具有止痛作用，还是止血、抗菌、抗肿瘤的新药。不仅治疗痛经，还可以治疗崩漏、月经过多、带下、盆腔瘀血综合征、子宫内膜异位症、腺肌病、子宫肌瘤、乳腺炎、乳腺小叶增生、乳腺纤维瘤等妇产科疾病，疗效都令人满意。

验案举例　祁某，女，18岁，自14岁初潮以来，每次来月经都小腹剧痛，坐卧不宁，痛不欲生。经妇科检查已排除器质性疾病，认为系内分泌失调所为，西医予以各种止痛药不效，求中医治疗多年也是未能治愈，且不愿服汤药。鉴于该女孩不愿服中药汤剂，且又要上大学，思之片刻，为其开了3个疗程的独一味胶囊，第一次就减轻了痛苦，连着3个月，服3次即治愈多年痼疾。

按：临床上我治疗妇女痛经一症，多用当归芍药散合桂枝茯苓丸加减，但对于一些单纯性的痛经亦爱用些中西成药治疗，效果亦佳。独一味胶囊就是其中的一种，故此推荐。需要说明的是，复杂性的痛经还是要综合治疗。

金钱草，反流性胃炎之克星

说起金钱草，很多老百姓都知道是一味治疗胆结石的良药，可以说是妇孺皆知。但是金钱草能治疗胆汁反流性胃炎，人们可能知道的不多。方法极简单，特效，对于基层医生和一般稍懂些医学知识的人可以说是一种方便易行的好方法。

胆汁反流性胃炎，临床上常见胃脘灼痛、烧心、反酸、腹胀、呃逆、口苦等。中医用药一般用甘草泻心汤和左金丸一类，大方频进，效果尚可。然而，有些人不习惯喝大剂中药，总是问我有何简单办法，我常反问："能喝茶或苦咖啡么？"答曰："能！"我说："那就有，我给你配料清凉茶，喝一星期就见效。"问曰："何茶？""一味金钱草。"此法乃我学自重庆名医王仁强先生，效果非常好。

金钱草味苦性凉，具有清肝胆湿热、利尿通淋之作用。胆汁反流性胃炎的诸多症状在中医病机归为肝胆湿热，胃热上冲，此药恰合病机。

在西医内镜检查中，常发现胆汁反流性胃炎的胃黏膜有金黄色液体或其他污浊分泌物附着于皱襞凹陷之中，这些反流液体在酸性的胃内环境下，往往破坏了胃的"酸碱平衡"，进而造成胃炎。对此，中药治疗由于一次大量服药，且间隔时间长，往往"药汁穿胃过，热邪胃中留"，不能保持有效浓度，故而治疗不佳。但是把金钱草当茶喝就不一样了，由于不时频饮，达到不断冲刷、荡涤反流液体，就会对胃黏膜起到一种清洁消毒的作用。

金钱草茶可不断与反流于胃的胆汁样液体中和稀释，使药物始终在胃内保持一定浓度有效成分，同时又可随小便次数增加，使有毒成分随小便而去，从而达到中医清热利湿之功效。妙哉！巧矣！

我曾用此法治一中年男性司机，因骨折在我处中医治疗，顺便要求治胆汁反流性胃炎，主症是反酸，胃中灼热，胀满略痛，但不想再喝中药了。我即予此法，100g金钱草当茶饮，3天症消，1周即愈，效果令人刮目。

此法简便易行，药物甘淡不苦，费用低廉，病人乐于接受。值得指出的是，现代医学证实，胆汁反流性胃炎是因胃舒缩功能障碍造成胃肠动力低下，使胆汁反流于胃所致。而药理研究也证实，金钱草不是通过反射性地使胆囊收缩发挥疗效，而是通过促进肝细胞分泌胆汁，使奥迪括约肌松弛并排出胆汁而取效的。这说明金钱草代茶饮治疗本病还是有道理的。

金钱草代茶饮的方法：每天用金钱草鲜品150g或金钱草冲剂4～5g，不时频饮，且一定要温服，这样可以起到鼓动脾阳、恢复胃之和降的生理功能；反之，则会使胃脘更加冷痛，加重饮停胃脘等一系列症状。为了保证治疗成功，在取得效果后，应继续用本品代茶饮维持治疗2周为妥。

冰硼散，妙用妇科良药

治疗口腔溃疡有一种很便宜又很有效的外用药，叫冰硼散，现在已经很少有人用了。其实这是一种很好的药，不仅可以用于口腔黏膜溃疡，还是一种不错的妇科良药。我临床上常用于阴道炎，尤其是真菌性阴道炎，轻者2～3天即愈，重者1周可以显著收效。

忆十九年前，有一同事妇科检查发现患有真菌性阴道炎，外阴瘙痒，白带如豆腐渣，医院随即给开了两支很贵的达克宁霜（在当时的物价，一支十几元不便宜），结果用了几天，效果不明显，问我有啥好办法和妙药。我说："有啊，就用咱医院

第一讲 秘法薪传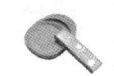

治口腔的冰硼散就行。"她一听，说"开啥玩笑？"我正儿八经地说："不开玩笑，真的。你先用1支试试，几毛钱。"3天后，该同事悄悄地告诉我："你说那药真行，现在完全好了，白带也干净了。"

实际上在临床中，虽说此药很有效，但是我很少开，一般仅限于熟人朋友。其中的原因大家都明白，一是太便宜，二是口腔用药，人家不但不用，还会笑你。可叹。现为不埋没这一良药，故写出来供有意者参考用之。我再说一遍，好药，良药，莫轻之。

五倍子，治汗出有奇效

临床上我经常遇到不少家长叫我给其小孩看病，我说我不擅长儿科，但家长却热情执著不减，非要求看看，有时是实在无奈，也看些小毛病，诸如咳嗽、尿床、腹泻、出汗之类。今说一外治法治小儿汗出，也蛮灵。五倍子研粉敷肚脐。

此法来源于明•龚信《古今医鉴》中所介绍的简便方。以"五倍子末，津调填满脐中，以绢帛缚定，一宿即止；或加枯矾末尤妙"。我常用此方治疗各种汗证，不论盗汗、自汗，亦或手脚心出汗，均有良效。尤其是小儿服药困难，用此法更方便些。

曾治一2岁小男孩，一到睡着盗汗，西医说是缺钙，吃了好多三精补钙口服液也未见效，又吃了好多盒龙牡壮骨冲剂也无济于事。家长苦恼急了，因经常在我处看中医，非要我给想个办法，盛情难却，就开了上方，令其母用唾液拌药末填敷肚脐，外用伤湿膏一贴，一天一换。1周后，家长告之，不盗汗了，很是高兴。

同样此方，还曾治一16岁妙龄少女，双手汗出。其严重程度，竟然当着我的面双手下垂，叫我看手中汗水绵绵下滴，看得我惊讶不止，这么严重的手汗，真乃少见。查其他见症均无异常。患者告诉我，看了很多地方，也吃了很多中药也没治好，听朋友介绍，特意来就诊。我即处内服方桂枝汤，调和营卫；外用上方药末一日多次搓手，1周后就治愈。事后感叹小方、偏方不可轻视，真乃单方气死名医也。

一味徐长卿疗荨麻疹

古道瘦马按：徐长卿这味药是种不错的药，我临床常用于祛风止痛、风湿口疮，疗效显著，怎奈读书中，发现贵州名医石恩骏先生用其治疗皮肤病之顽证荨麻疹乃一绝，方精药简，使用方便，疗效显著，故录之也。

035

[**主方**]徐长卿 25g，蜂蜜 15g。

[**主治**]急、慢性荨麻疹。

[**用法**]一般急性者用水蜜煎剂，每天分 3 次服。慢性者多用徐长卿粉碎，以蜜为丸，每丸重 9g，每次 1 丸，每天 3 次，温开水服。

荨麻疹在中医有"风疹""赤面游风""风丹"等病名，乃过敏性疾病，其准确之过敏原难寻。其症乃皮肤突现风团，瘙痒莫名，急性者骤起而骤消，慢性者反复发作，颇为顽固。

荨麻疹固然为风邪夹寒热袭之，内蕴肌表而疏泄不利所致，也可因肠胃不和，蕴湿生热，郁于肌肤所发，其瘾疹红多白少，红者固然多与风热有关，白者未必为风寒所客，血虚血瘀及气虚者，常见于慢性荨麻疹。

临床上一般用防风通圣散治荨麻疹即有效，后发现以此方加入徐长卿则疗效可增一成，又以单味徐长卿水煎服疗效亦好，再加蜂蜜水煎服，则疗效大增，徐长卿以蜂蜜为丸，对于慢性荨麻疹疗效尤佳。

考徐长卿辛温，具祛风解毒、止痛活血之力，其他书有将其列入麻醉止痛药中，因其可止各类疼痛；或将其列入妇科用药，因其可以通经；或将其列入化瘀药，因其可以活血。而 20 世纪 70 年代贵阳医学院所编《中草药资料》将其列入皮肤科用药之首，似从实践中研究得来，有其独到之见解。

徐长卿祛风解毒之力略胜其活血止痛之力，故一般皮肤瘙痒、接触性皮炎、带状疱疹等皮肤病皆可用之，尤以荨麻疹疗效最好，多因其祛风解毒之力也。荨麻疹虽病在肌表，然或本有瘀滞，或反复发作，每致脏腑失其常度，久则气血运行不畅，脉络瘀阻，亦可借徐长卿活血行气之力而取效，所谓血行风自灭也。徐长卿治过敏性哮喘亦有效，故可能具抗过敏之直接作用，固虽其性辛温，均可用于临床寒热不同辨证之患。

临床若见热象偏重、心烦口渴、便秘溲赤、舌红脉弦滑数者，此方无论何种剂型，应加适量熟大黄为宜。

蜂蜜和营卫，润肠肺，通三焦，调脾胃，并有清热解毒之功用，而荨麻疹必有营卫不和、脏腑滞涩、三焦不利、脾胃邪壅之病理，风热邪毒自然稽留于肌腠为病也。

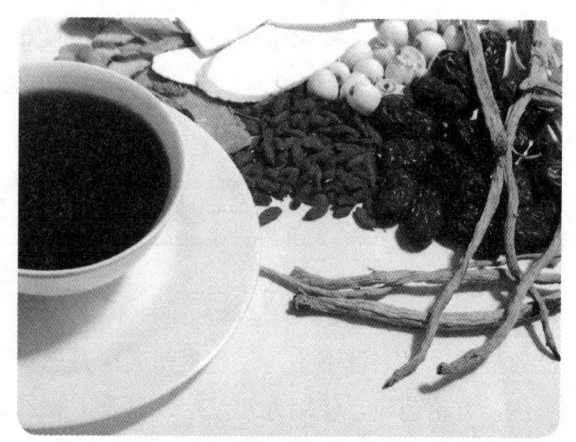

第一讲　秘法薪传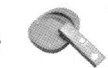

蜂蜜或入煎剂，或为蜜丸，皆为治疗之药，非仅调味赋型之剂也。

小配方解决肠胃炎

生活中经常遇到有的病人，因饮食不洁或胃凉受寒而上吐下泻，胃脘疼痛。对此的处理一般情况是，病人自己到药店买些胃复安和诺氟沙星胶囊一吃了事，有的有效，有的无效，不行的上医院挂几天吊针。其实此种病，治疗起来很容易，只要不是严重脱水，一开始就用藿香滴丸加山莨菪碱（654-2），很快就解决问题，即省钱，又少遭罪。其具体方法是，发现呕吐、腹泻症状就用藿香滴丸10粒，外加2片山莨菪碱，芳香化湿，解痉止痛。前几天，我连续碰到几例这样的病人，均是这个办法一天搞定。其中，一位中年妇女，因外出就餐，可能食用不洁食品，上吐下泻，腹中疼痛，急忙到社区医院挂了3天吊针，仍未止呕停泻，电询于我，告之上法，当天就起效，泻止呕停，后以附子理中丸善后。类似此类病，大可不用中药汤方和西医输液，小方能解决问题者尽量从简、从快、高效处理，一切以解除病人痛苦为是。古人云：勿以恶小而为之，勿以善小而不为。善哉。

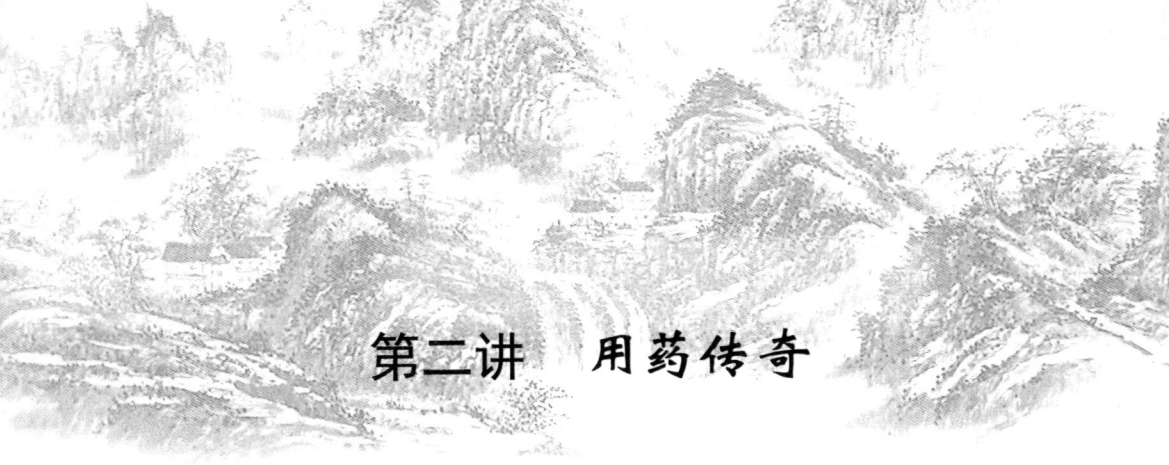

第二讲　用药传奇

> 古人云：中医不传之秘在于量。本讲所述，就是医中真秘，即我临证多年研究探索出的部分用药经验，全为亲身体验和临证之效，其中之药量不为一般书所记载，也不为一般人所掌握，学者如能习之，将有益于医术的丰富。

擅治重症金银花

金银花又名银花、双花、二花、二宝花，为忍冬科属植物忍冬的花蕾，生于丘陵、山谷，林边也有栽培的。全国大部分地区都能生长。产在河南的叫"南银花"，产在山东的叫"东银花"。主要功效为清热解毒，消痈疗疮。

我们常用的著名方剂银翘解毒散中的主药之一就是金银花，一般常用的辛凉解表药也离不了它。想必这一点大家都很熟悉了，而且也会用，但在重症大病中敢不敢启用它为主药，大刀阔斧，独担先锋，我想这样的人不多，因为这方面的医案实在不多。实际上，我想说的是大家不要小看这味药，不要仅在感冒发烧时使用，要敢于在一些火毒热证中使用，如常见的疮疡痈肿等，见证只要是红肿热痛，火毒壅结，就大量重剂使用，无有不效，速收一剂知、二剂已之功。现举我近期治疗一案示之。

验案举例　李某，女，26岁，一周前，鼻梁旁被不知名小虫叮咬，用手指挠破，没有注意。第2天迅速感染，右半个脸肿大变形，甚是骇人，高热40℃，显然是细菌感染，因在面部，由于特殊的生理结构，有导致败血症之势。其母速带其到两家大医院就诊，遗憾的是年轻大夫竟不识为何证，只知用抗生素消炎，注射大量激素退热，给予左氧氟沙星。结果一天后热退，右半个脸继续肿大，无奈又转

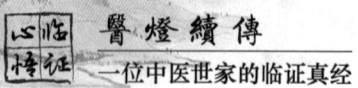

诊医学院一老教授，断为蜂窝织炎，又用大量抗生素，结果面肿稍退，但是变症蜂起。腰痛，尿血，蛋白（＋＋＋），小便赤涩，显然是药物伤了肾，吓得母女一家人急忙出院找到我。因其母常年在我处看中医，故笃信中医不移，要求我予以治疗。面诊右半个脸肿大，左右明显不对称。舌淡苔白干，脉细数，纳呆，小便涩痛量少，大便不多。体温38.5℃，余无其他明显突出之症。此乃少阳火郁，热毒蕴发，似中医大头瘟证。

[处方] 小柴胡汤加五味消毒饮加当归补血汤：柴胡30g，黄芩30g，金银花120g，野菊花30g，连翘30g，蒲公英60g，紫花地丁30g，当归10g，生黄芪30g。3剂，嘱3日后复诊。

结果1剂热退，3剂后肿消，脸平如初，还一女子骄容。仅留皮下硬微痛。

[续方] 生黄芪30g，当归10g，金银花60g，野菊花30g，连翘30g，蒲公英60g，紫花地丁30g，玄参30g，浙贝母30g，生牡蛎30g。5剂，痊愈。

此案之所以快速控制病势，关键在于及时大量重用金银花，起手就是120g，迅速扑灭"火势"，量小不行，杯水车薪。这是我多年的经验。我治乳痈、肠痈等痈疮症都是"心狠手辣"，重剂频出，屡屡收效。此时不可犹豫，慢条斯理，则贻误战机。

重用金银花治大症古今已有之，清时著《洞天奥旨》的陈士铎，当世的山西名医白清佐均是擅用大剂金银花的高手，诸位有兴趣不妨翻阅上述贤德之士的遗作习之，定会有所收益。

另：再多说一句，在大量用金银花治重症时，要尽量发挥此药的特性，清热解毒，疏散风热。病位偏上、偏表、偏散是用药的首选依据，偏下则用大黄之类。用量要保持100g以上，不要低于此量，此乃我的经验。

灵性牛角治轰热

20世纪80年代，我很爱看央视的动物世界，自然界的动物千奇百怪，各显神通，适者生存，弱肉强食，把我看得目瞪口呆，废寝忘食。尤其是非洲的犀牛热情奔放，凶猛无比，给我留下了深刻的印象。特别是头上用于战斗的一对牛角，使我想到了中医的犀角地黄汤。这首《千金要方》的名方治疗热入营血证的神奇作用，自我学中医的时候就知道，古时很多名医医案中都有讲到，热盛神昏时几分犀牛角就可挽

第二讲 用药传奇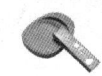

回一条生命,其灵验作用使我羡慕不已。为医者,做梦都想有一支犀牛角,在大症重病中一显身手。无奈于其珍贵,又是濒临灭绝的世界保护动物,至今看病几十年了,我也没有见过,更不要说使用了。

然而犀牛角不让用了,可找同类的替代,水牛的角就成了代用品。

犀牛角清热,凉血,安神,降逆,用几分即可,水牛角行么?用多少合适?实践证明是可以替代的,但几分甚至几十克显然不行,很难达到清热凉血安神的作用,这从运用犀角地黄汤验案不广泛就可以说明。要想起到同等作用只有加大用量,而且不是十克八克,而是50~100g,甚至是200g,这是我的经验。这个量没有什么严重的副作用,仅个别人有腹泻现象。

犀角地黄汤不仅用于温热病中的营血证,而且还可以用于疑难杂病中。今举一病,临床并不少见,即面部双颧发热,女性居多,非痨病更年期之发热。这方面的验案不多,而且从我接触的病人来看,都是四处就医,久治不愈的,说明是个难治的病。对这种病的治疗我也是摸索了很长时间才找到方法和有效药物。这个病不分年龄大小,女性居多,偶见于男性。其治疗的主方就是犀角地黄汤,其主药就是水牛角。下面举一例示之。

验案举例 马某,女,48岁,2006年8月初诊。询病史,有家族性高血压,心烦,头晕,双颧发热,外观有红斑,饮食正常,大便偏干,月经还未完,舌淡苔白厚腻,脉寸关浮滑尺不足。主诉双颧发热已有多年,四处求诊,屡治不愈,有诊断为红斑狼疮者,但检查未见红斑狼疮细胞因子。我初按阴虚火旺、虚阳上浮治疗,先用桂枝龙骨牡蛎汤,不效;继之柴胡加龙骨牡蛎汤,不效;再用二仙汤加龙骨、牡蛎又不效;四用知柏地黄汤还是不效。一时黔驴技穷,束手无策,告之患者停诊1周,容我好好研究再治。病人允之。

此后,回房闭门读书思过,一日偶看到一则犀角地黄汤治皮肤病验案,大量使用水牛角一举扭转病势,迅速治愈,取水牛角清热凉血引火下行,心中为之一亮,何不借此一用,治疗双颧发热症。上案在治疗过程中潜阳滋阴都用过,不效,为何不用清热凉血一法,况该病人又有高血压,水牛角又有引火下行之灵性作用,正有一定针对性。想到此,即打电话通知马某前来治疗,告之已有法了。第二天病人如约而至,我开犀角地黄汤加减。

[处方] 水牛角100g,牡丹皮10g,生地黄30g,赤芍15g,生龙骨30g,生牡蛎30g,女贞子30g,墨旱莲30g,怀牛膝30g,焦杜仲30g。5服,水煎服。

1周后复诊,病人一进门就兴高采烈地告诉我有效,发热已见轻,要求继续治疗。药中病机，我心中亦是欣喜，效不更方，前方加大水牛角至200g，治疗2个月，彻底治愈，意外的是高血压亦治愈，真不可思议，要知道她可是家族性高血压啊。

此案中有一点要说明，方中的水牛角甚为重要，量小量大不一样，在治疗的过程中我有意减少水牛角的量，发热症状就复发，再加大又有效。其量控制在100～200g最好，低于这个量效果不好。自从治好此例病人，我每年就用此法要治三五例此病，有20多岁的，也有30多岁的，50多岁的，屡用屡验。

群贤见智录

雷在彪医生 常用水牛角60～120g配伍他药，治疗过敏性紫癜，效佳。[广西中医，1987（6）：9]

陈楚玺医生 用犀角地黄汤加味治疗蛛网膜下隙出血20例，药用水牛角、生地黄、赤芍、牡丹皮、大黄，方中重用水牛角100g以代犀角。（《神经精神疾病效方430首》）

金润泉教授 吉林名医，常在辨证处方中配用水牛角15～100g，治疗血管性头痛证属肝阳上亢者。（《方药传真》）

按：犀角稀珍难得，临证多用水牛角代之。水牛角苦寒清热，主入血分，且善通脑络，醒脑窍，具泻火解毒、凉血止血之功。唯其气味俱薄，药力较弱，故用量宜大。

黄和医师 水牛角长于清热解毒，凉血止血，有抗炎、解热、降低毛细血管通透性、增加血小板、兴奋垂体-肾上腺皮质功能的作用，故对血小板减少性紫癜、肝炎、过敏性紫癜、类风湿关节炎、系统性红斑狼疮、白塞病等属热毒证者有较好疗效，如能配合其他中药使用，可望提高疗效。用量一般为60～250g。

通阳逐寒倚细辛

说起细辛这味药，我真是爱恨交加。每当我读到名医妙案中用重剂细辛治大病、

第二讲　用药传奇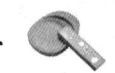

疗顽疾时，总是拍案叫绝，爱得手中发痒，总想跃跃一试。然而又每每受到谚语"细辛不过钱，过钱命相连"之掣肘，不敢重用而恨恨不已。

细辛能不能重用并为我所使？几十年的临证下来了，我可以负责地说，可以重用，而且很好使，并非如前人所言，危险多多。

对于细辛的重剂使用，我经历了一个很长的认识和实践过程。

早年在学习中医时受教科书、细辛谚语的影响和束缚，不敢越雷池一步，细辛从未超过一钱（3克）。后来又读到伤寒大家刘渡舟先生用小青龙汤的医案，其中谈到，一男性患者咳喘用其他药不效，刘老3服小青龙汤就搞定。该患者奉此方为神方，连续服用一冬，结果引起心衰住院，险些丧命。对此，刘老特别告诫细辛不可重用、长用、轻易用。而后一直不敢重用、长用细辛，错过了早早就掌握细辛正确运用的时间，实为遗憾。然而，因为我读书较多也杂，每每看到重用细辛的医案和报道，加之受燕赵名医刘沛然的《细辛与临床》一书的冲击，使我想重新实践重用细辛的热情又在心中燃起。这也和我每年重温一遍《伤寒论》不无关系，每当我读到仲景先圣用细辛的方证条文时，不禁就想，2000多年前，细辛一用3～5两，一两按15g折算远远也超过一钱（3克），为什么都没有事呢？既然前圣后贤都敢大量用，我为什么不能效仿之。本着大胆设想、小心求证的思想，我又开始了重用细辛的实践路程。

在治疗痰饮咳喘小青龙证时，细辛先用10g，无副反应。有了初步的经验以后，细辛的用量我基本上是从10g起步，5g递增，一直用到过60g，也未见什么危险和反应。但临床效果却大不一样。除了痰饮证我用小青龙汤一般用15～30g外，对于其他重症，如心动过缓，一般都是30g起步，一直加到心率正常为止。在治疗脉管炎时，风湿痹证都是30～60g的用，通阳驱寒作用特别显著。

在此要说明一点，我的用法和刘沛然老中医的用法不同，刘氏是后下轻煎，我是先下久煎。因为，现代药理研究发现，细辛含挥发油2.7%～3.0%，其中药用有效成分主要是甲基丁香酚（占60%），有毒成分是黄樟醚（占8%），如果单以细辛研末冲服，用量仅4～5g即出现胸闷、恶心、呕吐等毒副反应，这与《本草纲目》所言"单用末不可过钱，多则气闷塞不通者死"十分吻合。但若用做汤剂，因黄樟醚的挥发性胜于甲基丁香酚，所以经煎煮30分钟后，煎汁中还保存着一定量的有效成分甲基丁香酚，而有毒成分黄樟醚的含量经过久煮挥发已大大下降，不足以引起中毒，故而，在大剂量用细辛时采用先下久煎的方法。实践证明，我用此法一不影响疗效，二不产生毒性。这么多年从未出过事故。

自从我学会用重剂细辛后，每每在治疗一些疑难杂证中屡屡得手，心中甚喜。

细辛重剂我经常用于慢性气管炎咳喘证、过敏性鼻炎、寒性便秘、风湿疼痛、血栓闭塞性脉管炎，还有一些不明原因非热性包块等。其特征为寒凝瘀阻，阳气不通，用量为 10～100g 不等，据证用量。下举一例示之。

◆验案举例◆ 2006 年 3 月，曾治一谭姓女患者，32 岁。经人介绍来我处要求治疗过敏性鼻炎。已近 10 年病史。刻诊见面白胖，怕风，鼻塞，清涕不断，纳少，易感冒，月经偏少。舌胖大质淡，苔白腻厚，脉沉细无力。二便基本正常。辨证为气虚感寒，肺窍不利。

[处方] 玉屏风散、桂枝汤、平胃散合方加减。生黄芪 30g，党参 30g，防风 10g，苍术 10g，桂枝 15g，白芍 15g，厚朴 12g，陈皮 12g，桔梗 6g，细辛 10g，辛夷 10g，石菖蒲 15g，生甘草 10g，生姜 6 片，大枣 3 枚。5 剂，水煎服。

1 周后复诊，述之除吃饭稍好些，不太恶风了，鼻塞流涕，外甥打灯笼——照舅（旧）。病人再次强调主要想看鼻炎。余证脉舌象变化不大。我诊后，稍沉思一刻，认为是证对药轻。仍用上方，将其中的细辛改为 30g 再服 5 剂。三诊，病人告之，这回有效，鼻子时通时不通，鼻涕也少多了，很是高兴，要求继续治疗，效不更方，细辛再次更改为 45g，又服 5 剂，效佳。后以此方，细辛 45g 坚持用药 50 天，10 年痼疾终于蠲除。

按：此案治疗成功，除了用方正确外，关键在于重用了细辛。量小，杯水车薪，无助于蠲除十年陈寒。这一点尤为重要。通过多年运用细辛，除了要掌握我说的逐步递增和先下久煎的方法外，还要注意四点，用细辛等处方时一定要抓住"四个不"，即患者一不口渴，二不舌红，三不苔黄，四不脉数（速）。如有其中之一或二者出现，则表示患者阴血伤而有虚热也。阴伤有热不能用辛温之细辛，切记！切记！

群贤见智录

朱良春教授 当代名医，善配伍细辛治疗咳逆、水肿、痹痛及口疮等，用量为 10～20g。朱良春教授认为细辛具纯阳之性，为药中猛悍之品，以温散燥烈为能事，用之得当，则立现奇效。朱氏言有人曾报道，细辛每剂用量达 60～120g 者，未见毒副作用，可能与地域、气候、体质有关，仍宜慎重为是。（《朱良春用药经验集》）

李述文教授 多年来用自拟驱痹汤治疗坐骨神经痛逾百例，均获良效。

第二讲 用药传奇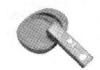

药用细辛、制川乌、制草乌、麻黄、牛膝、木瓜、乳香、没药，随证加减。方中细辛用量为12～15g。注意煎煮时间不能少于1小时，服药期间不能饮酒，以免发生不良反应。经验证明，治疗本病，细辛用量不能少于12g，否则疗效不佳。经多年观察，未发现一例有不良反应或毒副作用者，特别是对用量较大、用药时间较长的病人，亦未发现肝肾功能损害。[中医杂志，1993，34（7）：391]

严冰主任医师 江苏名医，认为细辛温里，芳香走窜，破寒凝，涤痰浊，开肺气。常用于治疗因寒或素体阳虚所致之病证，如咳嗽、痰饮、哮喘、头痛、牙痛、少腹疼痛、痛经等。咳嗽、哮喘、痰色白者必用，效佳。用量为6～20g。对于体无寒象，或吐痰色黄，或痰中带血，或有其他出血征象者不宜用。误用则病情加重，甚则咯血、鼻衄、头昏、血压升高。（《方药心悟》）

顾维超主任医师 江苏名医，惯以细辛治疗风湿顽痹、心绞痛、心动过缓、癫痫、雷诺氏病、复发性口腔炎、鼻炎、头痛、牙痛等，认为咳逆上气、头痛、关节痹痛、四肢麻木等为本品必用之指征。用量为3～20g，散剂用量3g以内为宜。对气虚多汗、阴虚阳亢头痛或无风寒湿邪的痛证、阴虚咳喘等慎用，有高血压及肾功能不全病史者亦当慎用。误用有助阳生火、伤阴、升高血压之虞。（《方药心悟》）

周午平主任医师 治疗慢性支气管炎，对痰多胸闷者，常重用细辛30～40g，配伍炙麻黄、桂枝、半夏、五味子、百部、紫菀、款冬花等，疗效较佳。[吉林中医药，1985（2）：29]

刘亚娴教授 治疗血栓闭塞性脉管炎证属寒凝血闭者，恒于辨证方中重用细辛20～40g，未见不良反应。[中医杂志，1993，34（6）：326]

冯恒善主任医师 习惯以细辛、附子、豨莶草为基本方，随证加减，治疗类风湿关节炎，疗效显著。方中重用细辛30～60g。[河北中医，1984（1）：16]

渠敬文主任医师 用当归四逆汤加减治疗雷诺征，方中重用细辛20～90g，未见不良反应发生。[陕西中医函授，1991（1）：6]

代云波教授 以自拟乌附麻辛桂姜草汤为治疗风寒湿痹之基础方，随证加减，疗效显著。药用川乌、附子、麻黄、细辛、桂枝、干姜、甘草，方中细辛用量为12～90g。（《古今名医临证金鉴·痹证卷》）

045

想睡就用夜交藤

每当我提笔在处方上写下夜交藤这几个字时，就感叹中国的国医前辈先生太聪明和实际了。不但发明了中药，而且还将其主要功能直接体现在药名上，方便后人。在治疗失眠证中，夜交藤是我使用的几大王牌药之一，每每使用，即出佳效，失眠者在用此药后都会迅速改变不能入睡的痛苦状态，步入熟睡梦乡。

夜交藤即何首乌之藤茎或带叶的藤茎。味甘，性平。归心、肝经。可养心安神，祛风通络。在诸多安神药中，夜交藤催眠作用尤佳。盖阳入阴则寐，夜交藤入心、肝二经血分，功擅引阳入阴，养血安神，故用于血虚所致失眠者最为合适。

此药比起酸枣仁一点也不逊色，且价格便宜，易于得到。我在临床上由于酸枣仁的价格昂贵，已逐渐用夜交藤取代来治疗失眠症多年，并深感其作用强大。用得好，常常能取得一剂知、二剂已之效。但是怎样才能用得好，起效快？这里一个诀窍就是大量！少则30g，大则150g。否则难以取得理想的效果。我临床起步都在50g，用在对证方中无不收到速效。现举一例示之。

验案举例 郭某，男，39岁，系一房地产老总。有乙肝家族病史，现本人为小三阳，无肝硬化，经常因肝区不适在我处中药调理。一日告知我，最近睡眠特别不好，入睡困难，半夜2点钟还睡不着，勉强睡着却噩梦纷纭，第二天乏困无力，心情烦躁。要求先解决一下这个苦恼。我说不妨先吃两片安定，答曰：不想吃，肝不好，西药还是免了吧。你给开几服中药吧。刻诊见人高大魁梧，面色红暗，色泽光润，舌红苔黄厚腻，小便黄，大便不干，饮食正常，脉弦滑大，肝区微胀痛。辨证为肝胆湿热，热盛神伤。

[处方] 甘露消毒丹加减：藿香10g，白蔻6g，石菖蒲10g，滑石粉30g，茵陈30g，川木通12g，连翘30g，黄芩30g，射干10g，浙贝母15g，薄荷10g，丹参50g，炒酸枣仁30g，珍珠母50g。3服，水煎服。

3日后复诊，述之曰效果不大，仅小便通利些，肝区不太痛了。再次要求想想办法，尽快解决失眠多梦问题。重审上方，我认为基本对证，只是安神药不效。于是，将上方中炒酸枣仁取掉，换上夜交藤60g，白薇30g，再服3剂。结果病人后告之，当晚10点钟就睡着了，一夜未醒至早晨6点，噩梦已大为减少。效不更方，又服5剂，平安。

按：此案中甘露消毒丹是清热利湿的名方效方，我常用于临床治疗湿热证，不

第二讲 用药传奇

分病种，故不再解释。要特别指出的是前方用炒酸枣仁不效，及时换上拿手的夜交藤就立即起效，白薇止梦。这是看点，望注意。切记，夜交藤要大量。白薇止梦我是从已故医家祝谌予先生那里学的。祝老说："多梦加白薇，这是我一个经验，很多的病人，特别是肝炎病人，老是那个乱梦纷纭的那些病人，白薇是清肝热的，白薇这味药确实对这个净做乱七八糟梦的人非常之好用。"（《名老中医传略·学术·传人丛书——祝谌予》）我临床治失眠证，常用半夏、茯神、酸枣仁、黄精、夜交藤、五味子等药，其中半夏和夜交藤最多，效果也最显著，所以不厌其烦地推荐给大家，希望诸位同道用之。

群贤见智录

朱良春教授 常重用夜交藤30～60g治疗不寐，每每应手。朱教授认为夜交藤入心肝二经血分，功擅引阳入阴，且善于养血，对血虚所致之失眠最为适宜。其他各种原因所致的失眠亦可用之为佐使之药。在诸多安神药中，以夜交藤催眠作用最佳，唯其用量宜大，少则不效。（《朱良春用药经验集》）

浙江省精神病院 重用夜交藤90g治疗精神分裂症95例，效佳。药用何首乌、夜交藤、大枣。每日1剂，水煎，分2次服。[医学研究通讯，1976（4）：30]

黄和医师 夜交藤功擅通补心肝之血而交合阴阳，舒活经络，故常用以治疗头痛、头晕、失眠、烦悸、身痛肢痛、痹证、疲劳综合征、纤维肌痛综合征、皮肤瘙痒等病证，为"安神三药"之一，用量为30～150g。

安神妙药酸枣仁

古道瘦马按：这是重庆名老中医马有度在《感悟中医》中作的一篇文章，写得相当好，经临床验证也确实是这么回事，所以，我也就不再劳神絮叨了，直接转录推荐给大家，希望大家一读。

"酸枣仁，是治疗虚烦惊悸、夜不安眠的良药。历来认为，炒酸枣仁才能治失眠，生酸枣仁只能治多眠，如《本草图经》指出：'睡多，生使；不得睡，炒熟。'究竟是不是这样？以往，我用酸枣仁治失眠，一向遵照惯例用炒制品，或入汤剂，或单用粉剂睡前吞服，均有效果。后来亲自到中药房参加配方工作，才发现中药房屡次所配酸枣仁都是生品，因而悟出生酸枣仁也能安眠。我素来夜寐欠安，于是自用生品酸枣仁粉6g睡前吞服，果然奏效。后来在编著《医方新解》过程中，又见《中华医学杂志》和《药学通报》所载动物实验报告，证明炒酸枣仁和生酸枣仁均有镇静作用，因而对生酸枣仁也安眠，更加深信不疑。

那么，用酸枣仁安眠，究竟生酸枣仁与炒酸枣仁何者为优？古今许多医家的经验都提示熟者为优。例如，李时珍说：'熟用，疗胆虚不得眠。'近人焦树德也说：'我治失眠是用炒枣仁，最好是新炒的。'于是我又自用炒酸枣仁粉6g睡前吞服，安神效果确较生品为优。动物实验也证明，炒酸枣仁的镇静作用优于生酸枣仁。说明古人用炒酸枣仁配入归脾丸、天王补心丸等传统名方，确有道理。

我一向以为城市人容易失眠，1959年下乡除害灭病，才知道农村干部中的失眠患者也为数甚多。边远农村，缺医少药，连我这个未出茅庐的'娃娃医生'竟也有人上门求治，我首先想到的方子，自然是医圣的名方'酸枣仁汤'。但汤剂价格较贵，便将其主药酸枣仁炒香研粉，并嘱患者自采夜交藤、鸡血藤煎汤送服，果然获效。初战小胜，心大喜，便自称为'枣仁双藤方'。以后每遇虚烦不得眠者，或用此方，或酌情配伍，大多获效。

1969年带领学生下乡巡回医疗，发现农村痛证甚多。仓促之间，每用醋炒延胡索粉6g，开水送服，日服2～3次，多有良效。有些病人求效心切，往往倍用顿服，不仅疼痛迅速缓解，而且昏昏入睡，因而悟出延胡索似有安神之效。

为了弄个明白，于是查阅历代本草文献，但均未见延胡索有安神功效的记载；又查古今医案，也无用来治疗失眠的报道。后来，从一份内部资料中得知有人将延胡索的有效成分试用于失眠患者，确有一定效果。此后，每遇烦不得眠者，便在'枣仁双藤方'的基础上，再加延胡索粉，果然收效更捷，而且头昏、头痛的症状也迅速缓解。欣喜之中，又自称为'双粉双藤方'。有的病人，无法煎药，便减去双藤，仅用双粉，同样获得良好安神效果。对于其他类型的失眠，在对症处方之中，加入双粉，疗效更佳。

这些零散的经验提示，酸枣仁和延胡索在安神方面似有协同作用。便约请四川省中药研究所药理研究室进行药理实验。果然，酸枣仁的浓煎液和延胡索的有效成分在镇静催眠方面确有协同作用，随着酸枣仁剂量的增加，其协同增效尤其明显。

实践和科学分析，酸枣仁安神不虚传。"

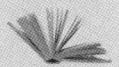 群贤见智录

刘惠民教授 著名中医学家，在治疗失眠时，常伍用酸枣仁30～75g以上。（《中国现代名中医医案精华》）

韩金华 大剂量酸枣仁治疗眩晕。梁某，男，54岁，1997年3月26日初诊。患者自述患本病已3年余，不定时发作，发作前无明显诱因。经某医院神经科检查无异常发现，耳鼻喉科检查鼓膜正常，确认为梅尼埃综合征。今早起床时突然眩晕、感觉天旋地转，人欲跌倒，头晕脑涨，眼不能转视，耳鸣，恶心呕吐。检查见患者面色苍白，两眼有水平样震颤，听力正常，心率80次/分，血压160/95mmHg，舌质淡，苔白稍腻，脉滑兼弦。证属肝阳上亢化风，痰湿壅遏清窍。治宜平肝利湿，安神定志。

处方：酸枣仁90g，泽泻30g，焦白术15g，茯苓9g，女贞子9g，川芎9g，五味子9g，怀牛膝9g，代赭石20g。每日1剂，水煎服。

服药3剂，眩晕、呕吐止，耳鸣、眼球震颤消失，诸症好转，再予原方3剂，诸症消失告愈。[大剂酸枣仁加味治疗梅尼埃病55例.光明中医，2001，16（2）：49]

黄和医师 惯用重剂酸枣仁治疗心悸、不寐、胃脘痛、多汗等证，一般用量为30～60g，多则100～250g。治疗失眠时，常据证以酸枣仁配伍合欢皮（花）、夜交藤，名之为"安神三药"。酸枣仁滋养阴血而安神，合欢皮（花）解郁清热而安神，夜交藤交合阴阳而安神。三药相伍，对失眠疗效颇佳。黄医师认为，酸枣仁甘酸性平，养肝心之血，安宁心神，镇静催眠效佳，为治疗睡眠障碍之佳品。用量小则效微，非重剂使用难得立竿见影之效，无论虚证实证，均可配伍运用。临证应用以新炒制者效佳，久存之品效弱。（《中药重剂证治录》）

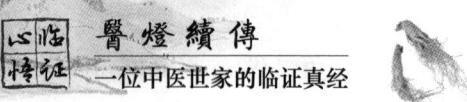

解毒莫忘生甘草

熟悉《伤寒论》和《金匮要略》的人都知道，仲景方中八九不离甘草一药，以致后人邯郸学步，也在方中不离甘草，但大多数都是照猫画虎，象征性地用上几克，还美其名曰"国老"，其实这种做法，离仲景用甘草的作用相去甚远。甘草在临床上不是一味可有可无的药，也不是胡椒面，什么方子里都可以撒。《神农本草经》中论甘草："味甘平。主五脏六腑寒热邪气，坚筋骨，长肌肉，倍力，金创肿，解毒。久服轻身延年。"《药品化义》载："甘草，生用凉而泻火，主散表邪，消痈肿，利咽痛，解百药毒，除胃积热，去尿管痛，此甘凉除热之力也。炙用温而补中，主脾虚滑泻，胃虚口渴，寒热咳嗽，气短困倦，劳役虚损，此甘温助脾之功。"

上述古文献的论述说明甘草是有大用处的。至少能补中益气、调和诸药、清热解毒、养血止血等。其他方面我不谈了，专谈一下清热解毒。在这方面，它是一味难得的好药，有时胜过大家熟悉的金银花、连翘之类，这不是夸大之词。《金匮要略》中的甘草泻心汤，重用甘草四两（折合今60g），治狐惑病（即白塞综合征）；桔梗汤中二两甘草（折合今30g）治肺痈；一味甘草二两（折合今30g）治咽痛（即今咽炎）等，仲景方中比比皆是。当今名医在这方面更是青出于蓝胜于蓝。

已故盐山名医张锡纯认为，古方治肺痈初起，单用粉甘草四两，煮汤饮之者，恒有效验。对此，张氏又有发挥，他的经验是：对于肺结核之初期，咳嗽吐痰，微带腥臭者，恒用生甘草为细末每服钱半，用金银花三钱煎汤送下，日服3次，屡屡获效。

蒲辅周先生用"甘草油"可谓一绝。其法是用大甘草，刮去皮切细晒干，勿用火焙，研成细粉末，取纯洁芝麻油（或纯洁菜油亦可，花生油及其他杂油俱不可用），用瓷缸或玻璃缸，将香油盛入缸内，再纳入甘草粉，浸泡3昼夜，即可使用。此方治一切火毒疮疖，以及溃久不愈之溃疡俱效。如遇初起之疔疮，阴部溃疡，厚涂于上，干时再涂，能泻火消肿止痛。蒲老说："我曾用数十年，颇有效。小儿暑天热疖疮，其效显著。经过数十年，用之满意，疗效好，价廉。"

借助甘草"清热解毒"作用，治疗疮疖痈毒和脓肿，阎孝诚先生也颇有心得。阎氏曾于1965年夏，在山西巡回医疗，治疗不少疖肿和痈毒患儿，初用一般清热毒的黄柏、蒲公英、紫花地丁之类，虽获效于一时，但多反复。后改用生甘草30g，马齿苋30g，忍冬藤30g，生大黄30g。共研细末，每次服10g，每日服3次。

第二讲 用药传奇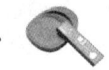

重者水煎服，按上药剂量，每日1剂，一般5～7日获愈，很少复发。从此以后，阎氏应用上方治各种皮肤感染病，每每获效。对荨麻疹、湿疹、紫癜等过敏性疾病，重用甘草治之，效果也很好，一般3－5岁儿童用量可达30g。

在先圣后贤们的启发和实践引导下，我在临床中也大胆重用甘草治疗诸多感染性疾病，类似于中医的火盛热毒。如痤疮、疔疮、口腔溃疡、泌尿系感染、咽喉肿痛、老年性阴道炎等，收效颇著。现举一例示之。

验案举例 刘某，女，21岁，经熟人介绍，专程从外地来西安找我看痤疮，刻诊见人白胖，满脸长出红色小疖子，小黑头，里有脓栓，已三四年了，甚是苦恼。观舌尖边红，苔薄，脉寸关浮滑，月经基本正常，饮食二便亦无异常。辨证肺胃火盛，热毒蕴结。

[处方]甘草泻心汤合五味消毒饮加减：生甘草50g，黄芩30g，黄连10g，蒲公英30g，连翘30g，野菊花30g，紫花地丁30g，白花蛇舌草30g，干姜10g，丹参30g，山楂15g，白芷10g，天花粉25g。7服，水煎服。每日3次。忌辛辣冰冷。

1周后复诊，痘疹减少一半，未有新发。效不更方，上方加桔梗10g，皂刺10g，再7服。三诊痘疹已退，留有色素斑印记，上方去白芷，减五味消毒饮量，加大丹参至50g，又10服彻底治愈，未再复发。

按：我在治疗痤疮一病时，无不重用生甘草，轻则30g，重则50g，清热解毒，收效迅速。此乃吾之经验也。甘草一物不仅能解百草毒，更能解人身之毒，诸位切不可小视，仅视为一调和药，无足轻重。有时用好甘草胜似金丹。

群贤见智录

贺方礼医生 治疗急性乳腺炎常以重剂甘草、赤芍为主药，疗效显著，其中甘草用量为50g。[湖南中医杂志，1990，6（5）：17]

孟秀英医生 重用玄参、天冬、麦冬、金银花、桔梗、甘草。每日1剂，水煎分服。治疗肺痈效良，方中甘草用量为60g。（《河北省中医中药展览会医药集锦》）

按：甘草具有抗菌、抗病毒、抗炎、解毒之作用，凡急、慢性炎症，均可配伍应用，且剂量宜大。

吴瑭先生 以甘草汤或桔梗汤治疗温病少阴咽痛，方中重用甘草

60g。(《温病条辨》)

张景岳先生 用人参建中汤(炙甘草、桂枝、生姜、大枣、芍药、人参、饴糖)治疗虚劳自汗，方中重用炙甘草3两。(《景岳全书·古方八阵》)

孙建华医生 用活络效灵丹合四妙勇安汤治疗血栓闭塞性脉管炎，药用丹参、当归、金银花、乳香、没药、川牛膝、甘草，方中甘草用量为30～60g。[山东中医杂志，10(5)：24]

万友生教授 江西名医，擅用四逆散加味煎服治疗胸胁痛，方中甘草常重用至60g。(《中国现代名中医医案精华》)

高仲山教授 是黑龙江名医，擅用复脉饮(炙甘草、红参、柏子仁、桂枝、麦冬、生地黄、阿胶、大枣)加减治疗心血不足、心阳不振之心悸证，方中重用炙甘草60g。(《中国现代名中医医案精华》)

周霭祥教授 治疗过敏性紫癜时，在辨证方中常加用大剂量甘草，从20g开始，最多可用至100g。[中医杂志，1985，26(9)：9]

按：过敏性紫癜多因于风热瘀毒虚，本案大剂量甘草之作用是：①清热解毒；②抗炎、抗变态反应、调节免疫，甘草具有类肾上腺皮质激素样作用，大剂量应用时作用明显；③患此病者多有脾虚气弱，甘草为补中益气之效药。

代云波教授 四川名医，由张仲景《金匮要略》之乌头汤、乌头桂枝汤、麻黄附子细辛汤三方化裁，选取川乌、附子、麻黄、细辛、桂枝、干姜、甘草7味药组合，命名为乌附麻辛桂姜草汤，以此为治疗风寒湿痹之基础方，随证加减，疗效显著。方中重用甘草30～60g。(《方药传真》)

按：方中重用甘草，盖取其功者五：①解乌、附、辛之毒；②通血脉，利血气，以助开痹之功；③缓和诸烈药之性；④解拘缓急止痛；⑤现代药理研究显示，甘草具有类糖皮质激素样作用，大剂量应用具抗炎止痛之效。

沈源先生 清代医家，在其《奇症汇》中载一病案：一人发生水珠，如汗滴不止，用甘草1斤煎汤三四碗，作三四服，其水即止。

唐步祺先生 擅用经方治疗肺痿。对于寒湿肺痿，常用麻黄汤、麻黄附子细辛汤、四逆汤、甘草干姜汤化裁治疗。方中甘草可用至60g。(《古今名医临证金鉴·咳喘肺胀卷》)

王文彦教授 辽宁名医，擅用甘草治疗外感热病、脾胃虚弱证、肝胆

第二讲　用药传奇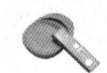

疾病、胃肠肌或横纹肌痉挛、中毒等病证，用量为5～80g。尤其是甘草，乃解毒圣药，用于解毒时须大剂量使用。(《方药传真》)

晏友君医生　治疗胆道感染方：醋炒白芍、炙甘草、藕节、白矾，随证加减，水煎服。方中炙甘草用量为60～120g。(《常用中药特殊配伍精要》)

黄和医师　治疗咽炎、扁桃体炎证属郁热、痰火者，以及急、慢性乳腺炎等，每于辨证方中重用甘草、桔梗各30～100g，取效迅捷。(《中药重剂证治录》)

温胃止呕有生姜

谈起生姜可以说是无人不晓，路人皆知，但是作为一种中药，重用生姜治病可能知道和会用的人不多。其实生姜是一味有很大作用的好药，用得对，在临床上经常能起到治大病、医大疴的作用，所以有必要为其浓墨重彩地说一说。

生姜古称百辣云、因地辛，又有炎凉小子之称，关于生姜之出典，按照《王安石字说》云："姜能疆御百邪，故谓之姜。"公元3世纪，我国的生姜传入日本，被称作"吴国山椒"。生姜可谓是极为常用的调味品，正如明•李时珍所说："生啖，熟食，醋、酱、糟、盐、蜜煎调和，无不宜之，可蔬可和，可果可药，其利博矣。"

诸如"一杯茶，一片姜，驱寒健胃是良方""早上三片姜，胜过饮参汤""每天三片姜，不劳医生开处方"等，民间有关生姜的俗语和传说更是举不胜举，无非说明常吃生姜具有温中暖胃、祛病养生的作用。但是生姜的更大作用还在于治病。如果是学中医的，而且熟悉《伤寒论》《金匮要略》的话，就会知道仲景在治腹胀、呕吐、厥寒时无不把生姜作为重药来用。

《伤寒论》66条原文：发汗后，腹胀满者，厚朴生姜半夏甘草人参汤主之。(仲景治腹胀重用生姜半斤)

《金匮要略》原文：病人胸中似喘不喘，似呕不呕，似哕不哕，彻心中愦愦然无奈者，生姜半夏汤主之。

生姜半夏汤方：半夏半升，生姜汁一升。

上二味，以水三升，煮半夏，取二升，内生姜汁，煮取一升半，小冷，分四服，日三夜一服，止，停后服。

原文：干呕，哕，若手足厥者，橘皮汤主之。

橘皮汤方：橘皮四两，生姜半斤。

上二味，以水七升，煮取三升，温服一升，下咽即愈。

原文：哕逆者，橘皮竹茹汤主之。

橘皮竹茹汤方：橘皮二升，竹茹二升，大枣三十枚，生姜半斤，甘草五两，人参一两。

上六味，以水一斗，煮取三升，温服一升，日三服。

（仲景治呕，一升姜汁需要多少生姜啊，后面治呕，动则半斤，今人有么？）

原文：寒疝，腹中痛及胁痛里急者，当归生姜羊肉汤主之。

当归生姜羊肉汤方：当归三两，生姜五两，羊肉一斤。

《伤寒论》351条：原文：手足厥寒，脉细欲绝者，当归四逆汤主之。

《伤寒论》353条：原文：若其人内有久寒者，宜当归四逆加吴茱萸生姜汤。

当归四逆加吴茱萸生姜汤方：当归三两，芍药三两，甘草二两（炙），通草二两，桂枝三两（去皮），细辛三两，生姜半斤（切），吴茱萸二升，大枣二十五枚（擘）。

上九味，以水六升，清酒六升和，煮取五升，去滓，温分五服。一方，酒、水各四升。

仲景治虚寒厥逆，其中生姜半斤，在其他证条中也屡屡见之。

从以上论述中，我们可以看到，医圣仲景把生姜的作用简直发挥到了淋漓尽致、无所不用其极的地步。反观今人鲜有用也，致使一良药屈尊于调味之中，惜哉！惜哉！

承蒙先圣教诲，我在临床上经常效仿仲景而重用生姜，治顽证呕吐、四肢寒逆屡收佳效，现举一例示之。

验案举例 2008年10月，曾遇一老年病人打嗝不停，缘于前两天感冒打了几天吊针，外感一证好了，但留下一打嗝不止的毛病，已有1周，吃了很多药，也扎了针，还用了很多偏方奇法还是止不住，特来求诊，用中药治治。

我一看是这病，仅一打嗝，小毛病好治，大意夸下海口，3服药解决。随后，辨证起用套方旋覆代赭汤和丁香柿蒂汤予之。想当然3天后保险治愈。谁知3天后老者又找来了，说3服药吃完了，稍有效，但还是不行。听老人说毕，我心中感到一阵惭愧，对老人的病大意了，认为是小毛病，没有认真辨证用药。

经过认真详细的再辨证，我认为该患者不仅虚，而且还兼有寒饮，舌淡，苔薄白，脉虚弦，抗生素用多伤了胃阳，导致寒饮上饮，胃气不降。应在前方中加重辛

第二讲　用药传奇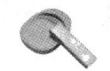

温降逆重药，于是续守前方，要求病人回家自购生姜半斤，分2剂加入，再增刀豆15g，老人一听这么多生姜，问是不是说错了，从未听说1剂药用这么多生姜的。我说没错，比起仲景医圣还差得远。老人半信半疑持药而去。2天后告之，1服药下去就好了一半，吃完2服药就不打嗝，问还吃不吃第3服药了，我说不用了。

按：仲景先圣不欺我也。药只要对证量足，无不效如桴鼓。多年的临床使我对重用生姜格外重视，每遇寒逆、呕吐、腹胀诸证，治疗力不从心时，总是想到生姜这个再寻常不过的调味品，屡出重量，屡屡收效，故撰文宣传一番，切莫小看生姜，高看它一眼吧。

群贤见智录

唐步祺先生　四川名医，擅用经方治疗肺痿。对于寒湿肺痿，常用麻黄汤、麻黄附子细辛汤、四逆汤、甘草干姜汤化裁治疗。方中生姜剂量可用至60g。（《古今名医临证金鉴·咳喘肺胀卷》）

李裕怀医生　用定眩汤加减治疗梅尼埃综合征50例，药用白术、茯苓、半夏、陈皮、枳实、炙甘草、天麻、竹茹、生姜、龙骨、牡蛎等，方中生姜用量为30～100g，总有效率96%。（《神经精神疾病效方430首》）

代云波教授　以自拟乌附麻辛桂姜草汤（川乌、附子、麻黄、细辛、桂枝、干姜、甘草）为治疗风寒湿痹之基础方，随证加减，疗效显著。方中生姜（或干姜）用量为30～90g。（《古今名医临证金鉴·痹证卷》）

平定情绪枣建功

在一般人的印象中，大枣除了香甜可口、美好祝福外，可能认为没有什么特别的地方。其实不然，大枣在中药里是一味难得的好药。从医这么多年，我不知用大枣治好了多少疑难杂证，为多少人解除了痛苦，现在觉得应该好好表表它的功劳。

《神农本草经》讲大枣：味甘，平。主心腹邪气，安中养脾，助十二经。平胃气，通九窍，补少气、少津液，身中不足，大惊，四肢重，和百药。

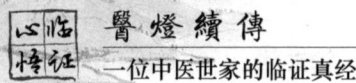

《本草经疏》讲大枣：补脾和胃，益气生津，调营卫，解药毒。治胃虚食少，脾弱便溏，气血津液不足，营卫不和，心悸怔忡。妇人脏躁。

现代科学研究大枣有如下作用。

①增强人体免疫力：大枣含有大量的糖类物质，主要为葡萄糖，也含有果糖、蔗糖，以及由葡萄糖和果糖组成的低聚糖、阿拉伯聚糖及半乳醛聚糖等；并含有大量的维生素C、核黄素、硫胺素、胡萝卜素、尼克酸等多种维生素，具有较强的补养作用，能提高人体免疫功能，增强抗病能力。

②增强肌力，增加体重：实验小鼠每日灌服大枣煎剂，共3周，体重的增加较对照组明显升高，并且在游泳试验中，其游泳时间较对照组明显延长，这表明大枣有增强肌力和增加体重的作用。

③保护肝脏：有实验证实，对氯仿肝损伤的家兔，每日喂大枣煎剂，共1周，结果血清总蛋白与白蛋白较对照组明显增加，表明大枣有保肝作用。

④抗过敏：大枣乙醇提取物对特异反应性疾病能抑制抗体的产生，对小鼠反应性抗体也有抑制作用，提示大枣具有抗变态反应作用。

⑤镇静安神：大枣中所含成分有镇静、催眠和降压作用，还有中枢抑制作用，即降低自发运动及刺激反射作用、强直木僵作用，故大枣具有安神、镇静之功。

⑥抗癌，抗突变：大枣含多种化合物，其中据发现桦木酸、山楂酸均有抗癌活性，对肉瘤S-180有抑制作用。枣中所含的营养素能够增强人体免疫功能，对于防癌抗癌和维持人体脏腑功能都有一定效果。

以上论述充分说明大枣功能多多，在运用大枣治病方面，医圣张仲景实在是位高手，在《伤寒杂病论》中比比皆是，简直达到了出神入化的地步。诸如十枣汤、桂枝汤、炙甘草汤、当归四逆汤、甘麦大枣汤等，无不显示出大枣的非凡作用。这里我仅从中医的角度谈一谈它的养血安神、平定情绪的作用。

我特别喜欢和擅用甘麦大枣汤治疗一些精神抑郁、情绪不稳的病证。中医在治疗这方面的病证是拿手好戏，药到病除。其中主药就是大枣。现举一例示之。

验案举例 2008年5月，曾治一郭姓女患者，58岁，西安南郊人。开始找我看胃病，说爱生气，胃胀痛。我用柴胡疏肝散合平胃散治愈。后其丈夫提出能

第二讲　用药传奇

否治一下爱哭的毛病，述之其妻每当与姐妹打电话时，总是控制不住情绪要哭泣，已有十余年了，也看了不少医院，除了给些镇静安神的药外，效果不大，一直治不好。看她的胃病治这么快，想必也能治这个病。我听了笑笑说问题不大。为什么敢这样夸口，实缘于我常读仲景之书，《金匮要略》中讲：妇人脏躁，喜悲伤欲哭，象如神灵所作，数欠伸，甘麦大枣汤主之。

就是说妇女患脏躁证，容易悲伤欲哭，动作言语都不能自主（精神失常），连续打哈欠、伸懒腰，要用甘麦大枣汤治之。

[**处方**] 甘麦大枣汤方：甘草三两，小麦一升，大枣十枚。

上三味，以水六升，煮取三升，温分三服，亦补脾气。

仲景早已有治法，我也早知道，并在临床中屡用此方治这种妇女欲哭之证，效如桴鼓。可以说是胸有成竹，十拿九稳。于是开出上方加酸枣仁 30g。并告之，其中大枣要 15 枚，一个不能少。病人持方后，一看就这几味药，满脸疑惑地问："能行么，就这一把麦子十几个枣就能治病？"我说："你吃一星期看看再说，不行我再给你调方子。"病人持药而去。一周后复诊，说："好多了，现在犯的不勤了，你这偏方还真管用。"又续方 15 剂痊愈。

按：我在临床上用此方治此证，甚多，有产后血虚、欲哭不止，有精神受挫、欲哭不止，有更年期欲哭不止等，一句话，只要是情绪不稳、悲伤欲哭就可以用此方，并要特别交代，大枣 15 个以上，一个不能少。诸君切莫轻视大枣一物。大枣临床上通肠治便秘也甚好，我常用桂枝汤加重大枣治之，此是后话。

甘麦大枣治愈脏躁二例

脏躁一症，首见于《金匮要略》，皆由忧思日久、神明不宁而成。仲景之甘麦大枣汤，实为治疗脏躁千古不易之良方。我于 1998 年经朋友介绍出诊一女病人，60 多岁，终日哭啼，精神失常，语多而无伦次，见人辄讲述其事，终日喋喋不休，夜眠则惊惕常作，此外别无他症。已服精神专科镇静药，全不见效。我诊其脉细软，视其舌质淡，苔则薄白。这不就是仲景《金匮要略》的脏躁证吗，用甘麦大枣汤加味一定见效。处淮小麦 30g，炙甘草 9g，大枣 30g，石菖蒲 6g，炙远志 6g，珍珠母 30g，龙齿

057

12g，丹参 9g，酸枣仁 15g，麦冬 15g，茯苓 15g。先试 3 帖。效果甚佳！照方加减治疗 1 个月左右，病人好了，家人感谢欢喜！我也高兴。没想到多读古书于临床有如此，心也安慰矣！

另一位西医朋友，他弟妇年三十许，产育几天后忽病哭笑无常，时而悲泣，伤感不已；时而嘻笑怒骂，亲疏不避；连亲生儿也不理不睬。朋友多方治疗无效，曾往人民医院就诊，已治数月不应，打算要往广州大医院求治。刚巧我去他家。朋友把情况说给我听。我说该症显然是《金匮要略》之脏躁，仲景曰："妇人脏躁，喜悲伤欲哭，象如神灵所作，数欠伸。"正与此例病情相符。朋友大悟，说其弟妇因吃药太多，已经不敢吃苦的中药了。一闻是中药就扔掉。我说，我们先用大麦和大红枣加白糖煎汤，不苦。骗说是五果汤给她吃。果然，她慢慢接受了。清醒后即以甘麦大枣汤加入养血柔肝、宁心安神之品：淮小麦 30g，甘草 4.5g，大枣 7 枚，当归 9g，百合 15g，党参 9g，炒酸枣仁 9g，生地黄 10g，茯神 9g，合欢皮 15g。服至 10 多贴，诸症悉蠲。

肺癌专药五朵云

说起治疗癌症的中草药，懂医的人可能会如数家珍地说起来，半枝莲、半边莲、守宫、蟾蜍、白花蛇舌草等，其实还有一种中药——五朵云专治肺癌，效果也很好。

五朵云学名又叫泽漆，这本是我们不应该生疏却生疏了的一味好药。

在《金匮要略·肺痿肺痈咳嗽上气病脉证治第七》中的泽漆汤是治疗水积肺痿的主方，据有关人员的考证，此证类似现代的肺癌，为难治也。由于张仲景"脉沉者，泽漆汤主之"这一条论述得太简略，所以这个方剂没有受到应有的重视。就连泽漆这味药也不为中医所熟知。还以为泽漆是一味难于寻找的药，其实不然。

泽漆，俗称五朵云，猫眼草，为大戟科植物泽漆的全草，生于山沟、路旁、荒野及湿地。我国除西藏外，各地均有分布。味辛、苦，性微寒。有行水消肿、化痰止咳、解毒杀虫之功。

《神农本草经》谓："主皮肤热，大腹水气，四肢面目浮肿，丈夫阴气不足。"

第二讲 用药传奇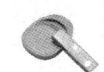

《名医别录》谓："利大小肠，明目轻身。"

《医林纂要》谓："泻肺降气，行水去热。"说明泽漆是一味泻肺降气行水而略具补性的药。

至少也如《本草汇言》所谓："主治功力与大戟同，较之大戟，泽漆稍和缓而不甚伤元气也。"

现代药理研究证实，泽漆不仅有镇咳祛痰作用，而且有抗癌作用。临床上常有用泽漆治疗淋巴肉瘤和宫颈癌的经验报道。对于正虚邪实的恶性肿瘤胸水来说，以泻肺降气、行水去热而见长的泽漆作为主药且高出桂枝正常用量的16倍，实在是千古妙用。虽然书称有毒，实际上"毒性较小，小鼠灌胃125g/kg亦未致死"。（《现代中药学大辞典》）

我在临床上治疗肺癌咳嗽、恶性胸腹水时每每用之，既能强力利水，又能抗癌止咳而不伤正。剂量以30～60g为宜，长期服用未见不良反应，效果颇佳。可以说是一味易得效宏的治疗肺癌之专药。下面举一例示之。

验案举例 2006年4月，我在西郊某药店坐诊，一日来了一对中年夫妇，男的肥胖滚圆，女的身高瘦削皮包骨。两口子见了我愁眉苦脸，拿出一大包病历和CT片叫我看。医院诊断肺癌，胸积水。听说我中医看得好，就找我来了。我一看是个棘手的病，就委婉地说治不了，没把握。患者说："我相信你，我们也没办法了，你就死马当作活马医。"看到病人的信任和执着，我只好应诊。病人姓吴，女，38岁，家住响塘村，已育两子。身高1.7m左右，面蜡黄，舌质淡，苔白腻，两边有齿痕，脉沉细无力。胸片反映积水严重，右肺中心型肺癌伴纵隔淋巴结肿大，现症见咳嗽、胸痛、憋闷、浑身无力，血红蛋白低，好在饮食二便还正常，辨为悬饮证。处方为香附旋覆花合五苓散，重用五朵云，即泽漆。

[处方] 生香附、旋覆花、紫苏子、桂枝、白晒参、广陈皮、茯苓各15g，猪苓30g，泽泻30g，生半夏30g，生薏苡仁60g，泽漆100g。15剂，水煎服。

二诊，胸闷咳嗽好转，人稍有劲。效不更方，2个月后，胸积水消尽。以后用十全大补汤常服，又令其父从陕南老家采来五朵云两大麻袋，每日100g煎水当茶喝，一年后肺癌痊愈，人胖实浑圆，高兴得不得了。后追访身体一直健康，未见复发，但为保险起见，五朵云当茶饮一直未间断。

按：此为重用五朵云治肺癌成功案例，但并不是所有肺癌都能治愈，我以后又用过多例，可以说都有效。大多数患者有效地延长了生命周期，还有2例基本稳定，仍在观察中。应该说，通过临床实践验证，五朵云治肺癌是一味有前途、有显著效

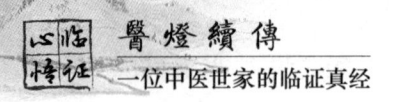

果的好药，诸位同道不妨留心试用。

附：泽漆汤方《金匮要略》

半夏半升，紫参五两（一作紫菀），泽漆三斤（以东流水五斗，煮取一斗五升），生姜五两，白前五两，甘草、黄芩、人参、桂枝各三两。

上九味，㕮咀，内泽漆汁中煮取五升，温服五合，至夜尽。

缓急止痛觅芍药

白芍始载于《神农本草经》，列为上品，原名芍药。白芍为毛茛科多年生植物芍药的干燥根，多为人工栽培。主要产于浙江、安徽、四川、湖南、山东、湖北、陕西、河南、贵州、云南、甘肃等省。产于浙江者名杭白芍，产于四川者名川白芍，产于安徽亳州为亳白芍等。白芍含芍药苷、苯甲酸、鞣酸、挥发油、脂肪油等，有解痉镇痛、抗金黄色葡萄球菌、抗真菌的作用。味苦、酸性微寒。入肝、脾、肺三经。主治头晕目眩、胸腹胁肋疼痛、四肢挛急、泻痢腹痛、虚汗不止、月经不调等症，是治疗妇科病的良药。

白芍不仅有上述作用，临床上大量使用还有利尿作用，这方面《医学衷中参西录》中张锡纯有医案说明，我在临床上也运用过；还有大量使用止血的验案，如中医老前辈岳美中等。但是，我认为白芍的作用主要还是体现在解痉止痛上。

对于这一点实际是滥觞于《伤寒论》芍药甘草汤。要用好此药，有一点是必须要注意的，这就是大剂量。缓急止痛我一般是 50～120g 的用，低于此量，效果不明显。其次，药征最好是平滑肌痉挛类，如气管咳嗽哮喘、胃脘疼痛、少腹痛经等，其他神经性疼痛不明显。临床上常见有些同道运用此药很不得法，要么是十克八克蜻蜓点水，不起作用；要么乱用一气，说能止痛，什么痛都用，不分性质，结果时有效、时不效，不明其理。关于剂量，《伤寒论》上芍药甘草汤写到各是四两，一两按 15g 折也要 60g。再看当归芍药散中用芍药直接就是一斤，可折合 250g，可见绝对量是不能少的。近人张锡纯利水用 180g，万友生治下肢游火用芍药 90g 效如桴鼓，都说明了量的重要。下面举两例示之。

验案举例

案 1　王某，女，37 岁。四川在陕西一打工者。因右上腹部疼痛，吃不下饭，冷汗淋漓，求治于我，中医治疗。刻诊见疼痛急症面容，捂胃脘部，呻吟不止，舌

第二讲 用药传奇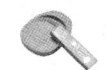

淡苔白厚，脉弦紧，大便微溏，已1个月有余。我断为胆囊炎或胆结石症（后经彩超证实为胆囊炎急性发作），中医大柴胡汤合理中汤证。

[处方] 柴胡60g，黄芩15g，枳实15g，半夏30g，党参50g，白芍30g，大黄15g，干姜10g，苍术12g，生甘草30g，生姜6片，郁金12g，延胡索30g，川楝子10g。5服，水煎服，每日3次。

1周后复诊，疼痛稍缓，兼胀，大便微溏，纳差。舌苔稍薄，脉弦已不紧。效果不大，病人急求解决胀痛问题，我思之良久，认为证对药轻，于是在上方中将白芍改为90g，干姜改为30g。又服5剂。三诊，病人说吃完2服药，胃脘部就不痛了，但是还有点胀，纳差。换方以异功散合四逆散善后，痊愈。

案2 秦某，女，27岁。痛经多年，经人介绍于我，要求中医治疗。刻诊见中等个子，面白胖，形娇。舌质淡，苔薄白，脉细弦，每次月经痛得死去活来，经色偏黯，量适中，经期基本准时。饮食二便正常，因个人问题解决不如意，心情郁闷，脾气急躁。看过多次中医效果不佳，有点信心不足，经安抚，处方为当归芍药散合桂枝茯苓丸、失笑散加减。

[处方] 当归15g，白芍60g，川芎12g，桂枝15g，牡丹皮12g，桃仁12g，茯苓30g，五灵脂（包）15g，生蒲黄（包）15g，鸡血藤30g，白术10g，泽泻30g，甘草10g。7服，水煎服。

每次经行前1周左右开始服至月经中停，连服3个月。服药后第一次月经有轻微疼痛，比过去好多了，病人很高兴。第二次月经未痛，第三次也未再痛，痊愈。后以上药蜜丸服3个月彻底治愈。

按：[案1] 实际上辨证准确，但是药量不足，故病人又遭痛苦1周，我心中很是惭愧，用药不到家，医技不过硬，好在迷途知返，速更失误，终使病人渐入坦途，最后治愈。真为吃一堑长一智，以后用药只要辨证不误，即大胆用药，收效颇速，[案2] 即是明例。除了药量的问题外，再强调白芍治平滑肌痉挛导致的疼痛较好，诸位还可探讨，这只是我一家之言。

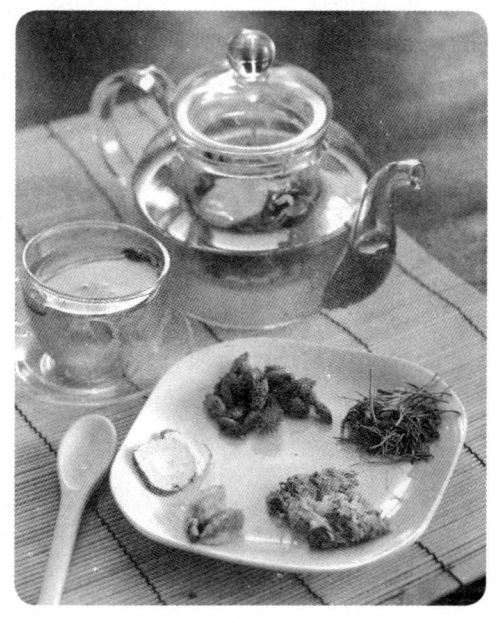

061

群贤见智录

于鹄忱教授 自拟治痛缓急汤用以和血舒筋,缓急止痛,疗效颇佳。药用白芍、甘草、川芎、牛膝、柴胡、僵蚕,随证加减,方中重用白芍30~50g。(《名中医治病绝招》)

龚去非教授 习以细辛治疗三叉神经痛,同时配伍重剂白芍30~50g,止痛功效尤强。(《中华名医特技集成》)

周本善主任医师 常用白芍治疗风阳头痛、虚风眩晕、肝气胸胁痛和胃脘痛等,用量为10~60g。周医师认为白芍养血柔肝,功擅缓急止痛,其疗效与用量相关。(《方药心悟》)

吴荣祖医生 用白芍30~60g,配炙甘草,每日1剂,水煎服。治疗肌肉痉挛综合征32例,疗效显著。病在上肢,配桂枝、伸筋草;在下肢,加续断、牛膝;在肩背颈,加葛根、川芎;在胸胁,加柴胡、桔梗;在腹部,加佛手、白术。[云南中医杂志,1991,12(1):20]

万友生教授 常用四逆散加味治疗肝经郁滞胸胁疼痛,方中重用白芍60g,取其滋养肝体、柔缓筋脉、解痉止痛之功也。(《中国现代名中医医案精华》)

司徒树长教授 认为慢性咳喘常有与肝气上逆和心脉瘀阻相关者。若肝失所养,木气亢逆,升动太过,势必冲击肺金,致使肺金失其宣降功能,发为咳喘。故自拟柔肝降逆汤以降肝之逆气,则咳喘自平。药用白芍、杏仁、川厚朴、旋覆花、代赭石、枳壳、地龙、甘草。方中重用白芍60g,临证每获良效。[《首批国家级名老中医效验秘方精选(续集)》]

朱志超医生 常用当归、川芎、白芍、赤芍、白芷、独活、细辛、僵蚕、薄荷、甘草为基本方,随证加减,治疗偏头痛,常获佳效,方中白芍用量为30~120g。[四川中医,1992(11):27]

严燕翎主任医师 善用止痉汤加减治疗面肌痉挛,方药为丹参、杭白芍、葛根、地龙,其中杭白芍用量为10~150g,疗效显著。[中医杂志,1985,26(3):77]

桑景武教授 长春名医,在治疗消渴时,凡无明显热证、舌不红者,皆以真武汤加减治之,方中白芍用量为50~100g。(《古今名医临证金鉴·

第二讲 用药传奇

消渴卷》）

郭维一主任医师 陕西名医，曾治一盛夏畏寒大汗证属少阴虚寒、营卫失和患者，药用桂枝、白芍、附子、白术、茯苓、干姜、细辛、炙麻黄、薏苡仁、防己、甘草、大枣，方中白芍用量为120g。（《古今名医临证金鉴·奇症卷》）

刘廷俊医生 善用重剂白芍治疗胆石症，药用白芍、郁金、牡丹皮、柴胡、枳实、半夏、黄芩、大黄、干姜，水煎服，方中白芍用量为100g。（《常用中药特殊配伍精要》）

曹春宝医生 临床观察研究发现，对泌尿系统结石，白芍用量达到20～50g时，确有促进结石排出之功效，同时配伍利湿通淋药则其排石效果更佳。（《常用中药特殊配伍精要》）

程运文医生 善用芍药甘草汤治疗妇女阴道痉挛症，方中白芍用量为100g。疗程最长者2个月，治疗过程中未发现有不良反应。（《常用中药特殊配伍精要》）

清热燥湿胡黄连

黄连、胡黄连一字之差，很多人可能都知道黄连这味药，很苦，俗语：命比黄连还苦。可见黄连的影响还是很广泛的。可是知道胡黄连并会运用的人并不多，所以很有必要谈一谈。

胡黄连简称胡连。据李时珍《本草纲目》记载，该药来自异域故称胡，性味功能与黄连相似，故称胡黄连。《本草纲目》认为胡黄连不似黄连之苦寒，但我自尝味比黄连难喝，其苦味不似黄连苦味纯正。《本经逢原》认为该药苦寒而降，大伐脏腑骨髓邪热，为除妇人胎蒸、小儿疳热积气之峻药。

一般临床上很少见医生用胡黄连，倒是见用黄连的比比皆是，实际上胡黄连也是一味很好使的药，尤其是其清热燥湿、除蒸消疳的作用，非其他药所能代替。著名的国家保护中药品种——王氏保赤丸其中的主药之一就是胡连，只不过未公开罢了。过去一些老中医自制的治小儿疳积的妙药也是要有此药的。

我在临床上经常用胡黄连，主要取其清热燥湿除虚火，如治疗慢性复发性口腔

溃疡，中医称为口疮，因其病机为中焦脾胃湿热者居多，且有伤阴之证，虽说是常见病、多发病，但有效方子不多。西医常用些维生素 B₂ 一类，也无明显效果，倒是医圣张仲景的甘草泻心汤很有效。这个方子很多中医会用，但是疗效反应不一，有说有效，有说无效。其原因在哪里呢？

我自己的体会，其中的黄连如果换成胡黄连，效果就会大不一样。其中的奥妙就在于胡黄连清热燥湿的作用强过黄连。黄连的清心作用大，但其燥湿的作用不如胡连大。且胡连还有除虚热、益阴的功效，类似黄柏知母，这一点正合口腔溃疡的病机。通过多年的实践也证明了这一点。下面举一例示之。

验案举例 和某，女，42 岁，湖北孝感人，在西安经商，长年患有口腔溃疡，愈一周犯一周，交替发作，痛苦无比。求治多方，易之众医无效，经人介绍找到我处，要求中医再予治疗。刻诊见中等个子，面白微胖，舌质淡红，两边有齿痕，口腔上腭和舌两边有多处溃疡，大小不一，微红。脉象浮滑软。心烦不宁，饮食因口痛受一定影响，大便略溏，月经正常，余无其他明显突出之症。按专病治疗，辨为中焦脾胃湿热，处甘草泻心汤合封髓潜阳丹加减。

[处方] 甘草30g，黄连15g，黄柏15g，半夏30g，党参50g，干姜15g，制附子10g，砂仁10g，制龟甲15g，肉桂6g。5 剂，水煎服，日三服。

1 周后复诊说，效果不大，稍有减轻。对此，思之片刻，在原方基础上加胡黄连30g。再服 5 剂，立收速效，三诊即愈，后以附子理中丸和六味地黄丸交替服用 2 个月，彻底治愈。

按：自从此案成功治愈慢性复发性口腔溃疡这一难症后，我在运用甘草泻心汤时屡屡重用胡黄连组方，治疗口疮无有不效，其中重要的一味药就是似被人遗忘的胡黄连。朋友，记住它吧。

通阳运输黄芪功

说起黄芪，中医人士或学中医的人，恐怕没有人不知道的。甘温补中，益气托表，一言以蔽之曰：补气。君不见补中益气汤、当归补血汤、玉屏风散、十全大补丸，哪一个不是以黄芪为君，诸书名贤哪一个不解释为补气。我习医多年也是这样认为的。然而，一日读书时猛然醒悟，此论偏也。黄芪故有补气作用，这一点不可否定，但这并不是其主要功能；其主要作用应该是通阳气，跑运输。看到这，我想很多人

第二讲 用药传奇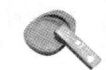

可能会说我胡言乱语，标新立异，且莫先下定语，听我娓娓道来。

黄芪首载于《神农本草经》上品，云："黄芪，味甘微温，主痈疽，久败疮，排脓止痛，大风癞疾，五痔，鼠瘘，补虚，小儿百病。"

《本草汇言》载"黄芪，补肺健脾，卫实敛汗，驱风运毒之药也……"

从这里可以看出补气不是黄芪的主要作用。甚明。再看医圣张仲景和后人的运用。

《金匮要略》云："风湿，脉浮，身重，汗出，恶风者，防己黄芪汤主之。"此为风湿痹兼表虚自汗证。防己黄芪汤用黄芪，一是益气固表，治其自汗；一是助防己、白术健脾祛湿通痹。实际上就是载药走表，玉屏风散亦是此意。黄芪和人参的区别就在于一走表、一实里。同为补气药，在固表止汗这方面鲜有人用人参，都是用黄芪。这是明证。在治疗疮疡方面所谓的托表排毒，也是利用黄芪的走表作用，将清热解毒药运到肌表。我在临床上经常就是这样用的，黄芪加五味消毒饮。黄芪本身不具备消炎杀毒的作用，想必大家是心知肚明的。

《金匮要略》云："病历节不可屈伸，疼痛，乌头汤主之。乌头汤方治脚气疼痛，不可屈伸。"乌头汤证是典型的寒湿痹证，方用麻黄、乌头温经止痛，芍药、甘草缓急舒筋，其配黄芪的目的，主要是通阳气，运热药达经络。《验方新编》中的四神煎（生黄芪半斤，远志肉、牛膝各三两，石斛四两，金银花一两）主治鹤膝风，黄芪用半斤就是此意。祛风湿药众多，要想发挥作用，全靠黄芪来运通。这是治疗痹症的一个关键，诸位不可轻之。

《金匮要略》云："血痹，阴阳俱微，寸关上微，尺中小紧，外证身体不仁，如风痹状，黄芪桂枝五物汤主之。"此血痹乃气血两虚，复受外邪所致。本方用黄芪，一方面取其主"大风"之功，配合姜桂驱邪外出：如张锡纯所说《本经》谓主大风者，以其发表药同用，能祛外风"；一方面取其逐"恶血"之功，协助桂芍温经和血通痹。仲景云："大气一转，其气乃散"，正此之谓也。说白了，还是用黄芪的通阳气、运精微的作用。血痹造成的血虚使营气不济，肌体缺乏营养，其根本原因是经络不通，临床上半身不遂的人并不缺乏营养，尤其是现代，但还是营养不良，道理就在这儿。医圣张仲景早已看到这一点，所以用黄芪治之，打通经络，升发阳气，送补血药于病体。后世的王清任心有灵犀一点通，更是把这一点发挥到极致，补阳还五汤就是典型，出自《医林改错•卷下•瘫痿论》方。

补阳还五汤组成：黄芪四两（生），归尾二钱，赤芍一钱半，地龙一钱（去土），川芎一钱，桃仁一钱，红花一钱。水煎服。黄芪初用一二两，以后渐加至四两。至微效时，日服两剂，两剂服至五六日，每日仍服一剂。主治半身不遂，口眼喎斜，语言謇涩，口角流涎，小便频数或遗尿不止，舌暗淡，苔白，脉缓。

其理论就是：气行则血行，补血先通气。通气就是通阳气，就是用黄芪首先打通道路。大量的实践证明这样的理解是正确的。同样，当归补血汤亦是此理。血虚用当归，必用黄芪来运载。

通过上面论述可见，黄芪的主要作用应是通阳运载。至于其他方面的作用，应该是次要的。不管怎么说，我这些年一直是坚持用这样的思路运用黄芪，收效颇著。下面举两例示之。

● 验案举例 ●

案1 李某，男，48岁。就诊前一周，肚脐左上5cm处长一热痈，开始如鸡蛋大小肿块，红肿热痛，随便找了一点消炎药吃了，又用了点拔毒膏，未能控制住病情发展，红肿继续增大。本应等脓熟透后切开引流就行了，无奈患者自视懂点医学常识，未等熟透，自行挤压，结果引起扩散感染，高烧灼热，险些酿成败血症。经医院连续注射大量抗生素，才未继续发展。一周后出院，伤口留了一个大枣大的窟窿，久不收口，来就诊中医。检视伤口不红，发暗，塞有雷夫奴尔黄纱条，创面约 $2cm^2$ 大小，深入腹腔，不愈合。舌淡苔白腻，脉浮大而芤。饮食二便一般。

诊断：腹痛，时间已久，气血虚耗。

立法：大剂益气托表兼清热解毒。

[处方] 生黄芪150g，当归30g，川芎10g，赤芍12g，熟地黄30g，太子参15g，茯苓12g，白术10g，甘草10g，蒲公英15g，野菊花30g，金银花15g，连翘15g，紫花地丁50g。7服，水煎服。

此案重用黄芪载药于表，以大剂温补为主，因病为后期，伤口不敛，以虚为主，兼以清热解毒；蒲公英散结力大，宜小量；因感染未尽，故加大紫花地丁解毒。主次分明，重点突出。一周后复诊，伤口已近收敛，无脓水流出，创面发红，不再黯黑。前方去蒲公英、连翘、野菊花，再续7剂，痊愈。

案2 2007年6月间，某研究所刘工，经人介绍找到我，请我出诊，为其父亲看病。我问是什么病？答曰：脉管炎。随后，我坐上来接的车，到家后，看到是一位70多岁的老人，刻诊，1米75左右的个子，身体魁梧，语音洪亮，一见面就对我说："你快给我想个办法，痛死我了……子弹打到身上都没这痛，都能忍受。"我查看了伤口，在左脚背外侧，有一硬币大溃疡，已发黑，微量脓液，脉弦滑，舌红苔厚白，余无他证。根据以往我治此病的经验，需托表，益气，解毒，活血。

[处方] 生黄芪180g，当归30g，玄参60g，金银花120g，生甘草15g，怀牛膝15g，丹参30g，制乳没各10g。10服，水煎服。

第二讲 用药传奇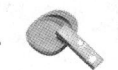

许愿 40 天治好。10 天以后，二诊，疮面已收为黄豆大小，色红不黑。上方去掉乳香没药，因已不痛了，况此二药伤胃难咽。1 个月后如期治愈，病人感激不尽。

此案亦是重用黄芪达 180g，目的就是打通经络，运药至足。

消炎定痛蒲公英

说起蒲公英，自小我就认识和喜欢。小时候，经常到农田里去玩，经常见到一种草，成熟的时候，一根茎上长出一个圆形的花蕊，特别好看，掐下来，对着天空一吹，一个个小伞，就像空降兵一样飞向天空，看得人心旷神怡。听大人讲这种草叫蒲公英。长大了，学医了，才知道这不是一般的小草，而是中药园地里的一味很知名的中药，可清热解毒，活血散结。

自从我从事中医后，对这味中药格外青睐。最早是从名方五味消毒饮中认识它的，而后在多年的临床实践中对其进一步加深了解，以至达到了偏爱的地步。

蒲公英，苦、甘、寒。归肝、胃经。清泻之剂也。所治病位主在肺、肝、胆、胃、膀胱、肌肤、经络，而入气血。所治病性主热、湿（热）、郁、瘀、毒、结聚等实证，药效以清散通利为特点。

清者，清热泻火凉血，善清肺、胃、肝火，亦清利湿热，清散毒热；散者，散热结，溃坚肿，消结核痈肿，散滞气，散热毒；通利者，通经络，行瘀滞，通内达外，通上行下，清消全身内外上下之郁热肿结痈毒，且能通利二便。

蒲公英主治热毒郁结，有清热解毒、消痈散结、利湿通淋之功效。主治痈肿疔毒，乳痈内痈，热淋涩痛，湿热黄疸，目赤咽痛等。

现代药理研究显示，蒲公英具有抗菌、抗炎、降低毛细血管通透性、增强巨噬细胞吞噬功能、增强细胞和体液免疫、抗肿瘤、抗溃疡、保护胃黏膜、保肝、抗内毒素等作用。

针对其特性，我除了用在一般外科病证上，如乳痈、痤疮、丹毒等，特别爱在治疗胃病时重用它。对于胃溃疡、糜烂性胃炎、胆囊炎、胰腺炎等病症，重用其为主药，轻则 30g，重则 60g，屡建卓效。这些胃病凡是经胃镜检查，呈现病灶红肿溃烂者，一律加用重量蒲公英，以消炎生肌。此做法来源于已故著名中医胡希恕和东北名医李玉奇的认识，这类胃病一律按胃痈处理，实践证明是正确和可靠的。下面举两例示之。

验案举例

案1 蔡某，女，45岁，患胃病多年，主症为胃脘胀痛，不能食，兼有反酸，舌淡红，苔白腻，脉浮滑，大小便尚可，月经正常，已育二子。胃镜检查示糜烂性胃炎，内镜观黏膜红肿，散性溃点。先用西药奥美拉唑四联治3个月不效，转求一老中医治疗，仍然解决不了胃脘胀痛，经人介绍，要求我予以治疗。吾从胃痛治之，用甘草泻心汤加减。

[处方] 甘草30g，黄连15g，蒲公英50g，败酱草30g，生地榆30g，半夏10g，党参15g，干姜6g，生蒲黄30g，煅瓦楞30g，厚朴10g，莪术10g，炒谷麦芽各30g，吴茱萸6g，九香虫15g。7剂，水煎服，每日3次。

1周后复诊，胃脘胀痛，大大减轻，上方去吴茱萸、干姜，加香橼、佛手各15g，续服15剂，痊愈。

此类病人我治疗甚多，其中加不加蒲公英大不一样，我曾观有些中医治疗此类病的方子，其他药基本雷同，大同小异，就是效果不明显，其中缺少的就是蒲公英。我之所以治疗此病有效，实际上蒲公英起了很大作用，其清热消炎、生肌止痛作用尤为明显，这不仅在治疗胃痛上有效，而且在治疗其他痛证时也是表现突出。诸位同道不可小视。

案2 曾治一武姓青年妇女，生完一女，满月后一日喂奶不及时，右侧乳房外上侧红肿憋胀，疼痛难忍，同时伴有高热38.5℃，不愿打针用西药，害怕哺乳有影响，故求中医治疗。我接诊后，辨证为乳痈（西医称为急性乳腺炎）。

[处方] 生黄芪15g，当归10g，蒲公英50g，野菊花30g，金银花150g，连翘30g，紫花地丁30g，皂刺15g，穿山甲6g。3服，水煎服。

1服后热退，3服后痊愈。

此案用的是五味消毒饮，其中也是大量用蒲公英和金银花，取其清热散结之功，个中道理，明者可见。

再强调一点，蒲公英要用大量，不得小于30g。此是关键。

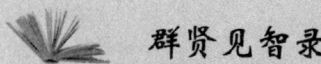

群贤见智录

湖南中医学院谭日强教授 用蒲公英、白芍各15g，当归、柴胡、瓜蒌、薤白、法半夏、煅瓦楞子各10g，枳实6g，陈皮5g，甘草3g，治消化性溃疡。

第二讲　用药传奇

青海省中医院陆长清主任医师　用蒲公英、太子参各15g，黄连、乌梅各9g，法半夏12g，干姜3g，紫苏梗10g，甘草6g，治慢性浅表性胃炎、萎缩性胃炎、胃与十二指肠溃疡、胆囊炎属肝胃不和等病证。

杭州市中医院主任医师杨少山　用蒲公英20g，配太子参、杭白芍、川石斛各15g，川楝子、鸡内金、延胡索、绿梅、佩兰各10g，吴茱萸1g，生甘草5g，炒川黄连3g，治胃阴不足夹有郁热之慢性萎缩性胃炎。

江苏南通第一人民医院袁正刚主任医师　用蒲公英30g，生白芍10g，生甘草6g，红花8g，徐长卿12g，陈皮8g，浙贝母12g，治胃脘痛、滞胀纳呆属气滞络阻者（慢性胃炎、胃窦炎）。

江西省鹰潭市中医院李友余主任医师　用蒲公英治疗慢性胃炎、痤疮、急性结膜炎、急慢性肝炎。蒲公英30g，配合香砂六君子汤治疗慢性胃炎、胃窦炎、胃溃疡等查到幽门螺杆菌者疗效肯定；蒲公英30g，配金银花、白芷、野菊花、赤芍等，治疗痤疮；鲜蒲公英100g，煎水熏洗患眼，治疗急性结膜炎；配金银花，治急慢性肝炎。

蒲公英清胃定痛：清·王洪绪《外科证治全生集》载：本品"炙脆存性，火酒送服，疗胃脘痛"，其效甚佳。从蒲公英之性味分析，其所主之胃痛当属火痛之类，王氏之应用，炙脆存性，火酒送服，则其寒性已去，只存定痛之用矣。近代章次公先生治疗胃溃疡病具小建中汤证者，加入蒲公英30g，疗效甚高。蒲公英的镇痛作用不仅在于它能清胃，而且还能清瘀，凡胃脘因瘀热作痛，用其最为相宜。而胃溃疡之疼痛，配合养胃之品，又可奏养胃清瘀、镇痛医疡之功。如选用其根，晒干研末吞服，效果更佳。[四川中医，2004，22（9）]

杀积消胀臭阿魏

初识阿魏，缘于年轻时，我的一帮钓鱼朋友用其做鱼饵。当时我就纳闷，这么臭的东西，怎么鱼就爱吃，没想到日后在临床上发现有些人也"爱吃"。这当然是指一些患顽固腹胀的病人。

阿魏产于我国新疆以及伊朗、阿富汗及中亚西亚一带。新疆称之为臭阿魏，为伞形科植物的树脂。具特异的强烈而持久的大蒜样二硫化合物气味。

阿魏味苦、性辛温，归肝、脾、胃三经，能自肠道吸收，即使大量用至12g亦无明显毒性，一般外用入膏药，内服入丸散。功能消积、杀虫、利窍、除浊气。

《本草汇言》谓："凡水果、蔬菜、米、麦、谷、豆之类，停留成积者，服此立消"。《本草经疏》又谓："阿魏，其气臭烈殊常，故善杀诸虫，专辟恶气，辛则走而不守，温则通而能行，故能消积利诸窍，除秽恶也。"《唐本草》又云："体性极臭，而能止臭，亦为奇物也。""主杀诸小虫，去臭气，破症积，下恶气。"朱震亨曰："消肉积。"《新疆中草药手册》谓其："治神经衰弱，慢性气管炎。"

综上所述可知，阿魏虽然气臭难闻，但能自肠道吸收，排除肠道陈腐积滞及秽恶臭浊之气，以浊攻浊也，是一味治疗消化性腹胀的良药。临床运用得当，能迅速减轻或消除病人的疾苦，尤其是难治性腹胀，即一般性消胀宽腹之药无效时。

我在临床治疗腹胀痞满之症时，一般采取三种方法：理气、疏肝、通瘀，基本上都能解决。但是仍然有一些腹胀病人，用了上述办法无效，甚是难煞人。吃了很多药，能消气的药用遍了，砂仁、木香、厚朴、陈皮、槟榔、佛手，就是不管用。

世上无难事，只怕有心人，而后我就仔细研究此类病人，终于皇天不负苦心人，发现用药不效的人群，大多是身体肥胖、养尊处优、常食肥甘厚味之人。这类人得病有点类似小儿疳积，不愁吃穿，常食荤腥，造成脾胃湿热有积滞，非一般消导药能解决。原因找到了，就要找解决的办法，老一套，翻阅资料，参看前贤经验，终于找到了阿魏。临床一用，大见成效，一个难题终于破解了。下举一例示之。

验案举例 徐某，男，40岁，某交警大队长，经人介绍专程找我看胃病。刻诊见人略黑，面油光发亮，舌红，苔白腻厚，脉双关滑实，述说最近几个月不能喝酒吃席，只能稍吃一点清淡之味，胃痛，反酸，尤其是胃脘腹胀的厉害，大便黏溏。吃了很多西药不解决问题，中药吃了不少也未见效。

我经过四诊，认为是中焦湿热，痰浊痞阻。说好治，太大意了。处方用黄连温胆汤合保和丸加败酱草、煅瓦楞。10剂。二诊，说吃药后挺好，胃不酸不痛了，但还是胀满。又处方，柴胡舒肝散加大量消导药，10剂。三诊，说服药后，效果不明显，仍是胀满。四诊换方，柴平汤加香砂养胃丸，10剂。仍然不效，就是胀满，这可把我难住了，吃了这么多药，竟然无效，黔驴技穷。怎么办？再开5剂药，将病人打发走，闭门思过，翻书研究，得药"阿魏"，作最后一搏，不行，就认输，嘱病人另请高明。

第二讲 用药传奇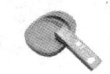

六诊，病人 5 服药吃完，如约而至。我处方为瓜蒌 45g，半夏 15g，黄连 10g，干姜 6g，苍术 10g，草果 6g，砂仁 6g，木香 10g，炒莱菔子 30g，厚朴 15g，槟榔 15g，炒谷麦芽各 30g，鸡内金 15g，神曲 15g，炒山楂 15g，甘草 6g，同时送服阿魏胶囊。7 剂。

七诊，病人一进门，就喜形于色，这回好了，胀满松多了，而且睡觉也好了，我听后不自然地说，你药服到家了，故见效，惭愧地为自己技艺不精而遮掩。效不更方，上方连服 15 剂，胀满彻底治愈。

按：此案之所以最终得以治愈，全凭"阿魏"的功劳，从上案的整个治疗过程就可以看出。自从找到"阿魏"这一治疗难愈性胀满的神秘武器，我在以后治疗胃脘腹胀方面又有了新的认识。

这里要提出注意的是："阿魏"只适用于病因为气滞食积，病位在肠腑，属实证类型，对功能性病变效果较佳。因此，临床运用时必须辨清腹胀的病因、病位和虚实属性，这样才能提高疗效。对于虚性胀满痞塞不宜使用"阿魏"，因为"阿魏"的主要功效还是在破癥积，下恶气。《本草经疏》曰："脾胃虚弱之人，虽有痞块坚积，不可轻用。"《本草求真》曰："胃虚食少人得之，入口便大吐逆，遂致夺食泄泻，因而羸瘦怯弱。"《医林纂要》曰："多服耗气昏目。"此点不可不注意。中医还是要讲究辨证施治的。

通络解毒忍冬藤

曾撰文写过一篇有关使用金银花的文章，大家在赞扬之余又提出了一些问题，金银花好是好，就是太贵了，你动辄一用就是上百克，价格病人受不了。说的也是，一些好药因贵而被迫退出临床，真是令人无奈。好在中药成千上万种，可以找替代品。天无绝人之路，圣经曰：上帝为你关闭一扇门时，肯定会为你打开一扇窗。此文就是打开金银花的一扇窗。谈谈金银花的有效替代品——忍冬藤，物美价廉。

忍冬藤就是金银花的茎枝，又名银花藤、金银藤、二花秧、大薜荔、水杨藤、千金藤，多年生半常绿缠绕灌木，茎中空，幼枝密生短柔毛。质脆，易折断，断面黄白色，中空。无臭，老枝味微苦，嫩枝味淡。具有清热解毒、疏风通络的疗效。可用于温病发热，疮痈肿毒，热毒血痢，风湿热痹。《本草纲目》谓其："治一切风湿气及诸肿痛，痈疽疥癣，杨梅恶疮，散热解毒。"

我在临床上很喜欢用金银花，只要病人经济条件富裕，还是首选。但是对于经济条件一般或拮据者就用忍冬藤，不过量要大些，一般起步都是30g，经常用到120～150g，效果仍然不亚于金银花，本是同根生，相煎一样用嘛。二者区别不大，花散性偏大一些，藤通性偏强一些，解毒清热是一致的。我除了用于一般的疮疡痈肿上外，重点用在热痹，类似西医讲的关节炎和类风湿关节炎上，效果特好，一清热解毒，二通络散结，一药二用。现举例示之。

验案举例 柳某，男，62岁，患类风湿关节炎已6载，手如鸡爪，紧缩不伸，关节疼痛，行动不便，备觉痛楚。刻诊除上述见证外，脉滑实有力，查其舌质红绛，苔厚腻，饮食一般，小便黄，大便稍溏。现在主要是手关节疼痛难忍，化验血沉偏高，吃了一周西药痛势未减，故求助中医。前两天吃了一老中医的3服药不但未见痛轻，反而更重。拿出方子我一看，净是一些大热药，川乌、草乌、附子、细辛、蜈蚣、全蝎、小白花蛇之类，明显是药用反了。此为湿热郁积，毒气浸骨。处方用三妙散合犀角地黄汤加减。

[处方] 黄柏30g，苍术15g，生薏米60g，牡丹皮15g，赤芍30g，威灵仙30g，忍冬藤90g，蒲公英30g，桑枝30g，海桐皮15g，生甘草30g。7剂，水煎服，每日3次。

1周后，复诊痛轻，肿退，血沉降至正常。效不更方，守法加减又30剂病愈，遗留手指变形，配朱良春老中医益肾蠲痹丸善后，半年后十指屈伸自如，恢复正常功能。

按：此病案是我治疗众多痹证中的一案，方中未用一味虫类药，要点在抓住病机为热毒郁积，重用忍冬藤一药，清热解毒，活血通络，故收效颇著。三妙散清热利湿，牡丹皮、赤芍、生地黄凉血除痹，威灵仙舒筋止痛，桑枝、海桐皮祛湿利窍，甘草、蒲公英、忍冬藤清热消炎，解毒通络，共成一体，击中病的，完成治疗。我在临床上除了用于各种痹证外，还经常用大量的忍冬藤治疗痤疮、痔疮、肺痈、肠痈，包括红斑狼疮和银屑病等，无不屡屡见功，故推荐同道不妨一试，以发挥此药的作用。

附：（益肾蠲痹丸）熟地黄、当归、淫羊藿、鹿衔草各120g，炙全蝎、炙蜈蚣各24g，炙乌梢蛇、炙蜂房、炙土鳖虫、炙僵蚕、炙蜣螂各90g，甘草30g，共研细末，另用生地黄、鸡血藤、老鹳草、寻骨风、虎杖各120g，煎取浓汁，泛丸如绿豆大小，每服6g，每日2次，食后服。主治类风湿关节炎、增生性脊柱炎，疗效显著。

第二讲 用药传奇

群贤见智录

娄多峰教授 治疗痹证有热者,习在辨证方中重用忍冬藤30～90g。(《古今名医临证金鉴·痹证卷》)

姜树荆教授 陕西名医,常用忍冬藤治疗血栓闭塞性脉管炎、骨髓炎、痈疽、疔疖。对于坏疽或疮疡红肿热痛,舌红苔黄脉濡或数,伴有体温升高时,必用该药,用量10～90g。(《方药传真》)

来春荣教授 从风毒瘀热论治红斑狼疮,以清热解毒、祛风散结为主要治则,药用忍冬藤、藤梨根、野荞麦、马鞭草、佛耳草、丹参、大力王、地丁草、海金沙、绞股蓝、一枝香,方中重用忍冬藤100g为主药,疗效较佳。[浙江中医杂志,1992(10):446]

黎镜医生 分型分级辨治115例血栓闭塞性脉管炎,对证属热毒者,常配伍重剂忍冬藤60～160g,疗效显著,总有效率100%。[中西医结合杂志,1991,11(11):677]

黄和医师 在以清热解毒、通络散结法治疗急慢性乳腺炎时,常加用重剂忍冬藤、皂刺、蒲公英、连翘、败酱草,可使痈肿脓毒迅速消散,取效甚捷。又在治疗风湿热痹、痛风性关节炎、结节性红斑、系统性红斑狼疮、血管炎等证属湿热毒瘀时,习用重剂忍冬藤,并伍金银花、白花蛇舌草等以解其热毒,通络消肿止痛,忍冬藤用量为60～150g。

宋俊生谈忍冬藤在外科治疗中的特殊作用

案1 浮肿、溃烂、脓疡的疗效

1960年冬,宁晋县黄退村社员尚某,52岁,患营养不良性四度水肿溃烂,全身骨瘦如柴,唯左腿膝下水肿粗大至脚面,在患侧足三里穴处和脚面上,冲开两个长形烂口,日夜流黄汤脓不止,疮口四周皮肉紫黑(西医称肌肉坏死),于疮口内上药,随即冲出,肌内注射青霉素、链霉素,口服磺胺药均无效。病情逐日严重,致使屋内空气恶臭熏人,情况十分危险。请了十余位医生诊治,效果不显著。后来又邀我前会诊,我建议用营养、解毒、排毒的治疗方案。

[处方]当归60g,薏苡仁30g,忍冬藤30g,连翘30g,甘草15g。水煎服。

方义:当归补血、活血,促进血液循环。薏苡仁甘淡微寒,属于谷类食物,具有利水渗湿、清热排脓的功效,为外科肿湿热毒之要药;又是营养食物,用以辅助当归强心、营养,促进血液循环,新陈代谢,帮助忍冬藤、连翘解毒排脓、消炎。连翘消肿力强,甘草甘平补中,可使连翘破瘀消肿缓和平稳。诸位医生同意我的分析,当晚服药后,一夜破口处流淌、流脓不止,次日脓腐物、肉皮脱落,内生粉红新鲜嫩肉。病人感觉轻快、全身舒服,再如法用防腐、生肌药,后痊愈。

由这一患者的实践和惊人的疗效引起了我对忍冬藤的重视。

案2　皮肤疮疡

曾治一女孩,8岁,全身皮肤疮疡,两腿更重,病已数年,诸治无效,且逐年加重。邀我诊治。

[处方] 荆芥9g,木瓜9g,忍冬藤30,薏苡仁30g,皂刺6g,桔梗12g,当归15g,黄芪9g,甘草6g。水煎服。5剂痊愈。

案3　结核性溃疡

①大腿外侧结核性溃疡。1960年冬,巨鹿县楼张镇社员田某,女,32岁。患左股外侧疮疡,疮面平坦,流稀脓,不长口已4个月。前医均认为是结核性溃疡,用链霉素治疗,效果不显著。我诊后处方为当归60g,薏苡仁30g,忍冬藤30g,荆芥9g,木瓜9g,桔梗12g,怀牛膝12g,黄芪12g,甘草6g,生姜、大枣为引。水煎服。6剂痊愈。

方解:荆芥通于四肢透表。木瓜、怀牛膝为股部引经药。忍冬藤、薏苡仁解毒、排毒、排脓。桔梗、甘草帮助排脓生肌。黄芪、当归补气补血、促进血液循环,将脓毒排出来,实现生肌长肉。薏苡仁还起到利湿的作用,能将稀脓变稠,由多变少,实现脓液稠、少,病愈。

②胸骨肌结核性溃疡。1966年,白神公社西胡村社员刘某,男,54岁。患胸骨肌脓肿,经医疗队手术后,平塌不长肉。链霉素粉外用亦效果不大,某医生说:"是结核性溃疡。"我建议处方为忍冬藤30g,甘草6g。水煎服。服1剂肌肉鲜活红润,又服4剂,痊愈。由此证明,忍冬藤是有生肌长肉作用的。

案4　脓毒病(手掌创伤、感染化脓,中毒症)

1970年冬,新河县城三街社员闫某,男,45岁。右手掌劳动损伤,感染化脓,肿毒起红线。除脓后,因脓毒深厚,难除净,因此又蔓延,脓

第二讲 用药传奇

液增加，肿毒内侵。起红线到腋间，波及胸中，以致呕吐不能进食，心弱、心乱，日夜手掌肿痛不已，连带手指、手背皆粗肿，前臂也肿。看来脓毒发展已极，日夜呻吟，20天来饮食很少，正衰毒盛，心弱已极，口舌干渴，说明营养缺乏，病极危险。我与外科主治医生研究，服中药解毒、排脓、开胃。

[处方] 荆芥15g，金银花30g，忍冬藤45g，薏苡仁30g，皂刺12g，桔梗15g，当归90g，黄芪18g，柴胡12g，甘草9g，姜、枣为引，水煎服。服药1剂，疼痛减轻，呕逆缓解，能进饮食。再开刀除脓换药。又服1剂，疼痛再减，脓已很少，饮食增加，口舌不再干渴。减去金银花，又服4剂，当归、皂刺减量再服，结合外科换药，痊愈。

方解：荆芥能通四肢，因此用它通经解表，引诸药到手。金银花解毒杀菌、生津止渴。忍冬藤，解毒杀菌，排毒外出，消肿止痛。薏苡仁清热利湿，排脓，又是营养药，能增强人体的抗病能力。皂刺消肿、排脓，温通锐利，透脓破口外出。桔梗、甘草，助上药排脓。黄芪、当归补气补血，促进血液循环，将脓毒排出，恢复正气。

案5 手指创伤感染中毒症（起红线，两手屈伸不利）

1971年秋，南宫县陈村公社王家屯社员崔某，女，41岁。左手指创伤后，感染发炎肿痛，起红线至腋间，手指麻木。影响右手指也麻木、憋胀，屈伸不利。后又感觉饮食欲呕，心乱，脉沉细。

诊断印象：创伤感染中毒症。

治法：解毒排毒法。

[处方] 荆芥、防风、钩藤各9g，忍冬藤45g，薏苡仁30g，皂刺9g，桔梗12g，当归30g，黄芪12g，甘草9g，姜枣为引，水煎服。服药1剂，红线退，手麻减，屈伸恢复正常。又服1剂，痊愈。

方解：本病脉沉细，为里证，是手感染引发毒素内侵，起红线。用荆芥、防风由里通外，直通手指、透表。用钩藤解除手拘挛、屈伸不利。用忍冬藤、薏苡仁、皂刺、桔梗、甘草、黄芪、当归等药解毒、排毒外出。又有黄芪、当归补气补血，催毒由里达外。因此，服药2剂痊愈。

案6 忍冬藤对败血症的疗效

从忍冬藤的解毒、排毒、排脓的疗效，特别是以上两例的疗效上证明，该药的解毒、排毒、排脓、杀菌、透表外出的作用是良好的，功效是可靠的。

1972年冬，新河县邢彦大队社员，邢某的女儿，5岁。和其他小孩玩时不慎碰到墙角上，碰伤左额面，上外用药后数日。在两眼中间内洼处起红肿痛，似有脓血。赴西流卫生院开刀除脓后，肌内注射青霉素，输液。红肿不减退，化验显示为败血症。因此，日夜肌内注射青霉素4小时1次，一停用药就不能饮食，尿色经常浑浊如饭汤。70天药针不断，红肿血脓处不脱落，再次化验总有脓细胞，败血症不解除。药费100余元，经济困难不好摆布，孩子长时间打针痛苦难忍。无奈回邢彦，照前方打针用药，后来邀我诊治。我想：上药未能将脓排出，可用中药解毒、排毒、杀菌法。其他医生及家属均同意。

[处方] 荆芥4.5g，白芷4.5g，蝉蜕2个，忍冬藤30g，薏苡仁24g，皂刺9g，桔梗9g，当归30g，黄芪9g，甘草9g，水煎服。

服药1剂，红肿高起，饮食增加。又服1剂，红肿明显脱落。不巧又生麻疹，继续服用退麻疹的方药，数日后麻疹、红肿脱落均痊愈。

方解：荆芥由内达外，特别易上头。白芷擅颜面表散，祛风解表、消肿排脓。蝉蜕辛凉透表，特别走眼部，祛风热、消肿。三味药合用，为患处引经、表散透毒、开路。大量忍冬藤解毒、杀菌、排脓。薏苡仁利湿排脓，配合忍冬藤杀菌、排毒、消肿。皂刺温通锐利，透脓外出。桔梗、甘草帮助上药排毒、排脓，黄芪、当归补气补血，推动上药解毒、排脓、排毒、透表达外。

因此，2剂药痊愈。(《宋俊生临证得失录》)

天丁刺破乳腺病

说起天丁，可能一般人都不知道为何物？其实它就是一味寻常的中药——皂刺。平常医生用该药不多，一般老百姓更是少知其作用和功效。但却是我方中常用之药，尤其是在治疗乳腺病中少有不用，且是超常规地用。为什么呢？物美价廉，疗效出众。先看文献记载。

异名：皂荚刺(《太平圣惠方》)，皂刺(《医学入门》)，天丁(《本草纲目》)，

第二讲　用药传奇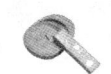

皂角针（《江苏植物药志》），皂针（《中药材手册》），为豆科植物皂荚的棘刺。性温，味辛，有小毒。

主治功效：搜风，拔毒，消肿，排脓。治痈肿，疮毒，疠风，癣疮，胎衣不下。

《本草图经》：米醋熬嫩刺针做浓煎，以敷疮癣。

杨士瀛：能引诸药上行，治上焦病。

《本草衍义补遗》：治痈疽已溃，能引至溃处。

《本草纲目》：治痈肿，妒乳，疠风恶疮，胞衣不下，杀虫。

《本草崇原》：去风化痰，败毒攻毒。定小儿惊风发搐，攻痘疮起发，化毒成浆。

《四川中药志》：治风热疮疹，并能通乳。

《仁斋直指方》：治妇人乳痈用皂角刺（烧存性）一两，蚌粉一钱。合研，每服一钱，温酒下。

从文献记载上看，其主要功能是拔毒散结，类似于穿山甲，外科常用药。我在临床上主要用于乳腺病，缘于穿山甲太贵用不起而替之。乳痈、乳腺增生以其为重药，常常是破关斩棘，速收卓效，一点不亚于穿山甲。

在治疗乳痈（西医为乳腺炎）时，配合五味消毒饮，3～5服即解决问题，其中的关键就在于天丁要用100～200g，少则不行。

在治疗乳腺增生病时，我过去不得法，用疏肝解郁、活血散结法时，按《药典》常规，一般用量，服药二三十服，没有大变化。我甚为着急，恨无良方效药，病人看效果不大，离而去之。后经勤求古训，精研效方，发现天丁一药是治疗乳腺病的妙药，且有不少老中医运用于此症，效果斐然，诸如山东妇科名医郑长松、湖北名老中医李幼安、天津名老中医胡慧明均是运用此药治疗乳腺病的高手。前贤有辙，后学效之，自此大胆验于临床，顿起效用。

在治疗乳腺增生病时，我一般是用柴胡舒肝散合消瘰丸，并重用天丁（90～150g）加减，常收良效。《外科正宗》附录中说："皂刺消散之力亦甚大，大概用皂刺不过五六分至二三钱而止便是托药，用至四两是消药。"乳腺增生病用至90g以上是取其消散之力。《本经逢原》谓天丁"其性善开泄也"。《中药新用》谓"复方中重用皂角刺治疗……纤维瘤及其他腹腔肿瘤属实证者，有较好疗效。"《用药心得十讲》谓"皂角内服，有消痰积、破癥结、下风秘的作用……皂角刺偏用于活血、散结。"下面举例示之。

验案举例　徐某，女，28岁，西安市北草滩人。患乳腺增生病已3年了，多处寻医治疗，吃过大量中草药，基本上是以逍遥散为主，外敷专用膏药，无大效果，经人介绍找到我，求再诊治。刻诊见人中等个子，偏瘦，面略黄，舌质略红，苔白，脉弦细，性急躁，月经基本准时，量少，色黑。饮食一般，二便正常。查两乳房偏小，内各有一鸡蛋大小包块，不规则，每次来月经时胀痛。诊断为乳癖证。

[处方] 柴胡12g，当归30g，赤芍15g，川芎12g，青陈皮各15g，牡丹皮10g，栀子12g，香附15g，枳壳15g，海藻30g，甘草30g，浙贝母18g，生牡蛎30g，玄参30g，皂刺90g。14剂，水煎服，每日3次。

二诊，服药后无异常，脾气好转，查乳腺增生包块已松软，略为缩小。效不更方，上方去牡丹皮、栀子，加大当归至50g，皂刺为120g，续服50余剂，包块消失。3年后，因其他病再见面时，询之，乳腺增生愈后未再复发。

按：天丁重用治疗乳腺病此仅举一例，我在临床治疗此病颇多，不管方子怎么变化，皂刺一药重用是不变的，量小是不行的，这是关键点。其中个别人服后，有胃不舒服的感觉，可减量和对症用药，未见有中毒表现。除了乳腺病外，外科红肿热痛的痈证都可以加入天丁，以加快治疗时间，效果也是满意的，这方面就不多谈了，诸位同道可自己参悟。

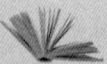

群贤见智录

郑长松教授 在辨证方剂中擅伍重剂皂刺60g治疗乳痈，其临床实践证明疗效显著。（《名中医治病绝招》）

胡慧明教授 天津名医，精于疮疡、乳腺病、周围血管病等之治疗。常用自制消痈汤（皂刺、赤芍、白芍、柴胡、生甘草）治疗急性乳腺炎，重用皂刺90g，取其消散之力也。胡教授认为皂刺味辛性温，辛者能散能行，温者善宣善通，以其辛温散结之功而较单纯用苦寒药疗效显著。（《中华名医特技集成》）

李幼安教授 湖北名医，见解独到，医技精湛，尤擅治急性热病、内伤杂证、疮疡肿毒等。每遇急性乳腺炎患者，无论是红肿结块期，还是成脓将溃期，均投以自制天丁汤（天丁、炒打桔、荔枝核、鹿角片、赤芍、乳香、没药、蒲公英、野菊花），其中天丁（即皂刺）重用至100～200g。（《中华名医特技集成》）

按：皂刺辛散温通，药力锐利，为消疮排脓所常用，脓成可排，未成能消，

第二讲 用药传奇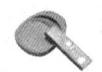

在疮疡疖痈之脓已成将溃之际用之最宜，大剂量效佳。《本草汇言》谓其"于疮毒药中为第一要剂。凡痈疽未成者，能引之以消散，将破者能引之以出头，已溃者能引之以行脓。"

马同长教授 擅用皂刺治疗血栓闭塞性脉管炎，认为皂刺具有攻坚散结、活血消肿、透脓化疽功能，疗效可靠。但此药穿透作用较强，服后可出现走窜性疼痛，为药物反应，不必停药。一般用量为50g，可据病情加大剂量。病人服用后坏死组织脱落较快，新鲜组织生长较为迅速。[上海中医药杂志，1990（6）：11]

孙明寿医生 用六味通络饮治疗脑血栓58例，药用黄芪、当归、附子、干姜、水蛭、皂刺，疗效较佳。方中皂刺用量为60g。（《神经精神疾病效方430首》）

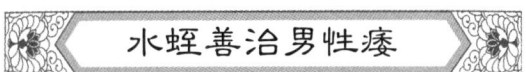

水蛭善治男性痿

中药王国里有一味古老的动物药，叫水蛭，俗名蚂蟥。我认识它是很早的事了，小时候下河摸鱼，一不小心小腿肚上就爬了条蚂蟥，只见流血不见痛，吓得用手直拍患处，生怕钻到肉里头不出来。长大才知道此君只吸血，不进入体内。

学医后方知《伤寒论》上的抵当汤主药之一就是水蛭，其主要作用就是活血祛瘀，破癥散结。古人是这样用，现代人也是这样用的。冠心病、高脂血症、周围血管等病，今人用水蛭常不出此范围，我也亦然。这是大家的共识。

其实，水蛭还有一个显著作用，兴阳。关于这方面的报道很少见，对于这方面的作用我也是临床上偶然发现。一日，在治疗一位"三高"患者，高脂血症、高血黏、高血压时，用了我以水蛭为主的专方后（方中其他药均无兴阳作用），不仅治好了"三高证"，病人还反馈说，原来的阳痿也好了。说者无意，听者有心，无心插柳柳成荫，好事。多年来我一直想找一味壮阳的有效药物，苦觅不得，此真乃天赐良机。

过去，我在治疗阳痿和性功能较弱的病证时，常是用淫羊藿、仙茅、枸杞、肉苁蓉、蜈蚣、鹿茸之类，效用参半，总是不惬意。自从发现了水蛭的兴阳作用，就有意识地在治疗此证中检验加与不加的作用，结果证明凡是加入水蛭的方子就起效快，作用显著，不加入的就慢，甚止无效。这真一味好药，尤其用在高血压、高脂血症、糖尿病、前列腺等诸病导致的性功能障碍者,屡用屡效。后经求证古训,翻阅文献,得水蛭用药功效范围,亦有合上述病证的。

《神农本草经》:"主逐恶血,瘀血,月闭,破血逐瘀,无子,利水道。"

古道瘦马注:无子,乃肾虚居多,不仅指女子,男子亦然。其中也应该包括男子阳痿所致无子。

《大剂量水蛭治疗阳痿》:曹某,男,26岁,1976年9月10日就诊。1年前因挑土过重而扭伤腰部,经治疗,腰伤愈。但自此之后,渐觉阳事不举,迭经医治不愈,遂投以水蛭30g、雄鸡1只(去杂肠)同煮,喝汤吃鸡肉,隔3天1剂,5剂病愈。1977年底结婚,1978年底得一男孩。

按:水蛭雄鸡汤的主要药物是水蛭。水蛭有逐瘀、破血、通经之功。此案阳痿的病机是瘀血阻塞络道,经气不通,宗筋失荣所致。水蛭常用量为1.5～3g,而此方用量高达30g,但未见任何不良反应。水蛭雄鸡汤,从药理上看,适用于瘀血型阳痿。(曹是褒,曹四豪.水蛭雄鸡汤治疗阳痿.四川中医,1985,12:37)

临床上水蛭不仅可以治疗瘀血性阳痿,亦可治其他原因所致性功能障碍。现举两例示之。

验案举例

案1 李某,男,40岁。最近感到房事力不从心,以致阳痿。在其他中医处服了大量鹿茸、高丽参、黄狗肾之类补肾壮阳之药,越发不能勃起,心中甚为郁闷,经人介绍求诊我处。刻诊见人高大,面红黑,舌红苔腻,脉弦滑实,心情烦躁,眠差多梦,饮食二便正常。新婚不久,阳事不举,妻子怨怒,要求赶快想办法解决病症。辨证为肝经湿热,厥阴痿废。

[处方]柴胡30g,枳壳15g,白芍30g,甘草15g,茯苓15g,猪苓15g,泽泻30g,阿胶10g(烊化),怀牛膝30g,生水蛭20g(其5g研粉冲服)。7剂,水煎服,每日3次。

1周后复诊,舌质红润,苔已不腻,心情略安,已有晨勃现象。效不更方,上方去阿胶,加当归30g,蜈蚣3条,淫羊藿30g,枸杞30g。又7服,情况继续好转,阳事已举,心情兴奋,嘱戒房事1周,再续上方3剂,可正常同房,病痊愈。(《古道瘦马医案》)

此案前医治疗之所以不效,是违背了中医的辨证精神,不抓病机,一味用套方热药,故越补越实,造成阳痿愈重。我看病历来讲究在抓住病机的基础上施方用药,尤其是专药、特长药,一定要用在对证之方上,否则再有效的药也不灵。后学不可

第二讲 用药传奇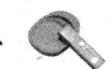

不知。另：水蛭在用法上一定要注意，必须是生的，最好是粉剂，切记！

案2 王某，男，28岁，工人，1984年11月4日诊。主诉阳痿伴右睾疼痛2年余。患者素体康健，2年前被人用脚踢伤阳具，当即右睾疼痛异常，随即阳事不起。2年来遍尝中西诸药无效。现面色黧黑，齿龈青紫，腰腹时痛，纳谷二便如常，唇舌淡暗，苔薄黄，脉沉细涩。此肝络受伤，宗筋有损，瘀血内阻，气血失运。检视所服之方，皆温肾壮阳，补益气血之品，但收效甚微。因思紫河车入肝肾两经，为血肉有情之品，可峻补伤损之宗筋；水蛭也主入肝经，寇宗奭有"治折伤坠仆蓄血"之称。遂予水蛭30g，紫河车50g，另加露蜂房40g，以增强温肾壮阳之力，上药共研细末，每服5g，每日2次，温开水送下。

二诊，睾痛大减，阳事未起，但颜面唇龈紫暗之色均有消减，腰腹疼痛也有缓解。患者信心颇足，谓虽阳痿未起，但他症大有好转。又于原方减水蛭为15g，更益淫羊藿60g。3料，服宗前法，尽剂而阳事能起。（《胡国俊内科临证精华》）

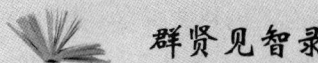

群贤见智录

肠粘连 水蛭、紫河车、大黄、木香各100g，三棱、莪术、土鳖虫各200g，研细末日服，总有效率为100%。[浙江中医杂志，1995，30（3）：108]

男科疾病 用水蛭100g，淫羊藿500g，研末冲服，治疗阳痿及精子成活率低于40%的男性不育，均获佳效。[中医杂志，1993，34（2）：70]

以水蛭、虻虫、大黄、桃仁为主，随证配伍利湿、补肾药治疗15例慢性前列腺炎，痊愈12例，好转2例，无效1例。[毒性中药古今用．北京：中国医药科技出版社，1993：171]

黄褐斑 生水蛭焙干研细粉（切忌油炙减效），装胶囊，每日服5g。益母草、桃仁、炮山甲、当归、何首乌、丹参、凌霄花、白芷水煎服，每日1剂。药渣加水200ml煮沸后取药汁，敷面斑处30分钟，每日数次。治疗20例，痊愈14例，好转5例，无效1例。[中医研究，2000，13（3）：43]

卵巢囊肿 水蛭150g，炮山甲50g，桃仁50g，生牡蛎200g，土鳖虫30g，夏枯草100g，大黄100g，莪术50g。研成细末装胶囊，每服10g，每日2次，20天为1个疗程，经期停服。治疗44例中，痊愈36例，有效5例，无效3例，总有效率为93%。[山东中医杂志，1996，15（1）：21]

崩漏圣药说桑叶

我的童年不像现在的儿童幸福惬意，可玩的东西应有尽有，琳琅满目。在那缺吃少穿的动乱年代，我们穷人家的孩子只能自我找乐趣，抓蜻蜓，斗蛐蛐，养小蚕。我就是那时认识桑叶的，没想到儿时的玩物，竟是中药王国里一味重要的救命之药。

桑叶，性寒味苦甘，入肝、肺二经，擅长于祛风清热，故后世本草书中多归类于清凉解表类，临床上亦多用于风热表证，我临床上亦常用于红眼病、嗓子痛、风热咳嗽等，诸如在桑菊饮、桑杏汤中作为主药。有时也用于盗汗、脱发二证。但是用得最多的还是妇科里的崩漏证。实践证明，治疗此证，桑叶有独到之功，一旦加入治崩漏之方中，如虎添翼，力挽狂澜，可使崩漏之证迅速痊愈，此非虚言。关于桑叶治崩漏，本应好好写一篇文章论之，不意发现董汉良老中医一篇佳作，颇合我意，论述翔实，就此借来以飨读者。

严用和说："夫血之妄行，未有不因热之所发，盖血得热则淖溢。"张景岳亦云："血本阴精，不宜动也，而动则为病……盖动者多由于火，火盛则迫血妄行"，故热邪内盛，灼伤冲任必至崩漏。

桑叶清热、平肝、祛风，从其性味、归经、功效、主治来看，用以治疗崩漏颇合病机。桑叶虽亦祛风清热为主功，但亦有滋阴平肝、凉血止血之次功。

《本草经疏》曰："桑叶，甘所以益血，寒所以凉血，甘寒相合，故下气而益阴。"《重庆堂随笔》认为："已肝热妄行之崩漏，胎前诸病，用于肝热者尤为要药"，故《本草从新》记载有"滋燥、凉血、止血"之功，所以桑叶治疗崩漏有卓效，为妇科医家所重视，并广为运用于临床，尤其明清医家多有论述和记录，足供我们临床参考和应用。

如《济阴纲目》引方氏曰："治崩次第，初用止血以塞其流，中用清热凉血以清其源，末补血以还其旧，若只塞其流而不澄其源，则滔天之势不能遏，若只澄其源而不复其旧，则孤子之阳无以立，故本末勿遗，前后不紊，方可言治也。"从治崩的三步法程看，桑叶不但能止血塞其流，亦可清热凉血以澄其源，且能润燥补血以复其旧，故自始至终均可配伍运用以疗崩漏。

自明之后，清代医家颇为重视，记载较详细的为《傅青主女科》，在《年老血崩》篇中所立加减当归补血汤，方中当归（酒洗）30g，黄芪（生用）30g，三七根末10g，桑叶14片，水煎服。并曰："二剂而血少止，四剂不再发。"又说："夫补

第二讲 用药传奇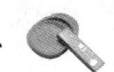

血汤乃气血二补之神剂，三七根乃止血之圣药，加入桑叶者，所以滋肾之阴，又有收敛之妙耳。"并说："以此方以止其暂时之漏，实有奇功。"此方以黄芪、当归为补气养血之剂，其性甘温益气，另佐以桑叶甘苦性寒之品，即一以滋阴养血，以制归芪之甘温，二助三七活血凉血以止血，起到相得益彰之效。

在《血海太热血崩》篇中的清海丸，药有14味，炼蜜为丸，其中方内桑叶500g，此方"补阴而无浮动之虑，缩血而无寒凉之苦，日计不足，月计有余，潜移默夺，子宫清凉，而血海自固"。

前后两方，加减当归补血汤，即温热方中用桑叶之范例；清海丸，即寒凉方中用桑叶之典型。桑叶虽本性寒凉，但如配伍得宜，则能起到止血塞流、清热澄源、滋阴复旧的作用，故从傅氏的经验看，凡治血崩，均可配伍运用。

自傅氏之后，近代妇科医家屡有报道，并载入妇科专著中，《裘笑梅妇科经验选》（1982年浙江科技版）一书中，有自创经验方治疗中气下陷的崩漏，方名固气补血汤，用参、术、苓、甘、归、地、萸肉、三七外，亦加桑叶一味。细看此方，实脱胎于傅氏加减当归补血汤，并举了多例治崩漏验案。同时在书中还特别强调"止血药可选用鲜地黄、牡丹皮、桑叶"。

《何子淮女科经验集》（1982年浙江科技版）一书中，在崩漏篇中说："经来崩下，宜清源遏流，药用桑叶、炒白芍、荷叶……"在其所列血崩案中指出："年近五十，岁在更年，女子七七天癸竭，肝肾亏，水涸火炎，血海为之沸腾，而致妄行崩下。方用桑叶、牡丹皮、甘菊、槐米、竹茹等清肝凉血、宁静血海，以抑沸腾之势"。本案即仿《傅青主女科》中加减当归补血汤与清海丸之意；从"年近五十"系老年血崩之证，傅氏立有加减当归补血汤；从血海有热，傅氏创制清海丸。论述病机和立方遣药均宗傅氏，故方中重用桑叶15g，前后两诊均不弃桑叶，调治4个周期而愈。

《陈氏妇科秘要》（家传本见《医林荟萃》第11辑，浙江中医学会编），关于"崩漏"自拟方育阴潜阳固冲汤中，亦用桑叶止血以疗崩。

关于桑叶治疗崩漏，据《医林荟萃》第4辑（内部印行本，由浙江中医学会编）中"钱氏女科学术经验简介"一文中介绍，可谓是最早的记载和运用。

绍兴钱氏女科为浙江世传女科之一，钱氏自南宋以来，代有名家，其"调经善用风药"。桑叶善于祛风清热，故治月经不调，除用桑叶外，还用藁本、白芷、防风之类，对于历代妇科医家惯用风药荆芥有所发展和创新。钱氏崩漏方即突出了桑叶的作用，并常配甘菊以治崩漏，钱氏云："血崩之因多为喜怒劳役伤肝，导致血热沸奔，顺肝经下行，暴则为崩，缓则为漏，斯证平肝清热凉血之品当首选，故谓桑叶、甘菊为治崩漏之功臣。"因此，溯其源者为钱氏，创其用者为傅氏，验证于临床者为今世各家之实践。

桑叶疗崩漏，根据近代药理研究，如日本村尾静夫证明，桑叶及蚕体内含有麦角甾醇；我国杨思福测定每百克干桑叶中含维生素 B_1 460μg，鲜品含有 140μg。其他尚含有叶酸、维生素 B_{12}、维生素 C 等；这些有效成分可能直接起着止血治崩漏的作用。因此，笔者认为，对于崩漏证，无论虚实寒热均可配伍运用，这方面傅青主已作了示范的说明。所以，在中医辨证的基础上，适当配伍桑叶可以收到增强治疗崩漏的作用。桑叶是一种较理想的治崩漏首选药物，可供妇科医家临床参考。

关于用风药调经以治崩漏的经验，历代妇科专著惯用炒荆芥随证加入，但荆芥毕竟是辛温发散之品，虽有祛风之功，但远不如桑叶祛风清热、凉血止血拍合病机，但桑叶、荆芥，一寒一热，作为风药调经，随证施治，可补荆芥之不逮。因此，笔者认为，凡虚寒性崩漏，可考虑炒荆芥为主药；血热性崩漏可选用桑叶为主药。但两药亦可配伍运用，尤其桑叶，在崩漏证中均可应用。

荆芥疗崩漏一般需炒炭入药，似有炭药止血的作用，但桑叶疗崩漏无需炒用，故可避炭药固涩凝血之弊，桑叶止血而畅流，用之而无弊端，诚可谓疗崩漏之良品也。（《琐琐药话》）

附：（古道瘦马治崩漏验方）黄芪 30g，当归 30g，生地黄 30g，霜桑叶 30g，三七粉 9g（现可用云南白药胶囊代替），加生地榆 60g，生贯众 60g，白头翁 60g，桑白皮 30g，益母草 120g。出血严重时加红参 30g 和龟甲 30g。多年运用疗效在 90% 以上。

苍术除湿愈腹泻

临床上在治疗脾胃病时，我最爱用的两味药，一是白术，一是苍术。两术同温，一润一燥，用得好是相得益彰。脾虚便秘，大量用生白术，我已有专文论述；脾虚腹泻，大量用苍术，鲜有攻而不克的。此文就专门谈谈苍术的运用。

苍术是术的一种。术之名始载于《神农本草经》，而苍术之名，始见于《本草衍义》。苍术是菊科多年生草本植物茅苍术或北苍术的根茎，味辛、苦，性温，归脾、胃、肝经。

苍术的主要功效是燥湿健脾。这一点大家都是熟悉的，如治疗脾虚湿盛的平胃散，其主药之一就是苍术，但是观临床上大多数医师，用于治疗腹泻一证时用量都很小，虽说有效，但是疗程长。我的认识和实践认为大剂量可以缩短疗程，使病人痛苦减少。

在治疗腹泻便溏一证时，我常以附子理中汤为基本方，其中术用苍术，最少量

第二讲 用药传奇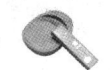

或曰起步量为 30g，最大量至 100g。腹泻便溏 3～5 剂就改变，随后减量，见症加减。

曾治一陕北妇女 50 多岁，急性肠胃炎，纳差，腹泻日 10 余次，输液 3 天，兼用蒙托石散无效，人疲乏无力，找到我问喝中药能不能止住，我说可以。经辨证排除痢疾，处方附子理中汤加减：炮附子 10g，红参片 10g，炮姜 30g，炒苍术 90g（打），生甘草 30g，煅牡蛎 60g，水煎，一日多次，少量频服，1 剂即止，3 剂痊愈。

一般腹泻肠中水气较盛，且肠道水肿，非用燥药吸干不可，这就和地面水滑，光扫去吹风不行，但洒上炉灰很快就能吸干的道理一样。苍术就有这个特性，尤其是炒苍术更好。对于这种证，量小不行，杯水车薪，故非大量使用不可。我临床多年一直是这样使用，无有不效的。该药十分安全，诸位遇证尽可放心一试。

苍术一药我的认识主要为两点，一是燥湿，一是营养。

燥湿在寒湿中可用，湿温中也可用，关键在配伍。寒湿中只要见到舌胖大有齿痕，苔厚腻，尽管放胆用之，湿盛嘛。湿热中，见苔厚腻者在清热利湿中佐之，量不要超过 15g。

说到营养嘛，因苍术中含有大量维生素，我常在眼科和口腔溃疡中运用，疗效也是不菲。如在眼科中，由于苍术中含少量维生素 A 的前体胡萝卜素，对于缺乏维生素 A 而引起的夜盲症和角膜软化症一般单用就有效果，古人记载苍术有"明目"的作用，多与猪肝、羊肝同煮，治疗雀盲及目昏涩。现代医家临床用药经验及单方应用与研究都证实苍术治疗雀盲的可靠性与显著性。苍术还配伍应用于治疗眼目涩痛、眼生黑花、白内障、角膜软化症等。有医者提出应加剂量，使用苍术 50g 煎水分 3 次服用。与猪肝或羊肝蒸煮服食，效好。经常操作电脑的病人感到眼目昏糊，用苍术和枸杞效果显著。在治疗慢性复发性口腔溃疡中更是必用之药，非此不可。

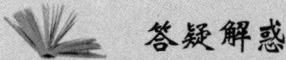

答疑解惑

爱爱医 Idaoyisheng

　　前几日遇几例腹泻者，学先生的经验以理中汤加减重用苍术，效果神奇得很，上午服药，下午泻止，以前虽说针灸中药并用治疗腹泻也很快，但学先生之法后，感觉比想象中要快得多。

　　平素对腹泻的患者，尤其是水泻，喜用五苓散或是理中汤等加减，虽也获效者甚多，但也有不效或是疗效慢者。后看王幸福老师发一帖于论坛，让人豁然开朗起来。原来，对此种水泻，重用苍术能收到立竿见影之效。

085

案1 龚某，男，8个月，11月1日初诊。其家属诉4日前开始咳嗽，流涕，喉间痰响，昨晚始腹泻，水样便，5~6次，无明显口干。处以苓桂术甘汤加二陈汤加减：云苓20g，白术15g，桂枝10g，干姜10g，细辛3g，北五味子3g，薏苡仁20g，旱法夏6g，陈皮6g，炙甘草6g。一剂，一天数次频服。11月3日来诊，言咳嗽流涕好转，喉间稍有痰鸣，但腹泻次数未减，精神食欲欠佳，小便甚少，大便水样，昨晚十余次，哭闹不安。给予五苓散合理中丸加减：云苓15g，干姜15g，苍术10g，党参10g，猪苓15g，泽泻20g，桂枝10g，白术10g，车前子50g，炙甘草6g。1剂，仍然少量多次频服。若腹泻好转，一剂药可服2天。下午询问，言大便次数减少至3次，稀便不成形，嘱其继续服用，次日大便已成形，未再腹泻，精神，饮食可。处理此例病人时尚未看到王老师案例，故未重用苍术，仍以自己老套路治疗。

案2 李某，男，1岁4个月，11月13日初诊，因发热、咳嗽来诊，以炎琥宁肌内注射，口服护彤、头孢拉定颗粒，3日后热退，咳嗽减轻，但食欲不佳，大便稍溏，每日1次，时欲饮水但不多，唇干，精神不振。处以小柴胡加石膏汤加减：柴胡24g，法半夏9g，白参6g，黄芩10g，六神曲15g，焦麦芽15g，焦山楂15g，生石膏15g，葛根15g，桔梗10g，枇杷叶10g，生姜9g，大枣10g，炙甘草6g（颗粒），2剂，次日来电话言，服用此方后患者大便次数增至十余次，水样便，问是否是药物原因。嘱其暂停服此药，自购蒙脱石散服用2天。并告之应该不是药物原因，近段时间流行病毒性腹泻，应无大碍。但2日后家属带其来诊，言服用蒙脱石散时腹泻倒少很多，但昨晚又拉了十余次，水样便，口渴欲饮水，精神萎靡，近一周来进食甚少，吵闹不安。劝其家属至妇幼保健院输液治疗，家属言不想输液。无奈只得再处一方：苍术30g，党参10g，云苓20g，干姜20g，山药20g，陈皮6g，白扁豆10g，白蔻仁6g，炙甘草10g，1剂（不是颗粒）。本想用石榴皮15g，但怕影响味道，故去之。嘱其如果当日效果不佳，必须输液。上午处方，下午3点多打电话询问情况，言未再腹泻，且吃了东西，精神好多了，现正玩得开心。嘱其明日服用一天停药。如此之神效，确实出乎意料之外。两日之后带其另外一个小孩来诊，也是因腹泻，处以小柴胡加干姜、陈皮、山药、苍术、云苓、葛根，2剂而愈。

086

第二讲 用药传奇

案3 莫某，女，38岁，12月19日清晨来诊。腹泻2天，自服诺氟沙星胶囊，效不佳，现口干，乏力，头晕，口淡乏味，大便昨晚至现在10次之多，水样便，下腹胀痛不适，舌淡苔白腻，要求输液，患者平素对我开中药较信任，故强烈要求服中药。急处以五苓散合理中汤加减：苍术60g，云苓15g，泽泻20g，猪苓15g，山药30g，党参10g，干姜20g，白蔻仁6g，陈皮10g，炙甘草10g。2剂，每日1剂，煎2次，混匀后分4～5次喝完。下午询问，言已不腹泻，口不渴，胃口已开，只是头有些晕痛，测体温正常，可能是带小孩没休息好，嘱其多休息，第3天，患者头痛愈，未用任何西药。

案4 12月29日早晨，我因食用小笼包过多（平常很少吃这东西的），中午因时间忙，吃了桶泡面，至晚上腹胀嗳气，嗳气中带着小笼包的肉味儿，服用黄连素与保和丸1次，收效不佳，夜间辗转难眠一宿，早上起来矢气不断，大便溏稀，一早上拉了3次，夹着未消化的食物，腥臭味。自认为喝点稀饭调养一下便会无事，没想到，下午就开始水泻不断，短短2个来小时拉了6次，到了吃晚饭，肚子早已空空无物，于是乎就端起饭碗吃点东西，呵呵，一顿饭下来，就拉了3次。感觉全身乏力，口开始有些干，手也感觉有些抖了，看来是脱水了，没办法，只得给自己开个处方：苍术90g，云苓30g，党参20g，陈皮20g，葛根30g，焦山楂30g，鸡内金20g，干姜30g，炙甘草20g，1剂。自己抓完药立马煎服，大约晚上7点半服第一次药后就没再拉了，睡前服了1次，至次日早上起床，大便成形，腹中舒畅。早餐吃了一大碗米粉，中午一朋友硬是让我尝尝他的排骨煮臭豆腐，没法，只得胆战心惊地吃了几块，回家后还是预防性地喝了几口没喝完的中药，到现在中药还剩一大杯在那里，一共就喝了3次哦！

感谢中医，也感谢王幸福老师毫无保留地发帖，每读先生之帖都能有所收获，特此谢谢。

软肝化癥首桃仁

说起肝硬化这个病来，患肝病的人真有些谈虎色变，其实不必恐惧。除了晚期

087

的硬化不可逆转，早期的、中期的都有恢复正常的可能。在治疗这个病中，我的经验和认识是两味药非用不可，用之必效，一是鳖甲，一是桃仁。前者已有论述不谈了，此文专述桃仁。

桃仁，始载于《神农本草经》，原作"桃核仁"，是蔷薇科落叶小乔木植物桃或山桃的成熟种子。本品味苦、甘，性平。归心、肝、大肠经。

学医的人都知道，桃仁、红花是活血祛瘀的常用药，著名的桃红四物汤首位药就是桃仁。但是要说桃仁是治疗肝硬化的专药和特效药，可能很多人并不知道。其实对这个问题我也是有一个认识和实践的过程。

最初，我也是把桃仁作为一个普通的活血药用，在治疗肝病和肝纤维化中一般不用它，而是用大量的丹参和赤芍之类，效果虽说也可以，但总是有不惬意的地方，个别人效果不好。后勤求古训，翻检文献，发现上海已故名医王玉润先生的著作，获悉王氏的研究成果之一就是发现桃仁治疗肝硬化的特效药。有病例，有实验数据，且一研究就是几十年，真乃中医界罕见。

对于这一研究成果，我如获至宝，马上运用于临床验证，多年实践下来，证明王玉润先生的结论是正确的。治疗肝硬化用桃仁效果斐然，用不用大不一样。从此我就把桃仁列为肝硬化治疗必用之药。

桃仁使用后可以改善肝功能，使肝质变软，表面结节减少，肝纤维化有不同程度的减轻，肝结缔组织减少，纤维束变松。

这里要提出的是，桃仁不宜一次大量使用，应控制在 10～15g，慢慢肝纤维化就会改变甚至消失。有很多同仁经常看我的文章，因写药物大量运用的多，容易引起错觉，可能以为什么药都可以大量，其实不然。桃仁不宜一次大量使用，因有一定的毒素，只能少量频用，细水长流，功到自然成，这一点不可不知。下面列举一病例示之。

验案举例 雷某，男，52 岁。家族性乙肝，轻度肝纤维化。经某肝病医院治疗 3 个月余，无效，反致极度消瘦，便溏，每日 3～4 次。后又经某肝病世家治疗 3 个月，使用大量丹参亦不见效。后慕名求诊于我处，出示肝功检查报告，肝轻度纤维化，门静脉变粗，脾大，转氨酶及黄疸指数均高，血清提示小三阳，心情郁闷，精神紧张。刻诊见面黑红，舌暗紫，苔白腻，纳呆，便溏泻，每日 3～4 次，疲乏无力。辨为肝郁脾虚，柴胡桂枝干姜汤加减。

［处方］柴胡 12g，黄芩 10g，桂枝 12g，干姜 30g，天花粉 12g，牡蛎 60g，炙甘草 10g，苍术 30g，桃仁 10g，鳖甲 15g，白蒺藜 15g，合欢皮 12g。15 剂，水煎服，

第二讲 用药传奇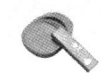

每日3次。

半月后复诊，精神好转，便溏每日1次，纳开。效不更方，上方干姜、苍术减为10g，牡蛎减为30g，桃仁加为12g，又加枳壳、木香各6g，山药30g，同时去掉黄芩，换为白花蛇舌草30g，续服3个月，人稍胖，大便正常不溏。化验肝功能正常，二对半仍提示小三阳，B超检查门静脉和脾均已缩小。

病人很高兴，要求继续治疗，半年后检查肝纤维化消失，门静脉和脾恢复正常，仍以上方为主，每半个月微调一次方子，大旨不变，桃仁、鳖甲不移，1年后，小三阳转阴，病人兴奋无比，又介绍了不少患者来我处诊治并谢礼。此乃后话。

按：此病之所以治愈，除了辨证用方正确，疏肝理气，活血软坚，健脾益气外，坚持用治疗肝硬化的专药特效药桃仁、鳖甲甚为重要，方中其他药均可随证变化，但此2味药始终不移，终获佳效。这一点要请同道注意。

全蝎多功能灵药

前些年去广州，受朋友之邀上街吃饭，一会儿就上了一盘油炸全蝎，把我看得直吸冷气，真是俗语说的世上没有广东人不敢吃的，猫和蛇，龙虎斗就不说了，连有毒的蝎子也要吃，真服了。还别说，在朋友的劝导下，一吃还真香，有点炸知了的味道，全然不知毒在哪。这是个话引子，实际上全蝎这味中药，并非像书上讲的有毒，我用过多年从未出现过中毒现象，不管是3～5g，还是20～30g。从临床的实践来看作用多多，用得好的话，常起到出奇制胜、意想不到的效果。

全蝎又称全虫，味甘、辛，性平，有毒。《开宝本草》云其："疗诸风瘾疹及中风半身不遂，口眼㖞斜，语涩，手足抽掣"。《玉楸药解》亦云其可"穿筋透骨，逐湿除风"。功效大致可归纳为：息风止痉，活络止痛，解毒散结。临床常用于中风、癫痫、痹证、脑炎、头痛、肺结核、瘰疬等疾病之治疗。煎剂常用量为3～9g，散剂常用量为1.5～3g，分2～3次吞服。实际量可根据临床需要而定。

一般医生都知道全蝎的主要功能是解痉止痛，搜风通络，这我就不再说了，仅再补几点作用。

①全蝎具有营养开胃作用。我在治疗肺结核、肠结核、骨结核等消耗性疾病的过程中，在用蜈蚣、全蝎杀虫解毒时，发现凡加入全蝎的病人胃口都较好，身体恢复较快；反之，胃口难开，身体复原较慢。在治疗小儿疳积中，加入全蝎也有此效用。

我曾观察过某擅长治小儿病的一70多岁老中医的方子，发现凡是咳喘和消化不良的患者，方方不离全蝎一味，3～5g，而且效果很好。当时百思不得其解，仅知解痉止咳，不知消化不良为何也用。后来我也照猫画虎，试着在治疗这类小儿病中加入少量全蝎，发现效果就是不一样。加全蝎，不仅咳止得快，小孩胃口也好；减之，就慢。老中医的经验就是老道，后又在治疗结核类病中得到印证，全蝎具有营养开胃、扶助正气的作用。

我治肺结核之所以只用3个月，其中除了杀虫的蜈蚣、百部、地骨皮外，实际上就得力于全蝎醒脾开胃，营养身体。后在读《温病条辨》时，看到吴鞠通以全蝎末入牛肉中蒸食之治小儿疳证、消瘦、虫积者，知其可醒脾胃而养气血，改善全身营养状态。实践证明，服用加入全蝎的方后，常见病者饭量渐增，体质日渐壮实有力，这也说明治病中身体抵抗力之渐行恢复，实为各种疾病痊愈之重要条件因素和基础也。

②全蝎治五官科疾病也有较好疗效。全蝎治疗耳目之疾，古今有之，清·仇芑轩以"全蝎一个，去毒捣烂，酒调滴耳中，闻水声即愈"治疗耵聍暴聋。肾虚耳聋《杜壬方》中亦有用蝎之法，10年者2服可愈：小蝎49个，姜如蝎大49片，同炒，姜干为度，研末，温酒服之，至一二更时，更进一服，至醉不妨，次日即效。小儿痄腮，用全蝎1～2个，分2次吃（油炸至微黄）效果很好。全蝎用治某些眼病常有奇功。首先，它有通窍明目之功，为诸家本草所未载，据四川泸州医学院王明杰医师介绍，将全蝎加入补益剂中，能增强其明目作用，单用1味亦有恢复视力之效。青光眼眼压升高时，常有眼球胀痛，连及目眶、额颞，刺痛难忍，多属肝胆风火上攻头目，用龙胆泻肝汤加入全蝎3～5g研末吞服，不仅缓解头目胀痛，还有助于降低眼压。对于眼部疾病，如眼胞轮振跳（俗称眼皮跳），甚至面部肌肉抽搐（西医称面肌痉挛），治疗较困难时，取全蝎2～3g往往能收捷效。慢性泪囊炎急性发作者，单用全蝎1.5g，研末服，每日2次，往往肿消痛止而愈。全蝎研末内服，从小剂量开始，每日2次，每次1～2g，长期服用一般无毒性反应。

③全蝎是久病顽疾的克星。有些病的治疗过程相当麻缠熬人，百法用尽，不见进展，这时不妨加入一味全蝎试一试，常能收到柳暗花明又一村的感觉和效果。

我在治疗一些皮肤病诸如扁平疣、荨麻疹、牛皮癣等病时，在用效方无进展时，常加入一味全蝎，立马起效，病势速转。曾治一9岁男孩，先天性牛皮癣（银屑病）时，前2个月进展较快，全身溃烂处逐渐愈合干燥，但是继续用药，进步不大，白疕依次递出，病人和我均感焦急。后受有关医案启示，在常用的桂枝茯苓丸中加入全蝎，1周后病势迅速变化减轻，而后逐渐加量，终用9个月治愈。这是我治此病

第二讲 用药传奇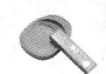

最重的一例，也是时间最长的一例。其中全凭全蝎一味药扭转被动局面，最终治愈。

曾听同道王某谈到治疗一例糖尿病人，尿蛋白（＋＋＋）长期不消，前医用中药几个月解决不了这个问题。王某接诊后，一改前道，用六味地黄汤加土茯苓，冲服全蝎末，1周就消除尿蛋白。速度之快，令人惊叹。

安徽名医胡国俊在谈到皮肤久溃、瘘管不敛时说：此类疾病多属邪毒聚于皮肤或腐蚀筋骨所致。西医称之为下肢溃疡、骨结核、骨髓炎瘘管形成。余尝以单味蜈蚣研细末撒布溃疡面，或以该末制成药捻置入窦管内，既可使溃疡面愈合，又可使死骨退出窦道，疮口闭合而愈。

总之，诸位同道不妨在治疗一些疑难杂证或久治顽疾无进展时，试一试加入一味全蝎看看，也许困惑你的难题会迎刃而解。

育阴消水楮实子

我初学中医时，从教科书上得知楮实子能滋肾，清肝，明目，壮筋骨，助阳气，补虚劳，助腰膝，益颜色。也就是说仅知道其主要作用是补，尤其滋肾补肝，在临床处方里还不常用。后来随着临床时间的推移，逐渐加深了对这味药的认识，不仅有补的作用，还有利的作用，一药而兼攻补两种功能，我多年一直在寻找这种药。

我喜欢用经方，尤喜欢用猪苓汤，在治疗肾炎一类水肿病时更离不开它，育阴清热利水。但是对其中的阿胶要烊化冲服深感不方便，一是不能同煎，二是价格不菲，不用吧，又不成为猪苓汤，达不到育阴的功效，对此曾苦恼多时，一直想找个药能代替。

功夫不负有心人，一日在读《药性通考》时看到："楮实子，阴痿能强，水肿可退，充肌肤，助腰膝，益气力，补虚劳，悦颜色，壮筋骨，明目。久服滑肠（我临床未见有此作用）。补阴妙品，益髓神膏。"阴痿能强，说明能育阴；水肿可退，说明可以利水。这不就是我要找的阿胶替代品么？纸上得来终觉浅，绝知此事要躬行，以后在临床上再遇见病人水肿和阴虚同时存在时，我就有意识地加入楮实子，观察效果，发现还真不错，古人说的一点不假，既起到了补阴的作用，又达到了利水消肿的作用，一举两得。反之，不用楮实子，则效果大减。实践证明用楮实子治阴亏水肿可行，收效甚佳。

我曾治一汪姓女子，28岁，急性肾炎，发热，腰痛，小便不利，全身水肿，平时月经量稀少，舌微红苔薄白，脉沉细微数无力，纳差，大便尚可。中医辨为风水证，前医曾用五苓散合真武汤治之，不效。我辨为阴虚水肿，用轻剂越婢汤合猪苓汤加减，其中阿胶以楮实子30g代替，再加怀山药30g，女贞子15g，墨旱莲15g。7剂，水煎服，第2天轻微汗出，小便通利，3天以后全身水肿消退，后又以六味地黄汤加楮实子、杜仲、川续断之类善后，1个月即痊愈。

考《名医别录》云：本品"主阴痿，水肿，益气"；《大明本草》言其："壮筋骨，助阳气，补虚劳，助腰膝"。据此可知，楮实子确有扶正利水之效。临床上不仅可以用本品治疗一般的阴伤水肿，而且治老年更年期面浮胫肿、妇女特发性水肿等也有殊效。因为这类病人有相当一部分是肝肾阴虚，内分泌失调，气化不利，阴水漫肿，所以我常在治疗这类疾病的方子里加入楮实子，取其平补肝肾与枸杞子相仿，滋肾；利水消肿与泽泻相似，泄水；兼有二者之长而无利水伤阴之弊的作用。尤其是其能代替阿胶这一点，让我很是惬意，屡用不舍，确实达到了一能省钱，二是方便，中药王国真乃遍地是宝，大有可为。

治淋莫忘怀牛膝

牛膝始载于《神农本草经》，列为上品，市场商品分为怀牛膝和川牛膝两种。怀牛膝主要产于河南焦作，古称怀庆府地区。牛膝味苦、酸，性平，入肾经，可活血祛瘀，补益肝肾，强筋壮骨，利湿通淋，性善下行，故可治疗下半身腰膝关节酸痛。

我临床上很喜欢用这味药，除了补益肝肾外，重点突出两个方面，一是引药下行，补肾药和妇科药常加入；二是治淋症，即西医称的泌尿系感染，非用不可。前两个方面为一般医家所熟悉和善用，但是对后一方面的作用却了解不多，真有点埋没了怀牛膝的功劳。

实际上，这味药在治疗淋症方面是一味不可多得的好药，既补又攻，祛邪而不伤正气，这是一般药所不具备的。

验案举例 一老年男性患者，60多岁，尿急、尿频、尿涩痛，发热，乏困，腰酸痛，典型的泌尿系感染，在医院挂了几天左氧氟沙星，同时口服八正合剂，仍不见好转，求治于我处，要求中医治疗。刻诊见舌微红，苔薄，脉弦细，右尺细数，左尺沉细无力，腰痛如折。辨为湿热下注，耗阴亏肾。处四妙散加减。

[处方] 怀牛膝45g，黄柏10g，苍术10g，生薏苡仁30g，虎杖15g，炒杜仲15g，炒川续断15g，乳香5g。8味，3服，水煎服，每日3次。

3天后，尿急、尿频、尿涩痛消失，腰痛减轻，改六味地黄汤加怀牛膝5剂，痊愈。

第二讲 用药传奇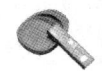

这是老年淋症兼肾虚,我重用怀牛膝,实际上,我在治疗热淋、血淋、石淋、虚淋、浊淋、毒淋各种淋症时不分男女老少,不管用何方,都加入怀牛膝,取效甚为明显。其实这种用法古代已有记载,不过是现代人有所忽视罢了。

《本草纲目》早已有言:"治久疟寒热,五淋尿血,茎痛,下痢,喉痹,口疮,齿痛,痈肿恶疮。"

《名医类案》:"鄞县尉耿梦得妻苦砂石淋十三年,每溺时,器中剥剥有声,痛楚不堪。一医命采苦杖根,俗名杜牛膝者,净洗碎之。凡一合用水五盏,煎耗其四。而留其一,去滓,以麝、乳香末少许,研调服之,一夕愈。"

今人邹孟城在《三十年临证探研录》写到:"……愿将家中秘守之治梅毒方公诸于余,以拯失足之人。"其胞兄曾于孤岛时期涉足花柳身染梅毒。经其母之店主用秘方治而得愈。新中国成立之后曾一度复发,其母又往求药。店主曰:"我已退休,子孙不业药,祖传秘方当行诸于世矣。"遂告之曰:"采鲜怀牛膝全草一大捆,洗净后揩去水,打取自然汁,每日饮服一大碗,直至痊愈而止。"其兄如法服之,加以善自珍摄,竟得根治焉。

李时珍于《本草纲目》"牛膝"条下云:"牛膝乃是厥阴、少阴之药,所主之病,大抵得酒则能补肝肾,生用则能去恶血,二者而已。其治腰膝骨痛,足痿,阴消,失溺,久疟,伤中少气诸病,非取其补肝肾之功欤?其治癥瘕,心腹诸痛,痈肿,恶疮,金疮,折伤,喉齿,淋痛,尿血,经候,胎产诸病,非取其去恶血之功欤?"用牛膝治腰肌劳损,既取其去恶血之力,又取其补肝肾、强筋骨之功,未越出中医传统理论之范畴。而新鲜淮牛膝取汁饮服,以治梅毒,却为诸书所不载,固是独具心得之经验秘法。若此法确实有效,则可推测鲜牛膝尚具解毒杀菌之能。

参考古今验案,结合临床实践,充分证明怀牛膝不失为一味治疗淋症、泌尿系感染的良药,诸位同道切莫忽视其治淋功效,应进一步发掘运用之。

群贤见智录

徐文华教授 苏州名医,擅以重剂牛膝治疗嗜铬细胞、后腹膜炎性包块阑尾周围脓肿,并在临床实践中取得了显著疗效和丰富可贵的经验,用量多为12～250g。徐氏体会是牛膝的剂量在上述疾病的治疗中非常重要,小剂量治疗时效果不佳,大剂量应用才能取得显著疗效。(《方药心悟》)

符为民教授 常以重剂川牛膝治疗眩晕、头痛、中风后遗症、风寒湿痹等，兼有血瘀者必用该品，用量为10～60g（《方药心悟》）

侯钦丰医生 用牛膝90～120g，芹菜种子45～60g。每日1剂，水煎分2次服。治疗乳糜尿21例，一般用药3～4剂显效，总有效率86%。[山东中医杂志，1989，6：40]

刘傲霜教授 习用自拟越痹汤治疗坐骨神经痛，药用川牛膝、细辛、川续断、桑寄生、伸筋草、木瓜、海风藤、秦艽、丹参、赤芍、桃仁、红花、全蝎、乳香、没药，随证加减。方中川牛膝用量为60～100g，一则取其重降，引药下行，二则用其温肾活血除湿之功。[河南中医，1997，17（1）：41]

张琪教授 习用自拟除痹四方治疗肢体酸楚重痛，包括神经根炎、坐骨神经痛等病，凡属湿热伤筋者，用之皆有卓效。药用穿山龙、地龙、丁公藤、薏苡仁、苍术、黄柏、知母、白芍、牛膝、萆薢、茯苓、甘草，随证加减，方中牛膝用量为50g。（《古今名医临证金鉴·痹证卷》）

陈士铎先生 治胎死母腹，以牛膝益母汤堕其死胎，药用牛膝3两，益母草1两，水煎服。（《辨证奇闻》）

黄和医师 治疗痹证之下肢肿痛者，常在方中加用川牛膝30～150g以达除痹止痛之功。在治疗头痛、三叉神经痛时，常用川芎、川牛膝这一药对，阴虚阳旺者重用川牛膝，寒湿或痰瘀者重用川芎。治疗下肢痹痛常伍独活；腰痛则配川续断；下肢肌肉疼痛拘挛不舒则配木瓜、伸筋草；痰凝湿阻痹痛配天南星、半夏。黄医师认为，川牛膝通痹镇痛作用强于怀牛膝。（《中药重剂证治录》）

《外台秘要》载治疗腰痛之寄生汤，其药物组成为杜仲、狗脊、桑寄生、独活、桂心、附子、芍药、白术、牛膝、石斛、人参、炙甘草、川芎。水煎分3次服用，方中牛膝用量为3两。

升麻非升解毒佳

自从李东垣的补中益气汤风行起来后，在东垣老人的新说下，升麻一改过去的

第二讲 用药传奇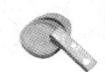

功效成了升提之药,后世大多数医家也是附庸其说,致使升麻的另一主要功效被忽视埋没。

在早年学医始对此并未引起重视,受补中益气汤方剂分析学说的影响,也认为方中的柴胡和升麻是提升诸药以升阳气的,后来临床实践多了觉得并非这么回事。柴胡和升麻并未有升提阳气的作用,举个简单的例子就可以说明。

我早年在治疗气虚型的低血压证时,喜用补中益气汤,教科书也是这样教的,但是效果大多不明显,按理说其中的柴胡和升麻是起升提作用的,但是不管用少量还是大量均不见起升提作用,使血压上升的作用远赶不上枳实、干姜。在看《伤寒论》《金匮要略》中也没有这样的提法和用法,相反却是以清热解毒见长,麻黄升麻汤、升麻鳖甲汤都是,喉咽不利,唾脓血而用之。不知怎么到了东垣先生那里却成了升提作用。文献和实践都证明此说不正确,应以纠正。

对此问题最早提出质疑的是已故中医大家裘沛然先生,我在20世纪80年读先生的《壶天散墨》时看到此文后,引起了深思。后来又看到方药中先生用大量升麻治肝炎、杀病毒的经验;潘华信先生在《中医杂志》上分析补中益气汤的文章,指出柴胡、升麻非升提,乃清热作用;结合仲景论述,方确信不移,此乃谬说,误人子弟,必须纠正。

对于升麻的功效,古文献已有丰富的记载。

《神农本草经》:主解百毒,辟温疾,障邪。

《名医别录》:主中恶腹痛,时气毒疠,头痛寒热,风肿诸毒,喉痛口疮。

《金匮要略》中升麻鳖甲汤:治阳毒为病,面赤斑斑如锦文,咽喉痛,唾脓血。方中升麻用二两。

《滇南本草》:主小儿痘疹,解疮毒,咽喉(肿),喘咳喑哑,肺热,止齿痛,乳蛾,痄腮。

《药性论》:治小儿风,惊痫,时气热疾。能治口齿风肿痛,牙根浮烂恶臭,热毒脓血,除心肺风毒热壅闭不通。

《肘后方》用于辛毒肿起。

《仁斋直指方》用于喉痹作痛,升麻一味煎汤,治胃热齿。

《本事方》用于口舌生疮,悬痈肿痛。升麻汤(升麻、桔梗、薏苡仁、地榆、黄芩、牡丹皮、白芍、甘草)治肺痈吐脓血。

《千金方》用于治口热生疮和产后恶血。

宋·朱肱有"无犀角以升麻代之"的记载。

学习文献,结合临床,我不再把升麻作为一味升提药,而是作为一种力专效宏

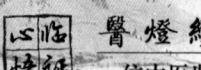

的清热解毒药使用。

验案举例 女性患者，张某，26岁，感冒引起扁桃体发炎，红肿如弹子大，即将化脓，发热喑哑，疼痛，舌红苔薄白，脉寸关滑数，大便略干，用养阴清肺汤加大量升麻，处方如下。

[处方] 生地黄30g，麦冬30g，玄参30g，升麻50g，白芍15g，牡丹皮12g，浙贝母15g，薄荷10g，桔梗10g，甘草10g。3剂，水煎服，每日3次。

1天后退热，3剂药后扁桃体减退已不红肿，又服3服痊愈，仅留腺体微肿大。由此可见升麻之功效显著。

临床上除了用于咽喉炎症外，我还将升麻广泛用于疮疡、痤疮、肝炎、中耳炎、带状疱疹、白塞综合征、生殖器疱疹等，一言以蔽之曰：清热解毒，大胆重用。

群贤见智录

郑长松教授 在治疗乳痈时，习惯用升麻（30g以上）、皂刺。郑教授认为升麻祛风清热，举陷托毒，乳痈患者及早大量使用升麻、皂刺等，多能免除手术之苦。(《名中医治病绝招》)

按：升麻清热解毒，升举阳气，托毒外出，《本草用法研究》赞其为"疮家圣药"。现代药理研究显示，升麻有抗菌、抗炎、解热、镇痛之作用。

方药中教授 善用升麻解诸毒，对病毒性肝炎及其他药物中毒患者，在辨证论治的同时，重用升麻进行治疗。其剂量一般均在30g，多则用至45g，疗效颇著，未见有不良反应者。(《名中医治病绝招》)

黄保中教授 习用升麻于辨证方中治疗风热外感、病毒性肝炎、慢性胃炎、内脏下垂、麻疹、风疹、斑疹等，用量为15～45g。(《方药传真》)

第三讲 医方真谛

一个好医生不仅要擅长用药,更要擅长用方。同样一方,有人用无效,有人用高效,其奥妙何在?本讲就这个问题的解答,论中或为高手用方之诀,或为本人施方之窍,均为临床治病用方的独有心得,亦是掌握运用医方的关键之处。

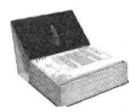 ## 当归六黄汤治疗甲亢的体会

甲亢,即甲状腺功能亢进症,是由于甲状腺分泌过多的甲状腺素所致的一种内分泌病。多发于青壮年,女性尤为多见。

临床所见,病者除有不同程度的甲状腺肿外,常伴有性情急躁、易惊善怒、心慌、多汗、畏热耐寒、多食善饥,消瘦乏力、消化不良、四肢颤抖等症状,有的尚有不同程度的眼球突出。

多数医者认为本病应包括在中医之"瘿证"范畴中,特别与其中之"气瘿""肉瘿"更为相似。

有关瘿的病因,历代医家多认为与情志忧恚、肝郁气结、痰浊凝滞有关。如《诸病源候论》载:"瘿者由忧恚、肝气郁结所生。"《外科正宗》有"人生瘿瘤……乃五脏瘀血浊气痰滞而成"。因此,治疗多采用疏肝化痰一类的方剂。

我早年在治疗这种病时,亦是按照此种思路去诊治,但是疗效较慢,很是费劲。后来在学习诸多老中医的经验之后,发现当归六黄汤治疗此病效果显著,并可以把

它作为专方使用。

当归六黄汤是金元四大家之一的李东垣创制的一首名方,载于其所著的《兰室秘藏》一书中,称它为"治盗汗之圣药",主治阴虚火旺所致的盗汗。其组成为:当归、生地黄、熟地黄、黄连、黄芩、黄柏、黄芪共7味药。

中医自古以来就有异病同治一说,只要病机相同就可以用一个方子治疗。盗汗是阴虚火旺,甲亢大多数早期表现亦是阴虚火旺,所以可以移来治疗此病。对于这一点估计持异议的不多,而且临床报道用当归六黄汤治疗甲亢糖尿病的也不在少数。这里我就不重复论述了。我只想谈谈怎么运用好这个方子治疗甲亢一病。

我常听到有的中医,尤其是年轻中医说,此方治疗甲亢疗效参半,时有效,时无效。后通过交流发现还是对这个方子的运用有问题,即一见甲亢病人,不分虚实寒热就原方照套,一方到底,不做加减,或再加些具有治疗甲亢作用的药物,诸如黄药子、昆布、海藻之类。怪不得无效,全忘了中医的辨证施治。

我们先来看当归六黄汤的组成。黄连、黄芩、黄柏苦寒清热,生地黄、熟地黄滋阴,当归、黄芪为当归补血汤,综观全方滋阴清热。我的经验是早期热重的情况下,凡见心悸、口干、烦躁、多食、便秘、尿黄等症突出时,重用三黄之量,必要时还要加大黄;轻用黄芪、当归、熟地黄的药量。凡见饮多、心悸、乏困、手颤、盗汗、便不干等症突出时,少用三黄药量;重用生地黄、当归、黄芪、熟地黄之药量,必要时加入生脉散。在中后期热轻,气阴两伤升为主要矛盾时,切记不要重用三黄苦寒之药伤阳气,这一点很重要。下面我举一个病例具体来看。

◉ 验案举例 董某,女,42岁,因甲亢一病在高新医院用西药治疗,嫌慢,又怕西药副作用大,故寻求中医治疗。经人介绍来到我处,刻诊见面色偏红黑,舌红苔白薄,心悸,口干,烦躁,稍乏,大便干,T_3、T_4 指标均高,脉滑大。

[处方] 当归六黄汤加减。生黄芪30g,当归30g,黄连15g,黄芩30g,黄柏30g,大黄30g,生地黄15g,九制地黄15g,五味子10g,制龟甲15g,北沙参30g,牡丹皮10g,栀子12g,桂枝6g,甘草6g。10服,水煎服,每日3次。

二诊,心悸已除,烦躁止,大便已不干,余证如前。前方调整:生黄芪50g,当归15g,黄连10g,黄柏10g,黄芩10g,北沙参30g,生地黄15g,九制地黄30g,麦冬15g,五味子15g,生龙牡各30g,桂枝、甘草各6g。10服,水煎服,每日3次。

三诊,诸症大减,已不口干、心悸、便干。舌淡苔白腻,脉缓濡,乏困,纳略呆,左手无力明显。

第三讲 医方真谛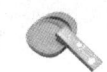

随证转方：生黄芪 120g，当归 15g，生地黄 10g，九制地黄 50g，黄连 6g，黄芩 6g，黄柏 6g，陈皮 12g，砂仁 6g，炒三仙各 15g，桂枝 10g，甘草 10g，鸡血藤 15g。10 服，水煎服，每日 3 次。

四诊，乏力减轻，胃口开，左手略有力。效不更方，续上方 15 服，诸证消失。化验 T_3、T_4 指标接近正常。又调整 1 个月，痊愈。

上述一案，我就是坚持用当归六黄汤，一以贯之，一方到底。但是亦坚持随证转量，随证转药，万变不离其宗，以其为主而转。实际上也有专方的味道，但守中有变，这一点很重要。多年来，我始终坚持用当归六黄汤治甲亢，没有不效的，其中的奥妙就是上述所言。说句题外话，前人留下的好方很多，关键是看你会用不会用，古人曰：运用之妙，存乎一心。说的就是这个道理吧。

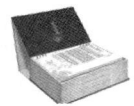 ## 用好瓜蒌薤白汤的一点思考

《金匮要略》上的瓜蒌薤白白酒汤与瓜蒌薤白半夏汤，我统称为瓜蒌薤白汤，是治疗胸痹、胸背痛的主方，其疗效卓著，为临床所常用。但是，我看到有的同道在运用此方时，常常舍去白酒一味，且有微词，觉得此方治胸痹证，时有效，时无效。我认为之所以产生这样的认识，关键是没有重视该方中白酒的作用，然此论常招反诘，认为白酒不就是一味性温活血的药么？可以加入丹参、三七嘛。对此我不敢苟同。

我认为要运用好此方，必须要加入白酒，不能省略不用，否则效果就会打半。其原因有两点。

第一，酒具有轻清上扬、专主上焦的功效。胸痹、头部从部位上来看都可以归上焦，要治这方面的疾患，酒是一个很好的载体和引经报使的药。常喝酒的人可能都会有这样的体验，二两白酒一下肚，立刻就会感到上头，酒量浅的还会头晕面赤，我平时喜欢喝热酒，感觉上头就更快。这就是酒的特性，轻清上扬，速度快捷。我们想胸痹，也可以称为心梗这个病证，在治疗时不就是用药要快要到位么！酒就能起到这个作用，所以仲景在治疗胸痹证的瓜蒌薤白类方里，特意加入白酒，是大有想象力和考虑的。一般的活血药无此作用。

第二，酒具有溶解和化合的作用，换句话也可以说具有催化剂的作用。为什么

在临床上该方加酒、不加酒效果不一样呢？我在运用《医林改错》中的通窍活血汤时，对王清任特别强调酒的作用曾思考很长时间，王氏在书中方后这样写到："用黄酒半斤，将前七味煎一盅，去渣，将麝香入酒内，再煎二沸，临卧服。"方内黄酒，各处分两不同，宁可多二两，不可少，煎至一盅，酒亦无味。注意！一是大量，二是久煎。如是取酒的活血通阳作用，不是都蒸发掉了？为何不直接兑入，酒浓味醇，效力更强呢？再说，如果是为了取性热活血通阳的作用，麝香不就够了，为什么还要加酒？

我反复思考，众人都云的活血祛瘀恐不确切。我们在中学都学过化学，再结合现代药厂的中药提纯技术，方中加酒很有可能是利用乙醇，可以最大限度地将主要成分提出的作用。中药饮片的成分，有的溶于水，易于提出；有的不易溶于水，提出的就少。但是利用酒来提出有效成分可能就快得多，也方便。有效成分多了，作用就大，效果就好，这是自然常理。仲景时代科学不发达，并不代表那时的人不聪明，也许那时医圣观察到了这个事实，知道加酒就力量大，效果好，反之，则不然。所以，在治疗胸痹的瓜蒌薤白类方中加入白酒。

基于上述认识，我在运用瓜蒌薤白类方子时，都特别强调和反复交代煎药者，一定要加入白酒，凡是遵照医嘱的无有不效；反之，则疗效参半，甚至无效。此问题不能不引起注意，这也是我用好此方的一点体会。

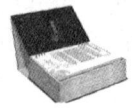 甘露消毒丹运用之体会

中医里有一个湿热证，外感内伤均可见，治疗起来比较麻烦，什么三仁汤啦，龙胆泻肝汤啦，也都是治疗此类证的名方，但是从临床实践上来看，还有一个更好用的方子，这就是清代著名温病学家王士雄的甘露消毒丹。

甘露消毒丹出自王士雄《温热经纬·方论》第九十五方，组成为："飞滑石十五两，绵茵陈十一两，淡黄芩十两，石菖蒲六两，川贝母、木通各五两，藿香、射干、连翘、薄荷、白豆蔻各四两。各药晒燥，生研细末（见火则药性变热），每服三钱，开水调服，日二次。或以神曲糊丸，如弹子大，开水化服，亦可。"

甘露消毒丹主治：发热倦怠，胸闷腹胀，肢酸咽肿，斑疹身黄，颐肿口渴，尿

第三讲 医方真谛

赤便闭，吐泻疟痢，淋浊疮疡，舌苔淡白，或厚腻或干黄等；并主水土不服诸病证。

其辨方证要点为：舌红、苔黄腻、咽喉不利、咳喘、胸闷腹胀。

分析甘露消毒丹可知，藿香芳香化浊，宣透上焦之湿；白蔻仁、石菖蒲芳香宣化中焦之湿；茵陈、滑石、木通渗利下焦之湿；从而三焦分消以治湿。另用薄荷、连翘、射干、黄芩、川贝母清热解毒、清利咽喉、清热化痰以治热。

此方过去一直比较局限于外感中的湿温证，亦可称为西医的肠伤寒，但自氯霉素发明以后，此病已大大减少，几乎不见。但是病不多见了，并非英雄无用武之地，中医治病讲究证候，只要温热的病证存在，一样可以大有作为。

湿热一证临床不仅外感易见，杂证更多。诸如口疮、口臭、咽痛、咳喘、胃炎、肝炎、黄疸、脱发、淋浊、疮疡、风湿等，只要表现为湿热证，我都会以方为主加减运用，效果显著。

临床上治湿热，我喜欢用两个方子，一是甘露消毒丹，一是龙胆泻肝汤。表现为中上焦湿热证的用甘露消毒丹，表现为中下焦湿热证的用龙胆泻肝汤，表现为中焦湿热证的用甘草泻心汤。

这里重点说甘露消毒丹，其辨证要点很简单，一是舌红苔腻，二是脉滑或数，不管证多么繁杂都可以用。重点是症在中上焦。

验案举例

案1 一男性老者，70岁，先是感冒引起咳嗽痰多，黏稠且带血，胸闷气短。西医诊断为支气管扩张合并气管炎，医院输液治疗1个月，病无减轻，求治于我处。刻诊除了上症外，见舌红苔腻厚，脉滑数，饮食尚可，大便黏臭。辨为痰热壅肺，热盛伤阴。

[处方] 甘露消毒饮。藿香6g，白蔻6g，石菖蒲15g，茵陈50g，生薏苡仁60g，冬瓜子30g，黄芩30g，鱼腥草30g，金荞麦30g，连翘45g，浙贝母30g，射干15g，薄荷10g，北沙参50g，麦冬30g，桔梗12g，生甘草10g。5服，水煎服，每日3次。

1周后，复诊，咳嗽减轻，痰少，已不胸闷气短，效不更方，又续服10剂，诸症消失，返回青海西宁。此证实际上是上焦湿热证，郁久伤阴，故在芳化湿邪、清热化痰的基础上加入北沙参、麦冬之类，方证相对，故收速效。

案2 席某，男，45岁。有乙肝病史，近期右胁部胀痛，失眠多梦，大便黏溏。肝功能化验，转氨酶高达230。曾在某专科肝病中医医院吃中药1个月有余，仍是诸证不减，转求诊我处，刻诊见除上述证外，见舌红苔黏腻，脉弦滑有力。辨为湿热蕴郁中焦，上冲扰神。

[处方] 甘露消毒丹。藿香10g，草果10g，石菖蒲15g，茵陈50g，滑石30g，川木通12g，浙贝母30g，黄芩30g，连翘45g，射干15g，薄荷10g，虎杖30g，丹参50g，珍珠母50g，清半夏、法半夏各30g，同时配服联苯双酯。7服，水煎服，每日3次。

1周后复诊，已能入睡，还有梦，胁部已不痛了，舌仍红，苔已不厚腻，效不更方，加白薇15g。续服15剂，能吃能睡，化验转氨酶37，已正常。停药。此案，前医之所以用药不效，我观病历，满脑子西医概念，用了大量的清热解毒和活血祛瘀再加垂盆草、田基黄等药，不管中医的湿热病机，南辕北辙，故而不效，所以用中医一定不要离开病机，有是证用是药，这个证一定是反映病机的证候，学中医的同志一定不要忘了这一点，切记！切记！

甘露消毒丹是一个很好很实用的方子，治温热无有出其右者，我临床上用此方治过很多病，诸如口腔溃疡、口中异味、头汗、胃炎、阳痿、带下等，一句话，只要掌握其病机和辨证要点，舌红苔腻，脉滑或数，大便黏臭即可，不管它是西医何病，尽管去用，一定会收到好的效果，最后还要感谢我们的前辈王士雄创造了这么一个好方子。

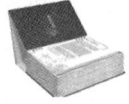

小四五汤肾病之良方

小四五汤是南方医科大学陈宝田教授创立的经验合方，该方由《伤寒论》小柴胡汤、五苓散及《和剂局方》之四物汤组合而成，取三方的字头简称为"小四五汤"，可以说此方是经方和时方结合的典范。临床运用方证易识，效果可靠。

[主方] 柴胡15g，黄芩12g，人参（用党参15g代），法半夏12g，炙甘草10g，生姜5片，大枣5枚，猪苓15g，泽泻12g，白术15g，云苓20g，桂枝9g，当归12g，熟地黄15g，川芎15g。以上16味，以水600～800ml，文火煮至200ml，饭后温服。

[功效] 解表退热，调气行水，益气养血，活血祛瘀。

第三讲　医方真谛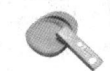

本方以外有余邪，内停水湿，瘀血内阻，毒邪壅滞为辨证要点。

[主治] 浮肿，小便不利，口渴呕恶，往来寒热，身有微热，胸胁苦满，腹胀纳少，血瘀疼痛，脏器肿大，血尿蛋白等。慢性肝炎，肝硬化症，急性肾小球肾炎（简称急性肾炎），慢性肾小球肾炎（简称慢性肾炎），肾病综合征，系统性红斑狼疮肾炎，过敏性紫癜的肾损害，慢性肾盂肾炎，慢性膀胱炎，肾结核，特发性水肿，血管性头痛，眩晕，血管神经性水肿，经前期紧张症，妊娠高血压综合征，更年期综合征。

以往我对肾病的治疗习惯用越婢汤、真武汤、五苓散之类的方子，临床效果不是很理想，可以说是见效少，无效多。追其原因，上述方子治疗早期肾病较好，因偏寒多，一转为慢性则为风热、郁毒或瘀血停水较多，再用上述方子就有些不吻合了。曾转易思路，用赵绍琴先生的方法，防风通圣散合人参败毒散加减，效果提高不少，但方子较杂，不好记。后来看到陈宝田教授《时方的临床应用》一书中的小四五汤，非常适合肾病类的病机，且易掌握，陈老又有不少治疗显著的案例，如获至宝，结合赵绍琴先生部分用药思路，运用临床效果非常好。我常以此方为主加减治疗急慢性肾炎、肾病综合征、红斑狼疮等病，效果确实非一般，值得推广介绍。

验案举例　黄某，女，42岁。多年的肾病综合征，刻诊见人胖中上等个子，自述头晕，恶心、胸闷胁胀，烦躁易怒，尿少，乏力，血压180/110mmHg，面浮肿，腿胀肿，化验尿中蛋白（＋＋＋），饮食不佳，大便尚可，月经稀少，脉弦滑有力，舌尖边红苔薄白。辨为小四五汤证。

[处方] 柴胡12g，黄芩50g，党参15g，姜半夏30g，当归12g，茜草12g，牡丹皮12g，川芎10g，赤芍15g，生地黄30g，茯苓30g，猪苓15g，泽泻30g，荆芥、防风各6g，苍术12g，生大黄10g，益母草90g，生姜5片，大枣3枚，甘草6g。7服，水煎服，每日3次。

1周后复诊，头已不晕，尿量增多，浮肿消退，亦不恶心，血压140/90mmHg。效不更方，上方加栀子皮10g，紫草12g，芦根、白茅根各30g。又14剂，血压正常，面腿已不肿，心情好转，尿蛋白化验为（+），以后又以人参败毒散合防风通圣丸续调3个月，诸证平息，再以专用益肾胶囊常服善后。

小四五汤功能强大，既能和血利水，又能通调三焦，调整气机，略为加减又能祛毒扶正，对于治疗复杂性的肾类病确实好使，全方在运用时要保持轻灵活泼，不宜每味都是重量，因为此时肾已受损，不宜再加重负担，此一点很重要，但也不排除症急时个别药的用量可大，上案就用了大量黄芩和益母草，黄芩降压镇静，益母草活血利水，此乃活法，不可拘泥常规。总之，我认为小四五汤不失为一张治疗肾病的良方,诸位同道大可临床一验,不会令你失望的。

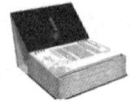 妇科良方还有定经汤

擅长治疗中医妇科的医生,恐怕没有不知道《傅青主女科》这本书的,我虽不是专攻妇科的,但是平时也免不了治疗妇科病,所以也很喜欢这本书,其最大的原因就是证简方明,药量突出,临床效果显著,犹如仲景之方,方简效宏。其中治带下的完带汤、治血崩的加减当归补血汤更是临床上医家耳熟能详的,其实《傅青主女科》中不止这一二首好方,其中的定经汤也是很有效的方子,只不过是大家不常用罢了。

临床上大家调经喜欢用四物汤和逍遥散,我觉得还应该多用用定经汤。四物汤补血活血是其长,逍遥散疏肝理脾也是正方,但是对于肝郁肾虚的月经不调,诸如月经提前,月经愆迟,亦或经少者,就不如定经汤好用。

正如傅青主所言:"妇人有经来断续,或前或后无定期,人以为气血之虚也,谁知是肝气之郁结乎!夫经水出诸肾,而肝为肾之子,肝郁则肾亦郁矣。肾郁而气必不宣,前后之或断或续,正肾之或通或闭耳。或曰:肝气郁而肾气不应,未必至于如此。殊不知子母关切,子病而母必有顾复之情,肝郁而能不无缱绻之谊,肝气之或开或闭,即肾气之或去或留,相因而致,又何疑焉。治法宜舒肝之郁,即开肾之郁也,肝肾之郁既开,而经水自有一定之期矣。

方用定经汤:菟丝子一两,酒炒;白芍一两,酒炒;当归一两,酒洗;柴胡五分;大熟地五钱,九蒸;山药五钱,炒;白茯苓三钱;芥穗二钱,炒黑。

水煎服。二帖而经水净,四帖而经期定矣。此方舒肝肾之气,非通经之药也;补肝肾之精,非利水之品也。肝肾之气舒而精通,肝肾之精旺而水利。不治之治,正妙于治也。"

临床上很多月经不调,有一部分是肝郁脾虚,过去生活条件不好,常见此证型;但是现在生活条件优越,营养过剩,肝郁脾虚型就少了,反而肝郁肾虚型的居多。现代社会生活节奏快,工作压力大,思想紧张,常致妇女肝气郁结,久之化火伤阴,以致月经紊乱,经少经闭。对此证的治疗,逍遥散就有些不对证,而定经汤更合拍。

第三讲 医方真谛

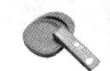

柴胡、当归、白芍疏肝理气，半个逍遥散；菟丝子、生熟地黄、怀山药滋补肾阴，半个六味地黄汤；茯苓安神，芥穗调血，妙也。

验案举例

案1 马某，青年女性，26岁，月经一个月要来2次，每次2～3天，量少。西医检查化验认为是黄体不足，予以黄体酮治疗改善不大，后求治于某中医研究院专家治疗近半年不效，经人介绍改求治于我。察舌淡红，苔薄白，脉细涩微数，心烦易怒，饮食正常，大便略干。查前医用药为逍遥散加减，疏肝理脾，肝郁有之，脾虚何在？此乃肝郁肾虚，定经汤证。

[处方] 牡丹皮12g，栀子12g，柴胡12g，当归30g，白芍12g，生地黄50g，菟丝子30g，怀山药30g，茯苓12g，薄荷10g。14剂，水煎服，每日2次。

半个月后复诊，言月经至今未来，心烦易怒好转，心情畅快，上方去牡丹皮、栀子，加香附子12g，再服10剂，少腹微胀，停药2天后月经如期而至，量适，5天结束。后以此方加工成蜜丸，续服1个月，第3个月怀孕。

案2 患者宋某，女性，22岁，四川人，西安打工，早婚。月经一直愆后，来一次10天左右，量不多。平时脾气暴躁，常为小事发火，身不由己，缘于家里催其赶快怀孕生子，一直不随意。求治中医于我处，察舌微红，苔薄黄，脉弦滑数，左寸关尤甚，腰酸困，乳腺略有增生，饮食二便正常。辨为定经汤证。

[处方] 牡丹皮12g，栀子18g，柴胡30g，当归10g，赤芍30g，薄荷10g，生地黄15g，菟丝子15g，怀山药15g，茯苓12g，白蒺藜15g，生龙牡各15g。7剂，水煎服，每日3次。

1周后复诊，心情好转不太发怒，余证无大变化，前方续服14剂，月事而至，量适中，5天结束。效不更方，又续服半个月停药，以后月经正常，第4个月怀孕，1年后产一子。

通过上述两案需要说明的是，定经汤在运用中要把住两个方面：肝郁突出，重用柴胡、当归、白芍、薄荷，轻用菟丝子、地黄、山药；肾虚突出时，重用菟丝子、地黄、山药，轻用柴胡、当归、白芍、薄荷，烦躁易怒加牡丹皮、栀子，精亏严重加枸杞、杜仲，此乃活法，不可胶泥刻板对待定经汤。再重申一遍，此方适用于肝郁肾虚型月经不调，切记认准。

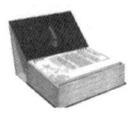

试谈用好小柴胡汤的关键

自从张仲景的《伤寒论》横空出世，后世中医没有不奉为金科玉律、精心研究的，一部《伤寒论》不知成就了多少流芳百世的著名医家，这且不说，单是其中的小柴胡汤，学精学透就养活了不少医生，凡是熟悉医史的人都不会不知道的。从这一点也可以看出古人贤者非常注重小柴胡汤的运用。

学中医的都知道小柴胡汤，清热和中，主治少阳，但用起来却是疗效参半，毁誉不一。这是为什么呢？问题出在哪里了？我认为是出在对其中主药柴胡剂量的运用上。

《伤寒论》96条：伤寒五六日，中风，往来寒热，胸胁苦满，嘿嘿不欲饮食，心烦喜呕，或胸中烦而不呕，或渴，或腹中痛，或胁下痞鞕，或心下悸，小便不利，或不渴，身有微热，或咳者，小柴胡汤主之。

小柴胡汤方：柴胡半斤；黄芩三两；人参三两；半夏半升，洗；炙甘草、生姜各三两，切；大枣十二枚，擘。上七味，以水一斗二升，煮取六升，去滓，再煎取三升，温服一升，日三服。

对于运用小柴胡汤的指征这一点，大家似乎都有共识，临床用的也都不错。但是对于柴胡的用量却是慎之又慎，小之又小。有用10g的，有用15g的，胆子大点的用30g。

我们都知道，柴胡有个很重要的作用，清热退烧。轻点，上述量能解决问题；重点的，就有些不好使了。实际上，关键是个量的问题。我们看《伤寒论》的原文，柴胡是半斤，也就是古时的八两，远远超出其他药量，这不是个简单问题，也不是错简，我后面再详谈这个问题。柴胡八两，折合当今剂量应为120g，这个量就远远超过了10g、20g。临床上如果离这个量太远，效果是不会太好的，况且中医自古就有"不传之秘在于量"之说。我用小柴胡汤时，凡是具有往来寒热，或高热不退时，均用60g以上，未有不效的，可以不夸张地说，常常是一剂知，二剂已。常叹仲景不欺我也。

至于温病学大家叶天士所谓的柴胡伤阴，完全不符合临床实际。外感高热哪有一上来就伤阴的，即使有伤阴之症也可加入养阴之品佐之，柴胡照用。同时，我也相信仲景先生在那个年代，用这么大的量不可能不考虑伤阴的问题，之所以还用这么大的量，那就说明没有伤阴之虑。仲景是实践家，这一点我想大家不会有异议的。

第三讲　医方真谛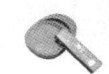

伤阴之说只可能是叶天士先生的误解，但相对其温病学的贡献来说仅是白璧微瑕。

言归正传。上述柴胡大量使用不存在伤阴问题，也许有人会说这只是你个人的认识见解。是这样的么？那我们再来看看临床上其他医家的认识和实践。黑龙江齐齐哈尔市著名教授陈景河先生的"柴胡清热饮"。

[主方] 柴胡50g，黄芩50g，人参20g，板蓝根30g，甘草15g，青蒿10g，地骨皮15g，常山5g。

[功效] 清透热邪，滋阴凉血，和解少阳。

[主治] 无名热或高热久治不退，体温38～40℃。

这是陈老先生毕其一生总结的拿手方子，屡用屡效。其典型病例如下。

验案举例

案1　王某，女，28岁，1993年4月15日初诊。自述产后3天开始发热，39℃，伴周身不适，厌食微呕，头晕乏力，经静脉滴注消炎药7天，热不退，诸症不减，伴口苦、便结，前来就诊中医。

查体：舌苔薄黄，舌质红，脉弦数无力。

诊断与治疗：辨为妇人热入血室。给予柴胡清热饮，重用柴胡、黄芩。

[处方] 柴胡50g，黄芩50g，板蓝根15g，党参15g，白术20g，法半夏10g，甘草10g，大枣7枚。3剂，水煎服。

柴胡清热饮即小柴胡汤加白术20g；本方更加板蓝根15g，3天后二诊，热退大半，体温37.5℃，诸症减轻，上药加减，再服3剂，药后热退身凉，病告痊愈。

陈老运用柴胡清热饮治疗高热长期不退，体温达38～40℃时，一般皆重用柴胡、黄芩达50g，均有效；若外感病后，低热日久不退者，可用柴胡清热饮加沙参、麦冬、生地黄。

案2　戚某，女，10岁。因外感高热3天，在医院诊断为肺炎，微咳无痰无胸痛，饮食不佳，二便基本正常。住院静脉滴注进口抗生素3日，高热不退，病孩家属强行出院，找我中医治疗。因其家人平时大都在我处看中医，对我信任有加。刻诊见病人白天一阵高热达39.5℃，半夜又热，微汗，略咳，不喘无痰不胸痛。舌淡红，苔薄白，脉弦细数。我辨为少阳阳明证，处方小柴胡汤加石膏。

[处方] 柴胡60g，黄芩30g，半夏15g，西洋参10g，生石膏100g，青蒿30g，生姜6片，生甘草10g，大枣3枚。2剂，每日5次，温服（特别关注）。

1天后，高热减退到38℃，2服药喝完高热退尽，体温36.8℃。善后，小剂竹

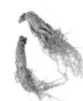

叶石膏汤 2 服，米粥调养 1 周彻底痊愈。

上述举两案就是说明，运用小柴胡汤要想取得良效，必须遵循张仲景先生的柴胡量，小不得，否则杯水车薪，无济于事。小柴胡汤在治疗高热发热症时，一定要把住大量，这是关键。这也是用好经方小柴胡汤的诀窍。从另一个问题也能看出小柴胡汤中的柴胡是大量，非小量。

小柴胡汤方注：上七味，以水一斗二升，煮取六升，去滓，再煎取三升，温服一升，日三服。

注意！去渣再煎。为什么去渣再煎？清代著名医家徐灵胎说："去滓再煎者，此方乃和解之剂。再煎则药性和合，能使经气相融，不复往来出入。古圣不但用药之妙，其煎法俱有精义。"（《伤寒类方》）很多医家都持此意，教科书亦是此说。真是如此乎？非也！纯粹的臆想。实际上这个问题很简单，就是因为柴胡量大，水少了煎不透，水多了药淡了，也喝不完，再煎浓缩嘛。量少味足，就这么回事。不管这些争论，再煎，也说明一点，柴胡八两，是大量。这一点应该引起临床医生的注意，只有这样才能用好小柴胡汤。

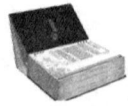 小柴胡应对诸证的变幻妙法

古道瘦马按：小柴胡汤是一首名方，也是一个效方，临床运用频率极高，中医人士恐怕没有不知道的。我也是一个此方的偏爱者，也有很多体会，也总想写几笔，但总下不了手。其原因是这方面的高手太多，比之自叹不如，难以企及，只能借一篇我有同感且比我写得还好的文章推荐给大家。此文为四川名老中医马有度先生的妙文，请大家一读。

"笔者从医 40 余年，运用得最多的一张古方就是小柴胡汤。我的体会，在医门八法之中，和法的应用最广，而小柴胡汤又是和法中最精炼的代表方。药物虽仅 7 味，却是寒热并用、补泻合剂的组方典范，不仅对外病可收表里双解之功，而且对内伤杂病也有协调和解之效。如能适当加减变通，则适应证候更广，治疗效果更佳。笔者最常用的变通用法有如下 14 种。

① [荆防小柴胡] 小柴胡汤加荆芥 10g，防风 10g，用于外感半表半里证而怕风、

鼻塞、清涕等表寒症状较为明显者。

②［二活小柴胡］小柴胡汤加羌活 12g，独活 12g，用于外感半表半里证而腰膝肢节疼痛明显者。

③［杏苏小柴胡］小柴胡汤加杏仁 12g，紫苏叶 12g，用于外感半表半里证兼见轻度咳嗽者。

④［止嗽小柴胡］小柴胡汤与止嗽散两方合用，治疗外感半表半里证而咳嗽明显、咳痰不畅者。

⑤［藿苏小柴胡］小柴胡汤加藿香 12g，紫苏叶 10g，用于暑天感寒而见半表半里证者。

⑥［楂曲小柴胡］小柴胡汤加焦楂 20g，神曲 15g，用于柴胡证而胃胀、食少者。

⑦［银翘小柴胡］小柴胡汤加金银花 30g，连翘 30g，用于外感半表半里证而发热、痰黄、尿黄等热象较显者。

⑧［四金小柴胡］小柴胡汤加金银花 30g，金钱草 30g，海金沙 30g，鸡内金 12g，用于治疗尿路感染和尿路结石。

⑨［四君小柴胡］小柴胡汤加白术 15g，茯苓 15g，主治肝脾不调，胁胀隐痛，脘胀食少，大便稀溏，倦怠乏力。适用于迁延型肝炎、慢性肝炎有上述见证者。

⑩［二陈小柴胡］小柴胡汤加陈皮 12g，茯苓 15g，主治肝胃不和，胸胁发胀，恶心嗳气，食少吐涎。适用于慢性胃炎、妊娠恶阻有上述见证者。

⑪［归芍小柴胡］小柴胡汤加当归 15g，白芍 30g，主治肝脾不调，胸胁痛，心烦食少，大便不畅，适用于迁延型肝炎、慢性肝炎有上述见证者。

⑫［四物小柴胡］小柴胡汤与四物汤两方配合，用于妇女经期外感半表半里证、肝血不足的月经不调证以及更年期综合征。

⑬［枣仁小柴胡］小柴胡汤与酸枣仁汤两方配合，用于肝气不舒、心血不足引起的失眠症。

⑭［龙牡小柴胡］小柴胡汤加生龙骨 30g，生牡蛎 30g，用于肝气不舒，胸满烦惊，失眠多梦。

运用小柴胡汤，既要善于加减配伍，又要注意各药剂量的比例。仲景原方的剂量是：柴胡八两，黄芩三两，人参三两，炙甘草三两，生姜三两，半夏半升，大枣十二枚。

笔者运用小柴胡方治疗外感病证，除宗仲景之意，重用柴胡 30g 之外，还加大黄芩剂量至 20g。治疗内伤杂病，则柴胡、黄芩均用 15g。无论外感内伤，均用党参代人参，治外感用 10～15g 即可，治内伤则加大为 20～30g。"

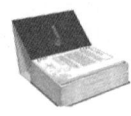

调神妙方之柴芍龙牡汤

读书临床几十年，我发现了一个现象。有相当一部分老中医，看病就守着几个方子，来回加减，打遍天下。河南名老中医赵清理老年一张逍遥散来回加减，左右逢源，可应对各种病证；四川一老中医一张麻黄附子细辛汤应对百分之八十病证，看病的人络绎不绝，车水马龙；更有甚者号称小柴胡先生、六味地黄汤大夫，一生看病非此汤不用。按照存在就是合理的哲学来看不无道理。从某种意义上来说，这些老中医之所以敢于和善于以一对十及百，肯定是对这些方子的理解和运用达到了炉火纯青、烂熟于心的地步，他们的做法，既有剑走偏锋的味道，也有值得我们学习的地方。从这个角度来认识问题，我也推荐一个方子，这就是陈源生老中医极擅运用的柴芍龙牡汤。

注：下文为重庆马有度先生所撰写

陈源生是重庆市中医研究所已故名老中医，一家三代业医，扎根于民间，疗效卓著，堪称医林高手。陈氏精于方药，对我印象最深的就是陈老所创的柴芍龙牡汤。

柴胡 12g，白芍 24g，龙骨 24g，牡蛎 24g，玉竹 15g，茯苓 12g，甘草 6g。

柴芍龙牡汤是陈氏根据张仲景《伤寒论》柴胡加龙骨牡蛎汤化裁而成。原方由柴胡、黄芩、半夏、人参、龙骨、牡蛎、茯苓、铅丹、大黄、桂枝、生姜、大枣 12 味药组成，为伤寒八九日误用攻下致变坏证而设。其证"胸满烦惊，小便不利，谵语，一身尽重，不可转侧。"是阴阳错杂之证，所以遣方也用攻补错杂之药。仲景列出的"胸满烦惊"等系列症状，包括了现代医学神经系统、循环系统部分疾病以及某些精神疾病的临床表现。

日本汉方学者大冢敬节提出："此方用于神经衰弱症、癔症神经性心悸亢进症、阳痿、癫痫、动脉硬化、脑溢血、小儿夜啼……"根据陈老的临床观察，许多神经系统、循环系统和内分泌疾病，按中医辨证属寒热错杂的病情比较少见，一般均以虚证为主，本虚标实者甚多。如果硬套古方，攻补错杂之药未必中病，贻误病机者并不鲜见。陈老本着"古为今用"的原则，围绕"胸满烦惊"这一主症，在临床上逐步对柴胡加龙骨牡蛎汤进行加减化裁，经过反复实践，终于拟定出以柴胡、白芍等 7 味药组成的柴芍龙牡汤方。

柴芍龙牡汤的配伍，取柴胡性味轻清，舒畅气机而除胸中烦满，又清宣郁结，

第三讲 医方真谛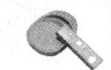

疏散气滞，使肝气条达而气机枢转。资以白芍之敛，并倍量于柴胡，养血之药，力能柔肝，对损于肝阴，肝气恣横，风阳上扰者，白芍最为佳品。龙骨、牡蛎能镇肝之惊，敛肝之阴，潜息风阳，且固肾之精，敛相火以安神。更兼茯苓去胸中邪气，除烦满而定惊。玉竹味甘多汁，以缓肝见长，与白芍同用，获柔润息风之效。使以甘草与白芍苦甘化阴，且与茯苓甘淡和中，也使诸药调和，各尽其长。

此方有升有降，从肝着眼而及心肾，具有柔润息风、舒郁平肝、养阴固肾、镇惊安神的功能，诸凡气郁血虚、肝阴不足、肝肾阴虚、风阳上扰、心神不宁、心肾不交所引起的头痛、眩晕、心悸、怔忡、耳鸣、耳聋、不寐、多梦、自汗、盗汗、遗精、遗尿、小儿夜啼、妇科崩漏带下以及癫痫、癫狂等病，或现代医学所称之神经衰弱、精神分裂症、高血压病、心绞痛、心动过速、甲状腺功能亢进、围绝经期综合征以及慢性肝炎、肝大、内耳眩晕症、脑震荡后遗症等，只要具备"胸满烦惊"这一主症，均可以此为基本方，随症加减运用，可获良效。

怎样随症加减？陈老特别写了一首歌诀。

柴芍龙牡加减歌

眩晕夹痰呕吐重，生姜茹夏赭石煎。
恶梦纷扰易惊醒，不寐夜交与合欢。
癫痫癫狂生铁落，热痰赭石胆黄安。
遗尿桑螵金樱重，精随梦泄加柏莲。
更言调经须归附，带下之症茜乌填。
循环系统诸疾患，心之绞痛灵芝丹。
高血压加钩藤菊，若兼风湿桑豨兼。
脑震荡之后遗症，胡桃天麻葵花盘。
明辨阴阳孰偏胜，酸枣柏仁宜相参。
再言肝炎肝肿大，相伍鳖甲能软坚。
肝区刺痛瘀阻滞，泽附丹参佐相安。
阴虚女贞首乌杞，沙藜桑椹理一般。
巅顶冷痛藁蔓京，热痛白薇菊花先。
耳鸣重听加何药？菖蒲响铃草同煎。
起卧不安言默默，百合知地服之安。
妇女更年时烦热，白薇泽兰来加添。
若问儿科有何验？配伍蝉蜕夜啼安。

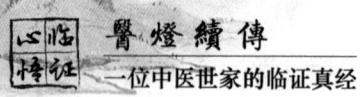

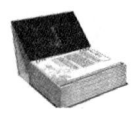 手拿三把伞（散），一天走到晚（转文）

大学毕业后分到一个山区工作，当地医生告诉我一句话，即"手拿三把伞（散），一天走到晚"。所谓三把伞（散），是指三个中药散剂处方：银翘散、藿香正气散、五苓散（包括八正散）。因"伞"与"散"音相同，而南方天气多雨湿，使用伞的机会很多，外出或出诊必用之，故借音将"散"称之为"伞"。这句话也说明，在当地使用这类处方的机会很多，只要掌握了这三类处方的运用规律进行化裁变化，就可以完成日常的诊疗工作。

由于历史的原因，山区现金比较缺乏，患病之后，一般的慢性病很少进行治疗。而急性病的出现主要与当地的天气、地理、环境相关，用现在的话说，主要病症出现在呼吸系统、消化系统、泌尿系统三个方面。以上三个处方正好适合治疗以上三个方面的疾病，故当地医生有此一说。

（一）

当地山高水冷，受寒湿之邪侵犯的机会很多，但一般的感冒，当地的赤脚医生（现称乡村医生）进行治疗应该没有什么问题。往往一些高热而病情很重，发展又很迅速的疾病则需要到正规医院进行诊疗。

针对此时的病情，我们使用银翘散的机会很多。除了一般的感冒之外，很多急性传染病初期，也多使用银翘散加减。如当地多见的钩端螺旋体病、流行性出血热等均这样治疗。金银花、连翘的用量随着病情的轻重而不一样，每味药最少在15g，多则用到半斤左右。其中的辛凉解表药用量则不宜超过正常用量太多。因为重症病人，在治疗时可以大量、多次服用银翘散，甚至可以尽量服用。在当地农村就有用大锅煎银翘散给病人服用的方法。这是因为金银花、连翘临床上尚未见明显不良反应，甚至还有报道说金银花长期服用有养颜作用。

在病情很重时，还可加入较大剂量的大青叶、板蓝根等清热解毒药。而解表发散药则不宜大量使用，以免不好控制汗出，引发变证。有时在大量使用金银花、连翘而嫌方中解表能力不足之时，可以加入辛温而润的防风以助之。但很少加温燥的解表药物，如羌活等。

当然，若不属于西医所说的钩端螺旋体或流行性出血热等急性传染性疾病，也

第三讲　医方真谛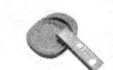

可偶尔加入羌活等药。

在抗湿邪时一般多根据病情加用苍术、藿香、佩兰、滑石、秦艽、续断等一类燥湿、祛湿药（其中前4味药用的比较多），而且效果很好。这种用法有点像白虎加苍术汤，虽然这时人体津液缺乏，但湿邪却依然存在，津液（正湿）与湿邪（邪湿）不一样，津液旺盛不代表湿邪多，湿邪亢盛很可能津液十分缺乏；津液缺乏同时可能出现湿邪为患，津液不缺乏也可能有湿邪为患。正邪两种概念，不要混淆。

除了温热类疾病之外，风寒类疾病也可以使用银翘散加减，就如现在不少人感冒动辄服用银翘解毒丸一样。当时在风寒入侵、病情不太重的时候，也多使用银翘散加减变化进行治疗，就是处方中，解表药的药味和用量相对加重而已。如加入羌活、防风等，变成了解表的凉、温药同用的局面，但是效果很好，也并未见明显不良反应。

后来为此事，我专门请教我的老师杨卓寅教授，我说为什么治疗感冒时，不分伤寒、温病，一概使用银翘散也能取得较好效果？他回答说，这种疗法可以归属于病因疗法，用西医的话说，感冒不仅是体温调节出了问题，而是一定有外来微生物侵犯，这些外来微生物很容易成为致病的主要原因，银翘散具有抗击或杀灭这些外来微生物的作用，因此能治疗这些疾病。我认为这一说法可以供我们参考运用。

银翘散处方的君臣佐使历来争论很大，在大学通用教材上，虽然没有明确指出谁属君药，谁属臣药，但解说还是将金银花、连翘等药归属于君药，而将竹叶、薄荷、淡豆豉、荆芥等作为臣药来解释。理由是金银花、连翘虽然主要是清热解毒，但其轻清上扬，也具有解表的能力，解毒、解表二者兼顾，因此为君药。再用竹叶助其解毒能力，因其解毒能力本身较强，故不用太多药物进行协助，而用薄荷、淡豆豉、荆芥助其解表能力，因其解表能力不强，故用较多药物对其协助，从而完成君臣的搭配。

金银花、连翘性寒而质轻，金银花芳香能向上向外而达，连翘味辛，辛能入肺而散表，所以二者配合能透散外邪，为君药应该没有问题。而用薄荷散肺气以出表，淡豆豉芳香醒胃以祛邪出口，牛蒡子散咽喉之结以祛邪出鼻，竹叶寒凉以增强主药的清解能力，故为臣药。尚恐出表能力不足，故佐以辛温而能透血中之风的荆芥以增强辛凉解表药的解表能力，并佐以能提壶揭盖的桔梗通达肺与大肠之气，以助解表能力，而使以甘润不腻的芦根、甘草养阴生津，合之诸药，使银翘散清热而不碍阴，解表而不伤津。

所以《温病条辨》的方论中说："可见病温者，精气先虚。此方之妙，预护其虚，纯然清肃上焦，不犯中下，无开门揖盗之弊，有轻以去实之能，用之得法，自然奏效，此叶氏立法所以迥出诸家也。"

113

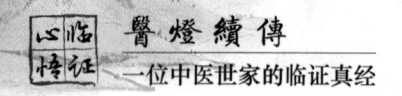

因此，在临床上只要运用得当，外感初期对银翘散进行适当加减变化均能取得比较好的疗效。当然，这只是在当时农村的条件和环境下的一种思维方式，真正恰当治疗，还是要借重辨证论治的方法。

（二）

藿香正气散经加减变化后在当地使用也是非常多，因为当时农村卫生条件较差，加上有些地方用水较为困难，饮用水清洁消毒不够，很容易患肠道疾病，其中又以寒湿性泄泻最为常见，使用藿香正气散就很对证。

《医方集解》说："治外感风寒，内伤饮食，憎寒壮热，头痛呕逆，胸膈满闷，咳嗽气喘；及伤冷、伤湿、疟疾、中暑、霍乱吐泻；凡感岚瘴不正之气者，并宜增减用之（元气虚弱之人慎用）。"这里包含了两个方面：一是有外邪入侵，如风寒、暑气、岚瘴等；二是饮食不洁或不当以致脾胃正气受伤（注意：是正气受伤不是元气虚弱，元气虚弱是慎用）。

正如盛心如所说："天时人事，两相感召"而成之病，即可用藿香正气散治疗。但是风寒外感不是指伤寒、温病之属；饮食不洁或不当引起的病情不是指湿热下利之属。

《医方考》说："凡受四时不正之气，憎寒壮热者，此方主之。风寒客于皮毛，理宜解表，四时不正之气由鼻而入，不在表而在里，故不用大汗以解表，但用芳香利气之品以主之；白芷、紫苏、藿香、陈皮、大腹皮、厚朴、桔梗，皆气胜者也，故足以正不正之气；白术、茯苓、半夏、甘草，则甘平之品耳，所以培养中气，而树中营之帜者也……若病在太阳，与此汤全无相干。"

一般情况下，下利病是可以有发热症状的，泄泻病应该没有发热一症的。但是藿香正气散所主之病是可以有发热一症的。

记得20世纪70年代曾出现过有发热症状的泄泻病，而且呈流行性趋势，病人很多，当时称之为肠道流感，全国从上到下通知，此病应该使用藿香正气散治疗，包括西医医院内也是提倡使用藿香正气丸治疗此病，几乎成了当时的唯一疗法，效果也十分的满意。直至现在，我们在治疗以泄泻为主的肠道疾病时，也多是以内有寒湿、外有发热这两点作为使用藿香正气散的主要条件。当然，内有寒湿症状是主要的，若无发热，可以使用其他方法进行治疗，但有发热一症就主要是使用藿香正气散进行治疗了。

藿香正气散主要由以下三方面组成：一是芳香透散药，其目的是为了化湿和透表，如藿香、紫苏、白芷、桔梗等；二是培补脾胃之药，其目的是为了培补受伤的

第三讲 医方真谛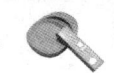

脾胃之气，如四君子汤之类；三是燥湿除满药，其目的是为了祛除寒湿和食积，如平陈汤之类。其中藿香芳香辛温，理气而宣内外，和中而止呕泄，善辟秽恶而解表里，是君药中的主药。以紫苏之芳香透散加强藿香和中辟秽的能力以除里湿，以白芷之辛温发散加强藿香宣外而解表的能力以祛表邪，以桔梗之提壶揭盖宣肺气加强藿香开窍以透表祛湿，三者为君中之臣药，但上四药解表和中，起到治疗此病的主要作用，故共同组成本方的君药。厚朴、大腹皮行水消满，橘皮、半夏散逆除痰，疏通里滞，是为臣药，因本病感受之时有正气受伤，故用白术、茯苓、甘草益脾祛湿以辅正气，正气一通，则邪自除，故为佐使药。

藿香正气散（丸）不仅在中医临床使用很多，在农村、山区使用的更多，一般老百姓也多明白其中的用法。以前很多乐善好施的单位或个人都在夏秋之交，主动将藿香正气散（丸）发给病人或有此需要的人，有的单位甚至常年施药，为此颇有好评。现在百姓的家庭药箱里，藿香正气散（丸）也多是常备药，多数情况下，只要是肠道疾病，不需医嘱就能自己服用，可见使用之多，效果之好。

（三）

五苓散包括八正散及其变方在当地农村使用也是非常多的，因为山高天寒雾多，地下水冷寒湿重，春冬之季容易出现以五苓散证为主的病情，秋夏之季容易出现以八正散证为主的病情。从西医的观点来看，这些病都与泌尿系统有密切关系。

八正散证的病情比较容易诊断，多以尿急、尿频、尿热、尿痛为主症，当地老百姓在发病初期一般自己采摘遍地都是的车前草煎水服用，即使到医院诊疗，也大多处以导赤散变化，不愈或病情加重时改方为八正散变化，一般治疗效果都比较满意。

但是对五苓散证进行治疗，一般老百姓很难把握，多需要医生处方。五苓散证以尿短、浮肿为其主要表现，也有伤寒和杂证两大类表现。

在伤寒类疾病中，多先有外感寒湿，随之太阳之热传于膀胱之腑，出现发热恶寒、面部浮肿等病情。开始多表现为风水证，若治疗不及时或处理不恰当，转手即为五苓散证。西医此时多诊断为急性肾小球性肾炎。

因为中医认为水液代谢主要靠肺、脾、肾三脏调节，所以五苓散治疗此类疾病是从这三个方面进行的，如《医方集解》所说："陈来章曰，治秘之道有三：一曰肺燥不能化气，故用二苓、泽泻之甘淡，以泄肺而降气；一曰脾湿不能升津，故用白术之苦温，以燥脾而升津；一曰膀胱无阳不能化气，故用肉桂之辛热，以温膀胱而化阴，使水道通利，则上可以止渴，中可以祛湿，下可以泄邪热也。"治疗时各味药物的分量，可以根据水热所在脏腑不同而不同。若主要在表，此时桂枝的用量

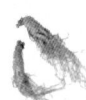

可以适当加大；若主要在脾，则白术、茯苓的用量可以适当加大，若主要在肾，则泽泻、猪苓的用量可以适当加大。

本证的要点为热与水结于膀胱（可有外邪，也可无外邪），而膀胱之气受制或受损，致使水液停留在膀胱之中。泽泻甘、寒，入膀胱以泻热利水，应为君药中的主药。猪苓甘淡助泽泻利水，与泽泻共同组成本方君药。茯苓、白术补脾肺之气，化湿利水以为臣药。桂枝外解肌表之寒湿，内散膀胱之热结，是为本方之佐使药。

在杂证中，五苓散的治疗实际上与伤寒类并没有本质的区别，均是水结膀胱，在伤寒类疾病中，属于水热结于膀胱，膀胱受制而不能气化；在杂证中属于水湿停留膀胱（多有寒热夹杂），膀胱之气受损而不能气化。西医此时多认为是急性肾炎转化成慢性肾炎的时候，或慢性肾炎急性发作的时候。

程郊倩说："用五苓者，取其开结利水也，水泉不致留结，邪热从小便出矣；若热微消渴，是则热入膀胱，而燥其津液，乃成消渴，此膀胱无邪水之蓄，亦用五苓者，以化气回津也，使膀胱之气腾化，故渴亦止而病愈。"其中的要点是：一为开结利水，一为化气回津，均是针对膀胱而言。

在杂证中，一般无发热恶寒症状，则桂枝可改用肉桂。罗东逸说："伤寒之用五苓，允为太阳寒邪犯本，热在膀胱，故以五苓利水泻热。然用桂枝者，所以宣邪而仍治太阳也。杂证之用五苓，特以膀胱之虚，寒水为壅，兹必肉桂之厚以君之，而虚寒之气始得运行宣泄。二症之用稍异不可不辨。"

若小便出现血尿，则五苓散去桂枝，名为四苓散；若癃症性小便不出，可在本方中加入辰砂，名为辰砂五苓散；若下焦寒湿阻滞，小便淋沥不尽，则可在本方中加入苍术，名为苍桂五苓散；若湿热壅滞中下焦，小便发黄、便秘、烦渴，甚至眼白珠黄、皮肤黄等，可在本方加入茵陈，名为茵陈五苓散；若食滞发热，溺涩便结，可在本方中加入羌活，名为元戎五苓散；若中焦受湿，暑热熏蒸，小便赤短，头痛疲乏，可在本方中加入石膏、滑石、寒水石，以清六腑之热，名为桂苓甘露饮；若中暑伤热，热蓄膀胱，小便短赤，大便秘而渴，可在本方中加入栀子、滑石、甘草、食盐、灯草，名为节庵导赤散；若停饮夹湿，腹痛泄泻，本方可与平胃散合成胃苓汤；若伤暑泄泻，本方可与黄连香薷饮合成为薷苓汤；若寒热往来，热多寒少，口燥心烦，本方可与小柴胡汤合成柴苓汤。

以上三类处方，不仅在农村山区很实用，也是常见病，多发病的主要治疗方剂，也是快速掌握中医治疗的一种重要方法。我们可以以此为切入点，学习中医疗法，进而举一反三，从少到多，逐渐熟悉当地的病种，逐渐学习处方的变化，从而成为一名合格的中医师。（《中医方药与针灸临床心得录——彭荣琛》）

第四讲　医案解读

> 这一讲主要写了一部分具体治疗疾病的医案，分三个方面写。一为成功的医案；一为失败的医案；一为先失误再治愈的医案。我认为，这是一个医生治病的真实过程。天下没有神医能包治百病，十疗十痊不现实。有成功有失败是正常的，甚至有时失败的病例更能说明问题，对医者更有启发。我认为这也是研习中医的一种方法。

功血漏证

验案举例　李某，34岁，2006年6月3日初诊。主诉为功能性子宫出血，月经已20余天不净，整天沥沥拉拉，量少，色微黑，少腹按压略痛。服功血宁、益母草冲剂不效。特求诊中医。刻诊见略有头晕，面白，声音不大，舌淡，苔薄白，脉沉细，饮食、二便一般，余无他证。辨证为气血虚亏，兼有瘀滞。

[处方] 生黄芪30g，当归30g，生地黄30g，霜桑叶30g，生地榆30g，生贯众30g，白头翁30g，仙鹤草50g，淫羊藿20g，仙茅10g，巴戟天20g，怀山药15g，云南白药2瓶配药送服。3剂，水煎服。

3日后复诊，告之，服药后，前两天经血未止，第3天，突然一阵肚痛，陡然阴道下一核桃大血块，而后，经血戛然止。

[续方] 生黄芪30g，当归15g，熟地黄30g，川芎10g，白芍20g，仙鹤草60g，仙茅10g，巴戟天24g，山茱萸30g，怀山药30g，太子参20g，炙甘草15g，鸡血藤20g，生姜3片，大枣10个。5剂，水煎服。善后，痊愈。

此案治疗并无出奇治法。秉承我治疗功血证的一贯效方，用傅青主治老年血崩的效方加减当归补血汤，并以此为主，青年人加入清热凉血之药，中年人加入疏肝通瘀之品，老年人加入滋补肝肾之味。所要说的一点是，此证为虚中夹实，其要点是，少腹按压有微痛，切记这一点，尤为关键，也是认证的法眼。所以用药中切不可一味光补不活。此案我在补中涩止时，特意加入活血之品云南白药，事实证明，此病服药后下一大血块，经血戛然而止。证对药准，故愈。

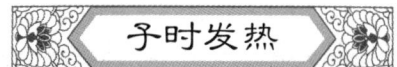

子时发热

这是我早年的一则医案，距今约20年了，因印象深刻，治法典型，所以回忆写出。

● 验案举例　　1992年9月，一日我父亲和我接到讯息，说我的祖母快不行了，要求我们回老家见面，做一告别。接信后我连忙请好假直奔老家。回到老家农村，看到祖母已穿好老衣，躺在床上。

老人时年83岁，一生生育较多，又是一辛勤之人，待人和气，尤其对小辈特亲，我们都很喜欢。看到慈祥的奶奶即将走完人生，告别人世，心中不免伤悲。此时，我的祖母甚是安详，躺在床上毫无惧色，静心等待上帝的召唤，此时的症状是每晚子时发热，饮食这两天已停，二便全无。我的叔父，当地之名医（西医）已治疗1周有余，并请了同行好友及县上名医，用尽了抗生素，病情并未好转，一致认为年龄已大，应该是回归自然的天限了。故放弃继续治疗，并召集儿女子孙、亲戚朋友准备后事。

此类风俗现象在我早年下乡时已很熟知。但是作为中医，我观祖母不像是要离世之人，且祖母生前待我甚亲，我和祖母感情笃深，不忍其等死。故请示叔父我能否用中医治一下，叔父听后，感到一惊，说怎么没想到中医？于是鼓励我治治看。

于是，我再次上前，对祖母进行四诊：面安静神祥，清癯，舌瘦苔干厚燥，口气重浊，脉双关深滑有力，寸尺不足，按压少腹有块结，按时触眉，问曰不痛，身不发烫，无汗，近一周大便，每晚子时准时发热，近天明后退热。我辨证为少阳阳明证，主张用大柴胡汤合调胃承气汤。经叔父同意处方如下。

柴胡30g，黄芩15g，法半夏12g，白芍10g，枳壳10g，酒大黄（后下）10g，芒硝（后下）10g，炙甘草10g。2服，水煎服。

当天下午上县里捡药，晚上天黑时服下第1剂。服药后我忐忑不安，这么大的

第四讲 医案解读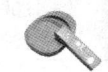

年龄，多人施治不效，我一青年中医竟冒昧上手，真有点后怕，一夜未睡实。因我姑母守夜，第2天一早起，我就上祖母室中探询。姑母告之昨夜解一尿盆大便，先干如小石块，后稀溏，臭气熏天，解后熟睡至今。我听后一颗悬在半空的心才算落地。第2日白天，祖母知饥，要求喝了半碗稀粥，又将上药的第2遍药汁服了一次，当晚即未再热。

此仲景方之神效，惊得我是目瞪口呆，真服了经方。2服药当时不足3元钱。至此，又停药用粥调理1个星期，祖母痊愈，一家人欢喜高兴散去，而后祖母又生活了5年而逝。此是后话。

按：此案并无什么出奇之处，如放在一老医之手，应该是小菜一碟。但当时我正处在青年时期，辨证施治还未形成风格，尤其是对经方的使用还不是娴熟老道，能取得一剂知、二剂已的效果，对我来说真是极大的鼓舞，从而更坚定了我走经方和汤方辨证的道路。

此案的辨证眼目在于子时定点发热，此类医案我看的比较多，见很多名医都用小柴胡汤加减治疗，神效。故而，我遇证时，脑子里首先就想到了少阳证柴胡剂。因一周大便未解，腹诊有结块，故又定为阳明证，至此大柴胡汤证就顺水推舟而出，因年龄大又想到了调胃承气汤，所以两方合在一起，收到如此效果。在这里我要强调一点：要想学好中医，一定要熟知方证条文，并大量记忆名家医案，这样既有抽象规律准则，又有形象具体"模特"，临证时就会轻车熟路，快捷高效。这也算是我告诉年轻学子的一点"捷径秘诀"吧。

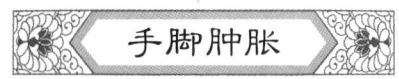

手脚肿胀

肿胀一证临床常见，大家并不陌生，诸如心源性腿肿、肾源性脸肿、肝硬化腹水、尿毒症身肿、特发性水肿等，但是单独手脚肿胀可能青年中医学子见的不多。前些日子刚好治了一例，借此说说此症的治疗。

验案举例 邵某，女，60岁，刻诊见人胖黑，手脚齐腕以下肿如面包，不发亮，舌淡苔薄白，脉沉滑有力，饮食二便基本正常，述之两手肿胀微痛，前医以温补脾肾、利水通络不效。转诊于我，检查双手黑红胀大，压之沉陷，随手起平，双下肢微肿，脚面隆起，按之略有坑陷。问诊，前一段因故心中略有不快。至此，辨证基本已明：肝气不疏，气滞郁阻。

119

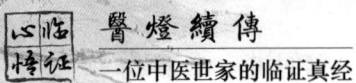

[处方]天仙藤散十当归芍药散加减：天仙藤 15g，乌药 15g，香附子 15g，青皮、陈皮各 15g，大腹皮 15g，当归 12g，川芎 10g，白芍 15g，茯苓 15g，泽泻 15g，苍术 12g，薄荷 10g，生姜 10g，益母草 30g，细辛 30g，鸡血藤 30g，泽兰 15g。5 剂，水煎服。

1 周后诊，手脚肿胀消失，手脚面上皱褶突出，基本恢复正常，仅余手部略有疼痛，上方略为更改，加入伸筋草、威灵仙、地龙、桑枝，5 剂善后，痊愈。

按：此证治疗关键要突出治胀，非肿。因是气郁导致肿胀，不是水停造成肿胀。气不行，则血不利。主要原因在气，气行了，血通了，肿胀也就好了。

此案，复诊时我曾问患者，服药后尿多否？答曰：不多，正常。这就说明，此肿胀不在水停，而在气化。前医之所以治疗不效，我观其药方是大量活血利水药，辨证不准，故而不效。临床上，很多医生都是一见肿胀就用活血利水，不辨病机，死守水停一隅，没有广开思路，取法中医辨因施治。此案之所以辨为气滞血阻，其眼目就在于肿胀按下坑陷随手而起，且表面不发亮；如是水肿，则凹陷不起，表面水亮。病因病机不同，用方用药就不同。所以，青年学子要注意这一点的鉴别，辨机施治。

下肢水肿

前两天想起一案，觉得有一定的典型性，就翻开病案原始记录，稍加整理写出来，供大家参考。

验案举例 2006 年 7 月 6 日，一男性患者，姓刘，82 岁。由其女陪同找到我，说父亲最近腿肿的厉害，行动已有些不方便。前两天找了个中医老大夫看了一下，说"男怕穿靴女怕戴帽"，你父亲年龄这么大，水肿已过膝，没救了。其女儿听后甚是恐慌，老人受了一辈子苦，还没享几天福，就不行了，心中有说不出的难受，且看老人精神尚可，又不甘心坐以待毙，便又通过熟人介绍找到我求治。

刻诊见人清癯较瘦，精神挺好，善言。说如果没希望了，就不治了，很是达观。舌质淡白，苔略薄腻，脉沉滑微数。饮食一般，小便略少，大便正常，稍走即累，略有胸闷心悸。双腿自脚至膝已肿胀，一按一个深坑不起。我看老人精神还不错，即中医说的有神，就说有治，我们先开几服药吃一吃再说。此症辨为阳虚水盛，真武汤证；西医心源性水肿。

第四讲 医案解读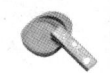

[处方] 制附子 30g，茯苓 30g，苍术、白术各 15g，白芍 15g，高丽参 30g，车前子 30g，葶苈子 30g，干姜 15g，生姜 15g。3 剂，水煎服，每日 3 次。

3 日后复诊，水肿已退到膝盖以下，病人很高兴。效不更方。上方不动，加入丹参 15g，大腹皮 15g，益母草 30g，行气活血。5 剂。

三诊：双腿水肿已退至脚踝，走路已感到轻松不太累了。原方又服 5 剂，仅脚面还有些微肿，中病即止，改方用十全大补汤 10 剂善后至痊愈。

按：此案之所以治疗成功，我觉得有几点值得思考。

①要正确对待医中谚语，像"男怕穿靴女怕戴帽"这类，不一定都是死证，如不是心力衰竭严重而神去，都有救治的机会，为医者不可轻下断言。

②经方在治大病时往往能力挽狂澜，起死回生，不可轻之，关键在于认证要准，用药要狠。

③治病中要有守有变，即证不变方不变，大病去之七八，邪退正虚就要方随证变。此案前期坚持用真武汤至阴水退，后转十全大补即是此意。后学者不可不知。

精子不足

验案举例 去年曾治一例不孕不育案，现在已有结果了。十月怀胎，一朝分娩，最近一男婴已安全降世。父母甚喜，特来报喜，邀满月赴喜宴。借此机会，翻出案底，写出此案。

此不孕案为男性原因，找我时并非要求专治不孕，而是治痛风，因其母是我的忠实病号，曾几次向我提出能否帮助治疗一下儿子的病。人已年过四十了，特想要一自己的孩子（已领养一子，现已 6 岁了），我答之，那就请你儿子来一趟，看看啥原因。

而后该患者来之，告之，是精子成活率太低，不足 30%。中西医看了很多地方，一直没有效果，现已经放弃了。要求我给治疗一下痛风。我说可以，刻诊见人白净，1.78 米左右的个子，很帅，最近检查化验，有痛风，右脚大趾痛，小便略黄，大便常年稀溏，腰酸痛，经常乏困，饮食尚可，舌淡苔白水滑，脉浮濡无力，双尺尤显沉弱无力。

辨证为脾肾阳虚，水毒壅塞。用方真武汤加治疗痛风专方，40 余天治愈。患者大喜，看到中医疗效这么好，信心大增，提出治一下不孕症，我说可以。因有前一段治疗，我对其的身体状况已了解，结合我过去治疗此类病的经验，所以还是有一定的把握的。

鉴于前一阵治疗服汤药时间太长，病人有些不想喝了，且要工作也不方便。我就开了几种丸药。

左归丸：大怀熟地八两，山药（炒）四两，枸杞四两，山茱萸肉四两，川牛膝（酒洗，蒸熟）三两（精滑者，不用），菟丝子（制）四两，鹿胶（敲碎，炒珠）四两，龟胶（切碎，炒珠）四两（无火者，不必用）。上先将熟地蒸烂杵膏，炼蜜为丸，如梧桐子大。每服百余丸，食前用滚汤或淡盐汤送下。(《景岳全书》卷五十一新方)。

右归丸：大怀熟地八两，山药（炒）四两，山茱萸（微炒）三两，枸杞（微炒）四两，鹿角胶（炒珠）四两，菟丝子（制）四两，杜仲（姜汤炒）四两，当归三两（便溏勿用），肉桂二两（渐可加至四两），制附子二两（渐可加至五六两）。上先将熟地蒸烂杵膏，加炼蜜为丸，如梧桐子大。每服百余丸，食前用滚汤或淡盐汤送下。或丸如弹子大，每嚼服二三丸。以滚白汤送下。(《景岳全书》新方八阵方)。

五子衍宗丸：枸杞子400g，菟丝子（炒）400g，覆盆子200g，五味子（蒸）50g，车前子（盐炒）100g。以上5味，粉碎成细粉，过筛，混匀。每100g粉末用炼蜜35～50g，加适量的水泛丸，干燥，制成水蜜丸；或加炼蜜80～90g，制成小蜜丸或大蜜丸，即得。

每天五子衍宗丸搭配左右归丸一种，交替服用，3个月后，告之，自从服这些药后，人不乏了，腰也不酸痛了，精神也很充沛。至此，我要求其再化验一次精子成活率，结果达到70%以上，于是我对其说，争取在妻子排卵期进行同房。2个月后，患者跑来告之，妻子怀孕了，B超检查已见孕囊着床，喜色溢于言表。但告之，这两天有点见红，甚恐，怕保不住胎，我说不要害怕，令其服保胎用的猪肾汤，此后，一路平安，直至本文前叙之结果。

按：对于不孕不育证的治疗，凡是偏于肾虚的（除去器质性病变的），不分男女，我一般都是用左右归丸和五子衍宗丸治疗，大量重剂，补肾填精，效果相当好，大多数都可以达到满意结果，怀孕生子。同时，在使用上述药物时，还有个诀窍，也透露给大家吧。这就是药丸要加倍服用，我用的是浓缩丸，且

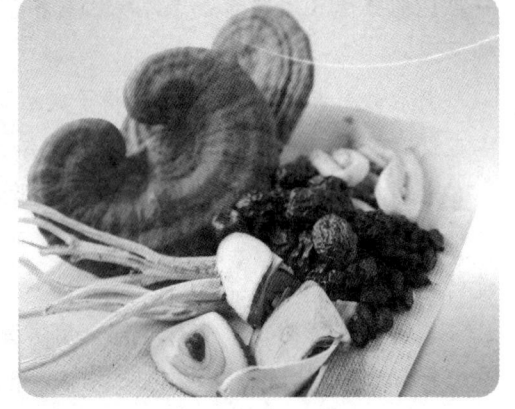

第四讲 医案解读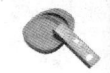

要交替服用,以达到阴中求阳,阳中求阴,阴阳平衡。最好坚持服用3~6个月。

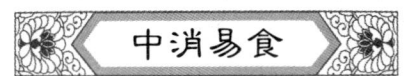

验案举例 曹某,女,60岁,2011年5月20日诊,主诉:最近一段时间吃完就饿,人消瘦,口干,眠差,略乏。查血糖不高,亦无甲亢,心中甚是恐慌,要求中医给予治疗。查舌红苔净,脉右沉濡,左弦滑,二便正常,余无他症。辨证属木火克土,胃阳虚亢。

[处方] 一贯煎合黄连解毒汤加减:生黄芪30g,当归15g,生地黄30g,黄连15g,黄芩30g,黄柏25g,生石膏45g,天花粉25g,玉竹25g,生甘草30g,竹茹15g,麦冬30g,北沙参30g。5剂,水煎服。

1周后复诊,即愈。已不再喊饿了,口干,睡眠均改善。停药观察一周未犯。

古道瘦马按:此案在西医应称为胃功能亢进症,中医称为中消症。治疗此类症我一般均是用苦寒清热即可治愈,但此案有所不同,兼有木旺伤津,故又用了一贯煎平肝滋阴。临床上在用苦寒药时要注意燥阴,此案已有舌红津伤之迹,故不可一味苦寒清热,死板胶泥。用黄芪是我一贯做法,见到右脉沉濡或浮弱无力,属气虚即用之。此属一孔之见。

牙痛耳鸣

验案举例 今天早上,刚上班就遇到一个复诊病人,薛某,女,78岁。进门就对我说,你那几服中药还真灵,吃完牙就不痛了,耳朵也不响了。今天主要找你再看尿频。

这是前两天看的一个病人,当时进门就捂着腮帮子,说王大夫牙痛的实在受不了,针都打了1周了,下火药也吃了一大堆了,除了拉了几次稀粪,还是照样痛,你给开几服中药试试吧。我说好吧。刻诊见人清癯精神,面略黑,舌质微红,苔薄白,脉右略沉弱,左弦滑,饮食一般,大便不干,口略干,心烦,耳鸣,有高血压。辨证为肝阴不足,虚火上亢,右脉沉弱为吃苦寒药伤气所致。

[处方] 玉女煎加减:麦冬30g,生地黄30g,生石膏50g,知母15g,怀牛膝

30g, 玄参 30g, 白芍 30g, 细辛 15g, 生甘草 10g。3 服, 水煎服, 每日 3 次。药到病除。

按: 此类病临床上很常见, 偏热的我一般都是用玉女煎加减, 效如桴鼓。这里有个关键药少不得, 告诉大家, 一定要注意, 这就是细辛。这个药属辛温, 在大队的甘寒药中具有反佐性质, 同时也有温肾作用。为什么这样说呢? 因为在多年的临床实践中证明, 在治疗偏虚寒牙痛时, 用八味地黄丸加入引火归原的肉桂就能起到速效, 去之则不效。同理, 加细辛一样, 所以说细辛也有温肾引火归原的作用。这只是我个人的观点。其实也可以把它理解为一个治疗牙痛的专药。药理研究也证明其有麻醉止痛作用。玉女煎加减治牙痛很好使, 有时可以当一个专方用。阳明火盛更好用。

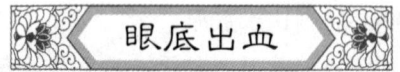

眼底出血

最近连续看了几例眼底出血的病人, 引起了我的注意, 看来此病有一定的普遍性。现举一例谈谈此病的治疗。

验案举例 王某, 76 岁, 男性。平时除有糜烂性胃炎外, 无其他大病, 眼睛老花, 玻璃体浑浊, 视力下降。一日在医院陪护老伴时, 顺便到眼科检查了一下眼睛, 结果被告知眼底静脉炎引起的玻璃体积血很严重, 要立即手术。病人和我较熟悉, 打电话咨询我怎么办? 需不需要住院。我说不需要, 中医就可以治疗。

刻诊见身高 1.75 米左右, 稍瘦, 面略暗, 视力昏花不清, 耳稍聋, 性情急躁, 舌微红, 苔白, 脉弦硬, 饮食二便尚可, 精神还好。我告之系动脉硬化引起的眼底出血, 中医为肝肾阴虚, 肝火上亢引起的。

[处方] 菊花 10g, 密蒙花 6g, 枸杞子 15g, 生蒲黄 30g。7 服, 开水泡茶喝。

1 周后, 复诊, 眼睛视力好多了, 也清凉多了, 过去眼睛涩痛也好多了。又续服 7 剂, 到医院做眼底检查, 已无积血, 玻璃体仍浑浊, 系老年退行性眼疾。至此, 嘱常饮枸杞蒲黄茶, 善后。

按: 此案病人眼底出血重症, 之所以敢承约用中医治疗, 乃我多年治疗效果卓著, 其中关键用药在于蒲黄一味。我早年三十多岁时, 曾因眼底静脉炎引起出血, 用西药蝮蛇抗栓酶静脉注射 1 周, 效果不明显, 后参考有关文献, 用失笑散 1 周治愈。后因服用不方便, 将此方精简为一味蒲黄当茶常饮, 活血、降脂、软化血管三

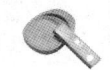

第四讲 医案解读

位一体，效果非常好。在治疗高血压、糖尿病、冠心病等引起的眼底出血症中，常重用此药组方治疗，一般眼底出血均在半个月内吸收痊愈。故介绍给大家分享。

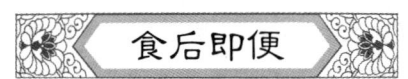

平时在临床上看病，经常遇到一些不起眼的小怪症，像小便憋不住、肠鸣音不停、睡觉打呼噜等，病不大，挺烦人，一般医生不愿治，病人也觉得小题大做，不知从哪里治？现就针对此类问题，专写个吃完饭就上厕所大便的小证。

●验案举例　贾某，16 岁，男。前些日子，其爷爷把他领来叫我给用中医调理调理，我说挺棒一个小伙子能有什么病呢？答曰："小孩几年来，一吃完饭就往厕所跑，上吃下拉，人出汗没精神，现已上高中了，记忆力也差。看了好多地方，吃了好多补药也不见好，所以找你来了。"我一听是这病，觉得不是什么大病，再说也没有什么主症，此类病在书上也没见记载，就推辞说看不看都行。并告之其他方面没有什么问题慢慢就会好的，不用治，老人一听，说："不行，现在不治将来考大学就麻烦了。"没办法，治吧。从什么病下手呢？老办法，先四诊。

刻诊见小伙子中等个子，带副眼镜，面白，舌质淡红，苔薄白，脉右沉弱，左浮滑，动则出汗，稍乏困，饭量还可以，就是一吃完饭就要登厕大便，小便正常，自言记忆力差些。余无他证。观此证，可辨症状确实太少，真有些老虎吃天、无处下爪之感。唯一一点突出，右手脉明显沉濡无力，右为气，左为血。能吃，胃不弱；不能存，脾虚，中气不足也。

[处方] 理中汤加减：仙鹤草 150g，干姜 30g，苍术 30g，甘草 30g，煅牡蛎 60g，防风 10g，鹿衔草 30g，淫羊藿 30g，大枣 3 个。6 剂，水煎服，每日 3 服。

1 周后复诊，证愈。大便正常，每日清晨 1 次。已不感到乏困，但汗出仍厉害。上方去苍术，加炒白术 30g，生黄芪 60g，桂枝汤。7 剂，水煎服，服完汗出即愈。

按：此证之所以很快取效治愈，关键在于抓住了脾虚一环，峻补中气，解决了食之即便一证；汗出，抓住脉缓弱一环，调和营卫，桂枝汤、玉屏风、理中汤三位一体，药到病除。这里要说明一点，我平时看病喜欢寒热看舌，虚实看脉。此证就是抓住右手脉弱一点不及其余，果断辨为脾虚，施方用药得愈。

125

怔忡心悸

验案举例 姚某,女,57岁,西安某大医院西医大夫,患怔忡心悸多年久治不愈,中西药并用疗效甚微。慕名前来要求中医治疗,刻诊见面目清癯,舌瘦质淡红,苔薄白,脉左寸弱,右弦滑,自述每到晚上易受惊,心悸不安,白天除了受惊外(突然出现响声呼喊),一般还好。已多年,现服西药倍他乐克,维生素B_1,谷维素,也曾吃过大量归脾丸、天王补心丹、六味地黄丸,及其他老中医汤药很多服,仍然解决不了问题,甚是苦恼。饮食二便尚可,余无其他突出之症,整日慌慌然,忐忑不安。我说此证易治耳,即书桂枝龙牡汤加百合生地汤加甘麦大枣汤合方加减。

[处方] 桂枝15g,白芍25g,生龙骨30g,生牡蛎30g,百合30g,生地黄30g,浮小麦30g,炙甘草30g,败龟甲15g,黄连10g,玉竹15g,炒酸枣仁30g,苦参10g,灵磁石30g,大枣12枚,生姜6片。

因是初诊,给3服药先服以观后效。3天后复诊,说很有效,几日来未再犯怔忡心悸。效不更方,续服5剂,停服其他所有药,痊愈。

按:此证乃心血不足,气阴两虚,神无附体。《伤寒论》和《金匮要略》中的桂枝龙牡等汤专治此类病,调和营卫,滋阴和阳,安神抚惊。我多年临床中治疗此类病证,屡用屡效,特别要提出的是其中的生龙骨、生牡蛎是要药,不可缺少,败龟甲更是治疗心惊肉跳的专药,非此不可,可以说是点睛之药,也是我多年秘药之一,现也供给同道试之。其余之药皆随证加减。

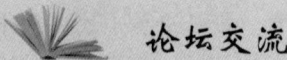

pt jun:

此方治疗心动过速疗效很好,王老师没收录至《杏林薪传》中很是可惜!是方我亦亲验过,不过价格很贵,一剂要30多元,因方中有黄连与苦参,喝起来很苦,也因黄连与苦参的关系,服药后会有便溏的现象。以前治怔忡心悸多以炙甘草汤进行加减治疗,效果还可以,但治心动过速见效不如本方快。上个月因工作过于劳累,复发心动过速感觉,头晕

第四讲 医案解读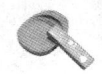

> 胸闷。看到王老师在网上发表有此方,因本人很喜欢王老师所写的文章,决定试一下此方的疗效如何。到药房一下抓了10服,服了2服,症状就完全改善,因有便溏现象,去除黄连与苦参后,又服了2服,至今有1个多月了,也没再复发过。

湿热痤疮

验案举例 栾某,女,30岁,居住西安东郊,经人介绍专程要求治疗痤疮的,说五六年了,看了好多地方,也吃了几千元的中药还是不行。我说什么痤疮这么难治?患者把前额头发撩起说你看,满额头的小米粒,白色,带小红头,胸背也有,头顶还有一块头癣起白屑已多年。我一看明白了,此种痤疮如果治疗不得法确实难愈。此种痤疮为湿热型,湿重热轻。刻诊见舌质淡苔薄白,脉寸关浮濡,尺不足。心烦易怒,月经偏少,饮食二便基本正常。

[处方] 麻黄10g,杏仁10g,生薏苡仁50g,陈皮15g,半夏15g,生甘草10g,桂枝15g,茯苓30g,桃仁12g,白芍15g,鸡血藤30g,荆芥10g,防风10g,白蒺藜30g,生何首乌30g,连翘30g,白花蛇舌草30g,炒山楂30g,苍术12g,丹参30g。7剂,水煎服,每日3次。

1周后复诊,白色米粒状的痤疮已消失大半,而且头上的一块多年不愈的癣也好了,该女很是兴奋,说效果真快,要求继续服中药,效不更方,续服7剂而愈。

按:此案主方是麻杏薏甘汤加二陈汤加桂枝汤加减,因是湿热证,湿重热轻,故未用大量苦寒清热活血之药,此点很重要,而是紧扣病机,解表祛湿,调和营卫,兼解毒,所以收效较快。临床上治疗痤疮一定要分型,针对不同病机用药,切不可一味清热解毒,死守一方。有是证用是方,坚持中医的辨证,治疗此类病并不难。

胰癌黄疸

验案举例 刘某,男,60岁,陕北宜川县人,2007年9月,其妹领他来看中医,告之我,其兄已在第四军医大学确诊为胰腺癌晚期,现已无法手术,求于中医治疗。刻诊见面黄，身黄，眼结膜更黄，消瘦，纳差，略腹胀有水，大小便尚可，精神不错，健谈（因其家属对其隐瞒病情，仅告之为胆囊炎，且本人又为乡村教师文化人）。舌暗红，苔黄腻，脉弦滑。其妹要求先解决黄疸和腹胀，减轻痛苦，延长生命周期。我说好吧。

[处方] 茵陈蒿汤合大柴胡汤加减：茵陈120g，栀子10g，大黄15g，柴胡45g，黄芩15g，枳实15g，白芍30g，生半夏（先煎）30g，生姜10片，白晒参30g，砂仁6g，大腹皮15g。7剂，水煎服，每日3次。

1周后，家人电话告之，黄疸已退净，腹胀略减。更方小柴胡汤合平胃散，7剂，纳强，腹胀继续减轻。病情趋于稳定。后另拟扶正祛邪方，培补正气，攻邪消癌，又存活3年，因胰腺癌恶化去世。

按：此病案并非叙说癌症治疗，而是说早期的黄疸治疗，坚持有是证用是药，不管它是什么病，只要是证对，就可以用对应的方药，茵陈蒿汤就是治疗黄疸的专方，大柴胡汤就是治疗胰腺病的效方。方对证，故效速。这一点我临床多年一直坚持，对证不对病，方随证转，不局限于西医病名，多数疑难重病能起死回生或峰回路转。该病案中生半夏的作用为降逆化痰，消肿治癌特此说明，此为个人一孔之见。

长期腹泻

腹泻一症临床很常见，尤其是慢性的，西医多谓慢性溃疡性结肠炎。长期服用抗生素效果不理想，转治中医亦是疗效参半，所以有的医生就感到茫然，不知如何处理。下面借一例子说明。

验案举例 唐某，男，45岁，西安南郊东大人，2006年9月18日就诊。主诉慢性腹泻多年，中西医治疗多人，一直未有痊愈，甚为苦恼。刻诊见中等个子，面黄中带黑，舌红苔腻，脉弦滑有力，口苦不渴，饮食正常，就是每天3～4次大便，稀溏黏腻，臭味较大，偶有腹痛，粪便化验排除痢疾，肠镜检查西医诊断慢性溃疡性结肠炎。辨证下焦湿热，郁滞肠道。

[处方] 龙胆泻肝汤合痛泻要方加减：龙胆草15g，车前子30g，木通12g，黄连15g，黄芩18g，当归50g，生地黄15g，泽泻30g，柴胡15g，生甘草10g，白芍50g，防风10g，陈皮12g，槟榔（玉片）15g，木香10g。5剂，水煎服。并告曰：服后前两天可能泻得厉害，过后就会好了。

第四讲 医案解读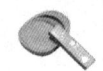

一周后复诊，病人一进门就说："你的药真灵，正像你说的，服完前两服拉得更厉害，一天五六次，后三天就不拉了，现在一天只便一次，有时两次。你真神了，我过去吃了长时间的补脾益肠丸和四神丸，越吃越重，好多老中医都是开了大量的补益涩肠药，说长期腹泻脾肾阳虚，必须进补，结果没有一点疗效。"我说："慢性腹泻不一定都是虚证，你以前药用反了，不对证，故无效。"后又开葛根芩连汤合平胃散加乳香、没药。7剂，服完病愈。

按：慢性腹泻一证，临床上很常见，中医治疗一定要辨证，分清虚实寒热，切不可一股脑都认为是虚是寒，大量温补固涩。实际上，还有很多是热是实，或者虚实夹杂。该案就是明例，湿热腹泻，其辨证要点为舌红，脉实，大便稀臭黏腻。另外，长期使温热收涩之药不效也反证非虚寒肠脱。这一点也是有参考价值的。

无欲纳差

验案举例 郭某，男，17岁，学生。因长期食欲不振，人消瘦无力，记忆力减退，又面临高考，其母甚是着急，带他来看中医。

刻诊见人瘦削皮包骨，眼窝深凹，面色无华，精神不集中，舌淡苔薄白，脉沉濡细无力。据其母述之，患者性格内向，不活泼，喜静不喜动，上午易瞌睡，头晕，困乏，见饭不想吃，也吃不多，无胀酸痛现象，二便基本正常。辨证为脾胃虚羸，气血亏损。

[处方] 处开胃汤合八珍汤：陈皮10g，半夏12g，茯苓12g，生甘草10g，太子参15g，白术15g，当归10g，川芎6g，白芍10g，九地30g，砂仁6g，炒谷麦芽各30g，神曲15g，炒山楂12g，莪术6g，生黄芪30g，生姜6片，大枣6枚。10服，水煎服，每日3次。

告之病人，吃完此10服药定会好转，能吃能睡。我信心十足，想当然小毛病好治。谁知半个月后，其母从外地打电话给我说："王主任，孩子吃了药不行，还是不吃饭，整日昏昏沉沉，无精打采，你再给想想办法。"一听此言，实出我意料之外，我说你带他再来一趟，我好好看看。

第二天，其母子如约而至。我经过四诊，症状基本如前，无大变化。思之上药怎么能纹丝不见效呢？补中兼消，于法于方都不错。再问，吃饭香不香，想吃哪些食物。答之：山珍海味摆在面前也不想吃，吃一点也不胀不痛。听后，沉思片刻，突然醒悟，此乃肝郁无欲证。前诊犯了经验主义错误，以一般食欲不振对待，故无效。于是改弦易张，以疏肝醒脾处之。

[续方] 藿香正气散加减：茯苓15g，半夏30g，苍术15g，陈皮12g，干姜15，藿香15g，佩兰15g，石菖蒲15g，太子参25g，甘草10g，当归15g，熟地黄45g，麻黄6g，细辛（后下）5g，辛夷（后下）3g，枳壳30g，山药15g，远志10g。7服，水煎服，每日3次。

1周后见效，已想吃东西了。效不更方，又连服10剂，饮食正常，头昏无力逐渐消失。3个月后追访，已愈，小伙子能食康健。

按：此案治疗一波三折，关键在于一诊识证有误。此案不是一般的脾虚纳呆之证，是一个少见的脾虚不醒证。病人性格内向，不活泼，易于肝郁，长此又影响脾胃消化，两者互为影响，导致饮食无欲。其鉴别要点在于，对各种美味不感兴趣，吃之可以，不吃亦行，且吃后无饱胀感，这说明其病不在脾胃，而在脑。条件反射出现障碍，这时治脾胃是本末倒置，差之千里，故一诊无效。二诊找到病根，以调脑醒脾为主，芳香开窍，重建反射，即见效果。此种病人我曾治过多例，均用此法收效，望各位同道注意鉴别治之。

气虚头痛

验案举例 杨某，女，52岁，右边头痛3个月有余，乏困无力，血糖高，脂肪肝，低血压（70/40mmHg），舌淡苔白薄，脉沉弱无力，前医以川芎茶调散为主加减不效，又用散偏汤加大量蜈蚣、全蝎亦无效，黔驴技穷，无技可使，患者转投于我处，寻求治疗。我辨为气虚头痛，处以补中益气汤合三仙汤加减。

[处方] 生黄芪60g，山药30g，苍术12g，玄参15g，柴胡10g，升麻6g，当归15g，仙鹤草60g，仙茅10g，淫羊藿15g，炒山楂15g，陈皮15g，生甘草10g，川芎10g，鸡血藤30g，干姜10g，茯苓25g，白芍30g。7剂，水煎服，每日3次。

1周后，二诊，患者说喝前3服无动静，头痛照旧，从第4服后头痛戛然而止，乏困亦好转。病人说真服气了，折腾了几个月的头痛，你几服药就解决了。现请你继续治疗糖尿病和脂肪肝。

按：此病治疗起来并不难，为什么前医治疗不效而我效，我认为并不是我高明，而是前医忽略了病机，仅从专病入手，寻专方专药而去，未针对病机，故无效。此

第四讲　医案解读

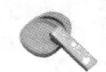

病人脉沉弱无力，舌淡苔白，血压偏低，乏困无力，明显气虚，中气不足，清阳不升，还要用攻法，活血祛瘀，进一步耗伤气血，肯定不效，只能加重。相反针对病机，选方用药治疗，一箭中的，即取速效。此案，补中益气汤升阳益气，三仙汤解困，山药、玄参、苍术、黄芪照顾血糖，此乃名医施今墨先生经验，川芎、白芍解痉缓急，标本兼顾，故取效。

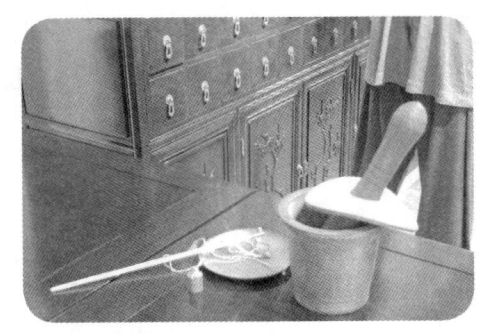

高血压案

验案举例　黄某，男，55岁，新疆乌鲁木齐人，高血压合并眼底出血，来西安计划做眼底手术，后经女儿劝阻，先看中医不效再手术，听之（该女在西安工作，我曾为其治疗过严重痤疮，痊愈，故笃信中医）。刻诊见头晕，耳鸣，视力模糊，睡眠差，腰腿酸软无力，饮食二便尚可，血压190/120mmHg。舌暗红苔白，脉滑实有力，双尺略显不足。诊断为高血压动脉硬化，中医辨为肝阳上亢，脉络溢血。

[处方]　白蒺藜30g，钩藤（勾丁）30g，菊花30g，白芍30g，生蒲黄（包）30g，五灵脂25g，丹参30g，茺蔚子25g，川芎10g，怀牛膝25g，玄参50g，女贞子15g，墨旱莲30g，豨莶草30g，炒杜仲30g，淫羊藿30g，合欢皮25g。10剂，水煎服，每日3次。

二诊，血压降为150/100mmHg，头晕好转，视物模糊减轻，但增便溏，上方加干姜，带药返疆，续服20剂，电话告知：血压130/85mmHg，视力也恢复正常，睡觉舒服，人走路上楼有劲，头不晕，耳不鸣。问还再服否，答曰：再服10剂巩固。

按：此案，白蒺藜、勾丁、菊花平肝清热，蒲黄、五灵脂（失笑散）、川芎、茺蔚子、丹参活血祛瘀，玄参、女贞子、墨旱莲、怀牛膝、豨莶草、炒杜仲、淫羊藿调补阴阳，干姜护脾，因玄参、菊花等药偏凉，且已见便溏，白蒺藜、合欢皮为一药对，专治门静脉肿大和脾大，具有很强的软化血管作用，同时还有安神作用，是我从已故名医祝谌予处学的。总之，该方集平肝清热、活血散瘀、调补肝肾于一体，标本兼治，药中病的，故收效颇著，病人不但避免了手术，而且还将血压恢复到正常。可见，中医只要辨证准确，用药妥当，对一些疑难重症疗效还是不错的。此案中要特别强

131

调指出的是,我在治疗眼底出血一症时,不管是糖尿病、高血压、眼底动脉硬化等病造成时,一律用失笑散加茺蔚子,此乃我的经验,临床效果显著,读者从该案中即可见之。

泌尿感染

验案举例 马某,女,38岁。10天前,少腹急痛,小便热痛涩少,经检查化验排除尿结石诸病,诊断为泌尿系感染,抗生素输液治疗1周(具体用何药不详),症状未有改善,寻求中医治疗。刻诊除上述症状外,患者特别告诉我,少腹胀急,小便热痛,观舌质红苔白,按脉弦滑实,大便不干,月经稀少,白带不多,心烦急躁。辨证肝经湿热,属中医热淋证范围。

[处方]柴胡12g,枳壳15g,白芍60g,生甘草15g,红藤30g,白头翁50g,黄柏15g,苍术10g,生薏苡仁50g,怀牛膝30g,乌药15g,当归10g,浙贝母15g,苦参10g。5剂,水煎服,每日3次。

1周后告知,服了3服药,各种症状已消失,仅留少腹隐痛,5服药吃完,现已不痛了。很是高兴,说早知中医治疗这么快,又省钱,不如不看西医先吃中药了,我一笑了之。

按:此案秉承我一贯治疗泌尿系感染专方——四妙散合当归贝母苦参丸外,不同之处为两点,一是少腹急痛用红藤和白芍,二是用大量的白头翁。此案有一点提示,小便热痛,突出一个"热"字。《伤寒论》中指出:热利下重者,白头翁汤主之。大家不要认为此方仅治痢疾,小便热利一样治,病机相同,关键是抓住一个"热"字。从多年的临床实践中我体会到,白头翁治小便发热是个专药,只要是小便发热,大量使用,收效颇速。同道不妨临床一验自知,其他用方施药无啥新意,故免解。

儿童尿床

验案举例 刘某,11岁,男,西安某校学生。2011年10月5日,其母领其到我处,要求治疗孩子半夜尿床一病。刻诊见男孩肥胖,面白,舌淡苔白,脉沉滑无力,食量大,少运动,乏困无力,二便正常。近3个多月半夜开始遗尿,求治

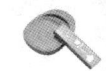

多处不效。脾肾阳虚,水饮潴留。

[处方] 茯苓25g,干姜15g,炙甘草5g,白术25g,桑螵蛸25g,益智仁30g,麻黄10g,杏仁10g,淫羊藿30g,补骨脂15g,仙茅10g,巴戟天15g,金樱子15g,生黄芪30g,韭菜子30g。6剂,水煎服,每日3次。

1周后复诊,痊愈,母子甚为高兴,要求继续治疗肥胖症。

按:此案用的是肾着汤合二仙汤加减,用肾着汤治疗遗尿是从胡希恕老中医处学的。其余之药皆补肾固脬也。需要提醒注意的是益智仁的用量,不要小于30g,这是南京中医药大学孟景春教授的经验,也是我体会多年的经验。诸位不可忽略轻之。其次,麻黄这味药,也是很关键的,现代药理分析指出,麻黄可兴奋神经,专治小儿遗尿。再次,小儿遗尿有偏寒偏热、偏虚偏实之分,切不可一味照搬,此案偏寒偏虚,故出是药,药证相符,所以取效甚速。

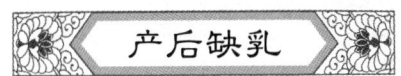

◉验案举例 涂某,女,25岁。产后一周奶水不足,其婆婆找到我要求开些下奶药。刻诊见该妇中等个子,肤白,舌淡苔薄白,脉浮濡,检查乳房不肥大松弛。饮食二便基本正常。辨证为气血不足,阳明胃虚。

[处方] 生黄芪30g,当归60g,龙眼30g,川芎6g,赤芍6g,熟地黄60g,菟丝子30g,白芷30g,炮甲珠10g,王不留行15g,皂刺30g,砂仁6g。3剂,水煎服,每日4次,配合猪蹄煲汤饮用。

3天后,乳汁泉涌,小儿饱饮安静。

按:此案为气血不足,鉴别之关键为乳房松弛不饱满,临床上还有一种情况与此相反,乳房饱满乳汁不下,为郁滞,治法与此不同,读者勿不辨证而照搬。虚者补之,当归补血汤、四物汤、外加通乳常规药,俗语:穿山甲,王不留,妇人服了乳长流。菟丝子补肾生精,白芷阳明用药,皂刺加强通透,全方以补为主,兼用通疏,辨证准确,药到病除。

论坛交流

huangdr5460：

我的经历是有气血不足者重用熟地黄最为关键。

可用黄芪30g（要很大片香气浓的那种），花生米120g（要光滑，吃起来香甜可口的），通草15g，加猪手中下部分，水可以多些（以能分2次喝完最佳），先把药煲开了再把猪手放进去，置于高压锅里煲制最佳。如果产妇气色很差者，黄芪可加至60g。喝汤后要尽量多吃花生米！！！

通常产妇产后汗出较多，阴液无固，加上产后气血大亏；所以产后7天内开奶发奶以益气敛阴为主，佐以养血通络。上方中重用黄芪益气敛阴，兼有通全身筋络的作用，而花生米本是天然最好的促乳佳品（能食而乳少者，仅仅适量多吃生花生米即有奇效）。

感冒半月

验案举例 前两天治一例感冒半个月不愈案，颇令人感叹。我一老战友，男，58岁，患感冒，头痛，颈肩痛，身痛，发热，鼻塞，咳嗽，胸闷微喘，饮食无味，大小便正常。有高血压和糖尿病。舌红苔白腻，脉弦滑微数。半个月前因感冒在高新医院先输液3天不效，继之住院治疗1周多，先使国产抗生素不行，又换成进口抗生素，花了2000多元，仍然无效。头痛、身痛、发热、咳嗽、痰黏困扰病人不已，痛苦不堪，气急出院，寻求中医治疗。我经过四诊辨证，断为柴胡桂枝汤证。告之，3服药解决问题，老战友一听直摇头，一周解决就行啊。

[处方] 柴胡30g，黄芩30g，半夏30g，党参50g，桂枝15g，白芍15g，羌活12g，葛根30g，苦参10g，草果3g，生甘草6g，鱼腥草30g，金荞麦15g，生姜6片，大枣3枚。3服，水煎服，每日3次。

3天后病人如约复诊，进门就说中医了不起，真神速。现症是头、身、颈椎已不痛了，发热、鼻塞亦好了，就是还有轻微咳嗽和痰。于是又开小柴胡汤加鱼腥草、金荞麦、桔梗之药，3服，痊愈。

此案的辨证依据一点都不复杂神秘，简单之极，就是汤方辨证，太少合证。

第四讲　医案解读

《伤寒论》146条原文：伤寒六七日，发热微恶寒，烦痛，微呕，心下支结，外症未去者，柴胡桂枝汤主之。

柴胡桂枝汤方：桂枝去皮，黄芩一两半，人参一两半，甘草（炙）一两，半夏二合半（洗），芍药一两半，大枣（擘）六枚，生姜（切）一两半，柴胡四两。

上九味，以水七升，煮取三升，去滓，温服一升。本云人参汤作如桂枝法，加半夏、柴胡、黄芩，复如柴胡法，今用人参作半剂。

按：此案我想说几个问题，一是对于外感治疗不要迷信西医，它治不了，中医能治，不要自卑；二是对于外感的治疗我一向是不分型，什么风热、风寒、湿热、虚寒，而是见证发药，桂枝证、柴胡证、白虎汤证、银翘散证、三仁汤证。有是证用是药，这样更直接准确。上案就是这样处理的，方便简捷，效果立现。三是在用成方时可根据兼证略为加减，但不能喧宾夺主。这只是我一家之言，仅供参考。

阳痿不振

【验案举例】关某，男，40岁。新婚不久，阳事不举，用了不少补肾壮阳的药，越补越痿，心情郁闷，焦急烦躁，托朋友找到我处，要求中医治疗。刻诊见面略黑红，稍胖，舌红苔腻，脉弦滑，饮食正常，小便略黄，大便溏泻。自述新婚不长时间，出现房事不振，阳痿疲弱，要求赶快解决。辨证为湿热下注，脉阻阳痿。

[处方] 四逆散合甘露消毒丹加减：柴胡15g，枳壳12g，白芍15g，甘草10g，藿香10g，白蔻10g，石菖蒲12g，滑石30g，茵陈30g，木通10g，黄芩30g，连翘45g，浙贝母30g，薄荷10g，射干12g，晚蚕沙30g。7剂，水煎服。

1周后复诊，舌淡红，苔已不腻，脉滑软。余证变化不大，效不更方，续服7剂。三诊，舌淡红，苔正常，出现晨勃，好现象，上方调整，四逆散加减。

[续方] 柴胡15g，枳壳12g，白芍15g，甘草10g，蜈蚣2条，生水蛭10g，当归15g，阳起石60g，淫羊藿30g，枸杞30g。7剂，水煎服。

四诊，一进门就报告，已能挺起，问能否同房？我说不着急，再吃完这7剂药，就可以了。1周后电告，房事已正常，停药，追访痊愈。

按：阳痿一证，司空见惯的是用西医伟哥，中医壮阳。以这种思路治病，虽说能误打误撞上，但疗效不高。中医治病一定要抓住病机，有针对性才能取效。此案是湿热下注，厥阴郁滞，故取四逆散疏肝理气，甘露消毒丹清热利湿，病因一除，肝肾阴虚显现,再调补阴阳,即收速效。在此要说的是,中医治病一定抓住病机,去解决矛盾,不要一见阳痿就大剂温补,犯实实之戒。阳痿一证,老年多虚,青年多实,很常见,所以要多动脑,以证为准,施方用药,才能取得很好的疗效。

肾虚腰痛

验案举例 周某,女,28岁。腰痛半个月不愈,求治中医。刻诊见面白,略瘦,自述腰痛如折,口干咽痛,易感冒,这几天正打针,嗓子发炎,红肿热痛,不见好转,1个月前曾作流产手术,头晕无力,同房时阴道干涩,舌红苔薄,脉寸关浮滑,左尺尤为沉弱无力,几近于无,饮食尚可,大小便正常。辨证为肝肾阴虚,相火僭越。

[处方] 生熟地黄各25g,麦冬30g,玄参50g,白芍15g,浙贝母15g,牡丹皮15g,连翘45g,忍冬藤30g,薄荷10g,菟丝子30g,杜仲30g,川续断30g,枸杞子30g,当归50g,山茱萸30g。5剂,水煎服,每日3次。

1周后复诊,嗓子已不干痛,腰痛减轻,服药期间大便稀溏,一日3～4次。上方减连翘、忍冬藤、薄荷、白芍、浙贝母。加大菟丝子至50g,再加怀山药30g,怀牛膝12g,5剂。三诊,腰已不痛,阴道干涩好转,效不更方,上方加入肉苁蓉、蛇床子又5剂,诸证消失,痊愈。

按:此案分两步治疗,第一步,用养阴清肺汤兼加补肾及解毒,重点药为玄参、连翘、忍冬藤、浙贝母。第二步,虚火平定,峻填肾阴,重点药为菟丝子、杜仲、枸杞子、当归、地黄。这里特别要提及的是菟丝子这味药,补肾,具有类雌激素作用,对于阴道干涩有特效,连续用一段时间,上述症状就会显著改善。临床上屡用屡效,其他均为针对病机用药。

妊娠恶阻

验案举例 骆某,女,25岁。怀孕3个月,近一周来频繁干呕,坐车头晕,饭吃不下,痛苦不堪。察舌淡苔薄,脉关滑软,以往贫血,血压低,大便正常。

[处方] 桂枝合小半夏汤:桂枝30g,白芍30g,生半夏30g,生姜10片,甘草15g,大枣(切)6枚。3服,水煎服,每日3次。

第四讲　医案解读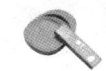

3天后复诊，呕止，少纳差，上方加炒三仙，2服，服后诸证平息，痊愈。

按：《伤寒论·妇人妊娠病脉症并治》谈到，师曰："妇人得平脉，阴脉小弱，其人渴，不能食，无寒热，名妊娠，桂枝汤主之。法六十日当有此症……"此证孕妇常见，医圣张仲景早有论述并出方治之。但现在临床上很少有医生用桂枝汤治之，更不要说再加半夏。致使一张效方被埋没。我临床多年，治孕妇呕吐多用此方甚效，常收一剂知、二剂已之效。其实这个方子很安全，多数药不过寻常之物，生姜、肉桂降逆，大枣补血生津，白芍、甘草无毒，半夏煮熟犹如芋头。何来害之？所以劝君大胆用之，以恢复经方神效。

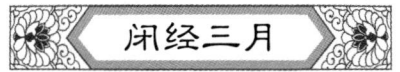

闭经三月

◆ 验案举例　孙某，女，45岁。月经一直正常规律，最近连续3个月未来月经，求诊中医，问曰："是不是绝经了？"察舌淡白苔薄，脉滑中带涩。饮食二便正常，无更年期诸症。辨为气滞血瘀。

[处方] 生水蛭10g，桃仁15g，生大黄6g，赤芍10g，红花6g，香附10g，小茴香15g，生蒲黄10g，五灵脂6g。3服，水煎服，每日3次。服完月经即来，后期基本按月而至。

按：闭经一症，临床上分虚实寒热，上案一向月经正常，又无更年期症状，脉滑带涩，基本属实证，故用行气活血法，其中比较有特色的用药是水蛭。按理说一般不用此药，多用丹参、当归、鸡血藤之类，但我发现在临床上加入水蛭效果更好，祛血生新，不伤正气。兼实偏热加大黄，一能去热，二能通瘀，甚妥。

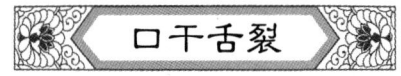

口干舌裂

◆ 验案举例　张某，女，62岁。口干渴，舌裂纹，偶有出血疼痛。在某中医院专家处诊治半年，无效，求诊我处。刻诊见人略黑，偏瘦，自述口干渴，饮食一般，大便略干，舌微红嫩，舌上裂纹多条，个别有渗血，疼痛，眼略干涩，眠差，脉右沉弱无力，左弦细略滑。辨证属胃阴虚馁，气阴不足，津不上承。

[处方] 益胃汤合生脉饮加减：西洋参15g，白扁豆15g，怀山药30g，玉竹

137

18g，茯神 10g，枸杞子 30g，五味子 15g，苍术 10g，生蒲黄 30g，麦冬 30g，百合 25g，生甘草 25g，大枣 6 枚（切）。3 剂，水煎服，每日 3 次。

3 天后复诊，口干好转，舌裂纹基本愈合，大便不干，睡眠有改善。效不更方，续服 5 剂，诸证消失，久治不愈之口干舌裂痊愈。

按：此病辨证不难，结合脉证断为胃气阴两虚，一般都会想到甘寒育阴，用沙参益胃汤之类润之，于法不错。但我诊其右脉沉弱不细应为胃气虚，舌红津涸为阴虚，除了用益胃汤育阴外，还应健脾，用白扁豆、山药、苍术、甘草、大枣，尤为关键的是用苍术一药，在阴不足的情况，能不能，敢不敢用，确实考验人。我过去治此证，从不用辛燥之苍术，往往久治不效。后学习四川老中医治血分湿温病，舌红无苔加苍术，一剂津回，真乃惊讶。将其移治杂病亦收速效。由此可见，理论是一说，关键还要靠实践证明。苍术具有健脾生津之效，不虚传也。另一用药，蒲黄，活血止血，乃我治疗口腔疾病常用专药，其他案中有解释，故不再赘言。

脉管炎案

验案举例 戚某，女，70 岁。高血压、冠心病、糖尿病多年，现左下肢脚面发黑，有两处硬币大小溃疡，已 3 年不愈。察舌微红苔白，脉滑数有力，头晕，心悸，偶有胃不适，饮食一般，二便尚可。现服西药一大把，仍难控制高血压、高血糖，要求中医治疗。此证属于眩晕和脱疽门。

[处方] 四妙勇安汤合四味健步汤加减：白蒺藜 30g，勾丁 30g，菊花 30g，茺蔚子 30g，生黄芪 30g，当归 60g，玄参 30g，金银花 15g，忍冬藤 30g，生甘草 10g，丹参 30g，石斛 30g，怀牛膝 30g，赤芍 30g，苦参 10g，蜈蚣 2 条。7 剂，水煎服，每日 3 次。

1 周后复诊，血压已平稳下降，头已不晕，脚面两溃疡疮面已收敛缩小，效不更方，再续服 7 剂。三诊，溃疡面基本愈合，但脚面黑紫色，变化不明显，好在几年糖尿病造成的脱疽已愈。以后续诊，上方去掉白蒺藜、勾丁、菊花、茺蔚子、苦参诸药，再合入桃红四物汤及有关治疗糖尿病药，3 个月，诸证平息，脉管炎未再犯。

按：此案除去治疗高血压的药物外，主要是靠四妙勇安汤和四味健步汤外加黄芪治疗脱疽，即西医所称脉管炎，多年来我临床运用，效果很好，治好的例子很多，

138

第四讲　医案解读

故写此一案介绍之。

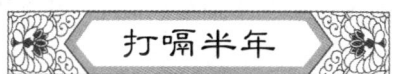
打嗝半年

验案举例　鲁某，女，26岁。不停打呃半年有余，多方就医，久治不愈，直至坐到我面前就诊时，还不停地打呃。刻诊见人稍胖，面略黄，自述胃胀痛五六年了，打呃，干呕，反酸，西医胃镜检查示糜烂性胃炎，大小便正常，察舌胖大微红，两边有齿痕，苔薄白，脉滑软。脾胃湿热兼气虚。

[处方] 旋覆代赭汤合半夏泻心汤加减：旋覆花25g，代赭石30g，黄连12g，黄芩15g，蒲公英45g，生地榆30g，干姜12g，煅瓦楞30g，海螵蛸30g，厚朴18g，枳壳12g，柴胡12g，威灵仙12g，姜半夏30g，党参30g，刘寄奴12g，生蒲黄15g，大黄炭10g，生姜6片，生甘草12g。5剂，水煎服，每日3次。

1周后复诊，打呃干呕已止，胃亦不胀痛，转方半夏泻心汤加蒲公英、地榆、生蒲黄。14剂，诸证消失。

按：此案病人主诉打呃胃胀，要求先治此证，我出旋覆代赭汤加减一诊即平，实为对证治之，无什么灵药，前医治之多时而不效，关键是只识病不识证，一见打呃不分寒热虚实，就用丁香柿蒂汤，此误也。

此案乃湿热兼虚，再用热药犹如火上浇油，热当寒治，反了，怎么能有效呢？

治疗该患者除了考虑中焦湿热外，还参考了有关医生以痈治之的思路，胃黏膜糜烂，故加蒲公英、地榆、蒲黄，收效较快。对于湿热类胃病，我常以甘草泻心汤处之，因为甘草泻心汤是治黏膜类疾病的专方，我是这样认识的。我常以此方为主，治疗口腔溃疡、胃溃疡、外阴溃疡等，都是黏膜疾病，病机相同，完全可以异病同治。临床实践检验，效果还是不错的。一孔之见，可讨论之。

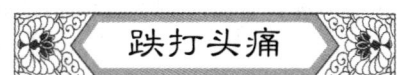
跌打头痛

验案举例　王某，男，56岁。此人就是我自己，前些天骑车，因下雨路滑，让人，刹车被摔下，头右侧着地，当时就感头瞢不清，10余分钟后才站起来，事后除了外伤疼痛外，认为是跌打损伤，就用了一些红花油之类的外涂用品，内服了一些跌打损伤的药，满以为过几天就会好了。

谁知几天后，外面表皮是不痛了，白天也没有大的感觉，但是出现了新问题，每天晚上后半夜开始噩梦纷纭，直至清晨4~5时，右侧头痛难忍，无法再睡而醒，起床后持续3~4小时缓解。白天记忆力下降，心情不好。连续近一周，把人折腾得痛苦不堪。

原想是跌打损伤，多吃点活血化瘀的三七、土鳖虫之类药就行了，谁知越吃越不管用，这才认真思考起来，看来不是简单的问题，应是轻微的脑震荡。怎么办？曾想用一个复方加减，通窍活血汤，健脑开窍，活血通瘀，觉得太复杂，不如先用单味药看看，省事。

分析此证，除了噩梦纷纭，记忆力下降，突出症状是头痛致醒，也是最痛苦之处，理应擒贼先擒王，抓主症，用治杂病之法，头痛专药川芎，大刀阔斧，单刀直入。于是用川芎颗粒6袋（相当于饮片60g）一次冲服，服后1小时内头部胀憋，血压上升，尔后诸证消退，头脑清醒，再无恶梦头痛，真乃快捷，一次解决问题。

按：此案给我的启示是，对于病证单纯、病因简单、主症突出的，可以考虑抓住一点，不及其余，重用单方或者专药，直捣黄龙，也许是一个好方法和快捷有效的思路，临床上我经常这样用，常收佳效。

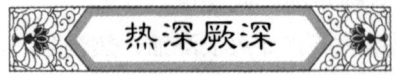

热深厥深

这是一份追忆式医案。想当年在读《伤寒论》时，读到"厥深者热亦深，厥微者热亦微"一句时，意思明白，认识不深，临床多年也一直未见到这样的病人，直到前年才身临其境，体会颇深，医圣仲景不欺我也。

2009年5月，一日我感冒发热，第一天吃了几片药，未见好转。第二天中午以后，又开始发热身痛无汗。测体温40℃之多，乏力无神，本想用点解表发汗退热的药，不料一会儿，全身发冷，四肢冰凉，连盖三床被子无济于事，犹如年轻时打摆子一样，一派厥象。

我本阳虚体质，自思是否昨日发热，用阿司匹林过度发汗造成厥逆证。怎么办？用四逆汤急救回阳。但又细想，不该这么快就现寒厥证，摸脉沉滑有力不微，测体温，体温表已测不出，因最高刻度只有42℃（我年轻时曾有过高热突破42℃的经历）。表显热，症显寒，这时又突然想到《伤寒论》"厥深者热亦深，厥微者热亦微"

第四讲 医案解读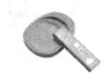

那句话。这应该就是张仲景说的"凡厥者，阴阳气不相顺接便为厥。厥者，手足逆冷者是也。"内热甚，外愈寒，内外不通也。开外清内，实为正治，于是果断开了1服大青龙汤：麻黄30g，桂枝15g，生石膏100g，杏仁12g，生姜10片，生甘草10g，大枣12个。恐怕不能发汗，又加了一片阿司匹林，服后半小时内，心中烦躁，四肢全身更冷，直打寒战，覆被1小时后，大汗淋漓，湿透衣衫，寒厥顿除，体温逐渐退至37℃。全身也不痛了，精神好转，后以米汤代替桂枝汤善后，2日痊愈。

经此一证，使我进一步确信《伤寒论》是一部伟大的临证指南，古人不虚言也。书中记载的东西不是以我们个人的认识为转移的，我们没见过的不等于古人没见过，先哲们经过几千年与疾病斗争得出的经验是可靠的，也是丰富的，值得我们继承和发扬。

论坛交流

爱爱医 ldaoyisheng：

有过先生一次类似经历，高热40.2℃，寒战，全身乏力。当时脑子还是很清晰，但手已拿笔不稳，嘱妻书大青龙汤加减一剂，第一次服完总量一半然无汗，体温40.5℃，约1小时后服第二次，盖被入睡，约半个小时后出汗，2个多小时开始热退，嘱妻子熬稀粥一电饭锅，每半小时喝一小碗，到晚上6点我体温已正常，只是感觉有些乏力，无畏寒等症。次日早上便去上班，发热再未反复。只是喝稀饭喝得小便特别多，晚上起来小便五六次。呵呵，这也是我懂事起唯一一次高热。当时其父要我输液，当时我正读黄煌先生的《经方一百首》，正愁无此病案，于是乎拿自己做了个试验，果真覆杯而愈，不得不叹服经方之妙！后来用于一哺乳期高热妇女，也是一剂退热。此方对证，效如桴鼓！

验案举例 惠某，女，68岁。1周前患带状疱疹，自己自作主张到药店

141

买了2盒龙胆泻肝丸吃了，无济于事，越发严重，又到诊所打了3天聚肌胞和抗病毒的针还是不行，转求中医。刻诊见右耳后项部及前胸一簇簇红斑水疱，有少量溃烂，大部未烂，疼痛不堪，哀求于我，赶快给想个办法。察舌质红苔腻，脉弦滑有力，大便不干。辨为湿热毒发。

[**处方**] 龙胆泻肝汤瓜蒌红花甘草汤加减。龙胆草18g，车前草30g，川木通12g，黄芩30g，栀子15g，当归15g，生地黄30g，泽泻30g，柴胡24g，生甘草10g，全瓜蒌30g，红花6g，牡丹皮10g，大青叶30g，马齿苋30g，野菊花30g，板蓝根30g，连翘45g，煅牡蛎30g。5剂，水煎服，每日3次。外用雄黄、白矾各30g，冰片20g，凉开水化开外涂。

2服药后给我打电话，说还是痛得厉害，我问还有新出的疱疹和溃烂么？答之无。我说坚持服下去，3天以后就会轻的。5天后复诊，述之第3天以后就痛轻了，观察疱疹处全部干结，已不太痛了。效不更方，又续5剂，痊愈。

按：此病诊断一般不难，但治疗起来如不得法，很难快速收效，弄不好还会留下神经后遗长期疼痛。我治此症一般都是用龙胆泻肝汤合瓜蒌红花甘草汤加减，清热、利湿、解毒、重镇于一体，一般都在1周左右治愈。故中医同道要自信，治此顽疾，中医也一样可以大显身手。

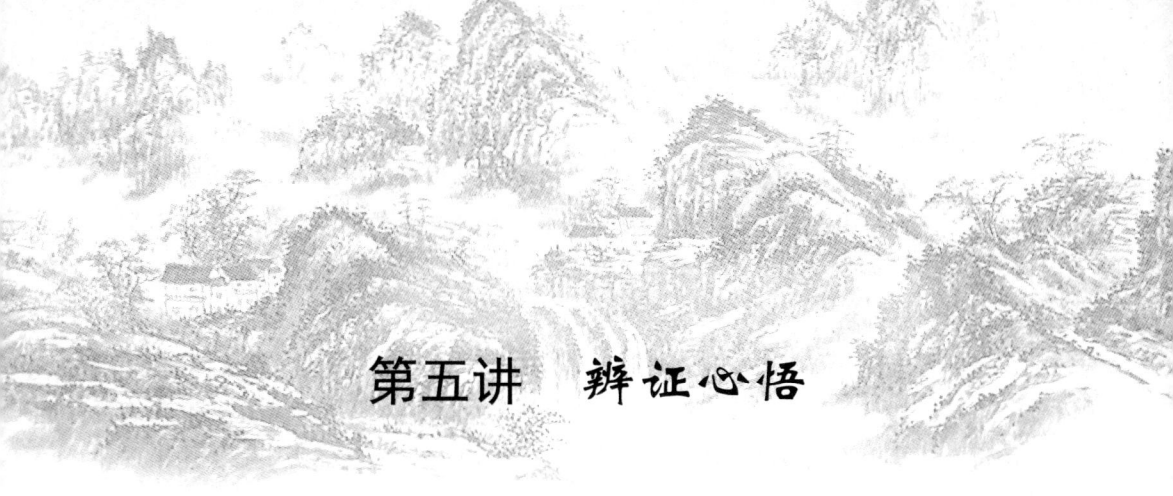

第五讲 辨证心悟

> 一个好的中医都有些拿手的绝技、擅长的方面。这一讲主要收录了几篇本人最有体会的病证，也可以说是比较有把握的方面。其中一些辨证用药之法也是多年临证之精华，按此思路识证治病，一方面方向不会错，一方面掌握得好，疗效会有所提高。此乃我多年心法，亦是授徒要点，可谓辨证用药规律之真经。

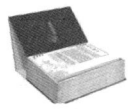 ## 谈谈失眠治疗的几种思考

失眠一证临床很常见，小小一证要不了人命，但是有时却把人折磨得痛不欲生。人急了往往会找几片安定一吃了事，也能解决一时问题，然而对于长期失眠者，治疗起来确非容易，中西医亦然。临床几十年，经过不断的探索实践，我总算找到了一些有效的方药和治疗思路，现简单谈一谈。

在治疗失眠证时，我一般分两种思路处理：一种是用具有安神镇静的药物，诸如半夏、酸枣仁、黄精、五味子、夜交藤、合欢皮、珍珠母；一种是针对病因治疗，釜底抽薪，不用安神镇静的药物。两种方法针对不同情况，分别施用，基本上能把失眠证解决个八九不离十。

先说用安神镇静方药的运用，这是大家都很熟悉的常规方法，一般中医都会用。我自己的体会和认识是两点，一是重用安神镇静药，如半夏80～90g，酸枣仁60～100g，黄精30～50g，五味子15～30g，夜交藤60～100g，珍珠母30～60g等，

非此量不足以起速效。二是选好对证方子,并把上述安神镇静之药加进去就行了。如舌苔厚腻,脾胃不和,用半夏秫米汤合温胆汤,兼热合竹茹温胆汤;心肾不交,舌红心烦,黄连阿胶汤加五味子;血虚神惊,酸枣仁汤加夜交藤;气虚乏困,四君子汤加黄精;肝郁不寐,逍遥散加珍珠母等。

一句话,先识对证,选好方,加重有专长的安神镇静药,有的放矢,箭发即效;不要一古脑地都是酸枣仁、夜交藤、合欢皮的,乱发一气。不分证,不讲究药的特长,用再大的量也是无效和枉然的。常看我文章的读者,已经熟悉了我擅用半夏和夜交藤治失眠了,在此我不举这方面的例子了。现举一例用黄精的案例以示之。

我在星月医院工作时,曾接诊一宁夏来西安打工的中年男子,三十七八岁,长途跋涉,几天未合眼,心烦急躁,疲倦之极,双目血丝满布。求诊,尽快用药让他睡几天。我观别无他症,仅疲乏过度,神无法安静,就处方四君汤加减。

北沙参50g,茯神50g,白术12g,黄精50g,五味子10g,甘草6g,大枣6枚。3剂,水煎服。下午5点起服第1次,量为药的1/3,晚上9点服第2次,量为药的2/3,后热水洗脚上床睡觉。

三日后,复诊,述之:按先生要求服药当晚就睡着了,一觉就到了第二天上午9点,起来后,已不疲乏,精神也为之安静。我随即告之,不用再服药了,注意劳逸结合就行了。

此类失眠我临床一般都是针对不同证情,选好方子,加重有效安神之药即能收覆杯之效。此案重点在于用了黄精,稍佐五味子。

治疗失眠不用安神镇静的方药,针对病因,釜底抽薪,达到阴阳平衡。这也是一种很好的方法,如荣卫不和的桂枝汤证之失眠、阳明热盛的承气汤之失眠、心血不足的归脾汤之失眠、更年期综合征之失眠等,只要是证清,首先就针对病因,直接用是证之方,就可以收到不用安神镇静之药而达到神安熟睡。这方面的验案很多,我也常用。在此举几例示之(有名医医案,也有我的医案)。

验案举例

案1 战某,男,38岁。1982年3月4日初诊。连续失眠十余日,彻夜不寐,服大量安眠药无用,痛苦不堪。面红目赤,大便不通多日,舌苔黄厚,脉大。用大承气汤。

[处方]大黄9g,芒硝6g,枳实6g,厚朴9g。仅服1剂,腑通,当夜酣然入眠。

姜老说:"此属胃家实,腑浊上攻于心,心神受扰而不宁,故不眠。如用安神镇静之品,是治标而遗其本,服大量安眠药无效即是明证。法当去胃腑之实,实祛

第五讲　辨证心悟

浊除，心神得宁，自然安寐。"（《姜春华中医学术思想研究及临床经验选粹》）

案2　韩某，女，35岁。1974年3月15日初诊。失眠已3个月以上，烦躁难入眠（每天最多睡约2小时），心悸不安，白昼头昏，昏然思睡，舌尖红，脉细弦。以黄连阿胶汤及交泰丸加减。

[处方] 黄连3g，肉桂1.5g，阿胶9g（烊化），白芍9g，生地黄9g。方7剂。药后睡眠显著改善，续方7剂治愈。

本案失眠属于心火上炎，肾阴亏损，心肾不交所致。以黄连泻心火为主药，配阿胶、白芍、生地黄之类滋养肾阴，以肉桂温肾阳，引火归源，是为"交通心肾"治法。（《姜春华中医学术思想研究及临床经验选粹》）

案3　余曾治一失眠症，通宵不寐，常自汗出，历服天王补心丹、养血安神片、酸枣仁汤罔效。余用桂枝汤治之，汗止而寤寐如常。学生奇而问之："如之奈何？师不用一安眠药而能获如此神效。"答曰："营卫不和，卫不入于营，故不寐。今服桂枝汤则营卫和，故汗之而能寐也。"

一教师苦患失眠症，曾服西药安定、舒乐安定，又服中成药朱砂安神丸、养血安神片皆无效果。一日，前来我科就诊，告知月余来，夜夜不得安睡，有时困倦至极，目不能睁，亦难入睡，心中懊恼，辗转反侧，直至天将拂晓，方能略睡片刻，故终日昏昏噩噩，苦不堪言。余诊其脉，其脉滑；望其舌，舌苔厚；问其饮食，食不减，且时有反酸嗳腐。乃投保和丸加大黄、栀子治之。翌日，患者来告："昨夜服药后，腹中微痛，便泄一次，便沉沉入梦乡。今晨觉醒，已时过8点，只觉神清气爽，好不惬意！"学生于侧相问："老师所用之药皆消积导滞，治失眠何以此奇？"答曰："经言胃不和则卧不安，即此。今患者新病体健食佳，但脉滑苔厚，反酸嗳腐，乃胃中有积食矣。保和丸加大黄能消积导滞，栀子清胃中积热而除烦。故积去热除，而能寐也。"（《临证拾录》李建安）

案4　我曾治一女，51岁，主症为心烦易怒，失眠多梦，轰热潮汗，高血压，舌瘦微红，苔薄，脉弦细，尺沉弱。饮食、二便基本正常。述之曰最近几天，睡眠困难，每天2～3小时，而且噩梦不断。要求先解决睡觉问题。对此，我辨为肝肾阴虚，虚阳上亢，西医更年期综合征。直接出方，二仙汤加二至丸加甘麦大枣汤加百合生地汤。

[处方] 淫羊藿（仙灵脾）12g，仙茅10g，巴戟天10g，黄柏30g，知母30g，当归10g，女贞子10g，墨旱莲12g，生地黄15g，百合30g，浮小麦30g，生甘草

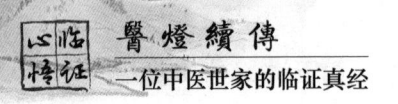

6g，大枣6枚，五味子10g。3服，水煎服。

3日后复诊告之，已能入睡6～7个小时，人好多了，还有梦，其余症状略减。上方加白薇、牡丹皮、栀子。又15剂，诸证消失，嘱常服知柏地黄丸善后。此案并未加大量安神镇静之方药，而是针对病机用药，病因解决了，失眠之症亦解决了。故而针对病因，釜底抽薪，也是治疗失眠证的一种方法和思路，诸位不可不知。

另外，还有一种治疗失眠的思路，我也常用，症状不明显，证型不好分，即无证可辨的顽固失眠，从久病必瘀入手，用《医林改错》的血府逐瘀汤治疗，也能收到出奇制胜的效果。这方面的例子也不少，就不列举了。

总之一句话，治病思路要广，方法要多，就像打仗一样，机枪大炮都要会用，韩信点兵，多多益善。失眠治疗亦然。

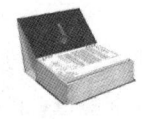

谈特异诊断在临床上的运用

说起中医辨证诊断，大家一般都习惯于脏腑辨证、六经辨证、卫气营血辨证、八纲病机辨证，这是不错的，中医界谈得也比较多，但是有一种很实用很简捷的辨证诊断谈到的却不多，这就是特异症状诊断法。所以很有必要谈一谈。

所谓特异性诊断：是指一个证或一种病所特有的、具有代表性或典型意义的症状和体征即可确诊。换句话说，就是一个症状、一个体征就可以确定一种证候或一个病。如临床上只要见到目睛干涩一症就可以确诊肝阴虚，夜间嗌干就可以认为是肾阴虚，晨起口苦就是胆火上溢，拇指瘪陷不起为肺气肿，经前痛胀、行经痛减为气滞，行经后痛为血虚，行经初痛为血瘀。如胁痛患者，若纳少厌油腻为湿热，不厌油腻为脾虚；心悸者若伴心空感为气虚，伴心烦为血虚；尿频者若伴急热痛为湿热实邪，若无急热痛但尿频为肾虚而无实邪；腰痛者若伴阴囊湿冷为阳虚，若湿痒为阴虚有热等，不必更多症状支持。有了其他症状更好，但都不如这种特异症状诊断来得更准确、更直接、更省事。

在多年的临床实践中我特别重视特异性诊断，并据此施方用药，往往收到事半功倍的效果。如在舌诊中无苔必诊为胃阴虚，舌根无苔必诊为肾阴虚，舌干红无苔，舌尖满布绛色小粒，乃肺性脑病先兆，遇此情况，往往多弃症从舌；如在脉诊中双

第五讲 辨证心悟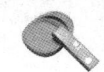

关部滑如豆，我即诊为肝胃不和或湿食阻滞；如右部沉弱，左部正常必诊为气虚；反之左部沉弱，右部正常必诊为血虚；此时我往往弃症从脉，调和肝脾或峻补气血。类似此症，临床上甚多，见心悸知心病，见胁痛知肝病，见口甜知脾病，见尿频知肾病，见气喘知肺病等时，常弃脉舌从症，从而达到以一代十，以单代全，加快诊断，准确无误。在这方面各个老中医都有多多少少自己的独特诊断高招，可惜的是都不成系统，流散在各个医案中，很值得学习和发掘。下面举两病例以示之。

验案举例

案1 周某，55岁，男，高级工程师。原先有高血压、高脂血症，经过我一段时间的中医调理已基本痊愈，隔一年未见，一日突然找到我说给号号脉看看有啥大问题。寒暄一番，就摸了摸脉，一摸感觉和过去大不一样，右手沉微几无脉象，左手浮濡，我大吃一惊，问最近得过什么病没有？告之，半年前检查身体时，医生说有轻微的心肌梗死，给安了两个支架，叫服了几个月的西药和通心络胶囊及丹参救心丸，就成这样了，乏力出汗易感冒，血压偏低，觉得大不如以前，故来找你看一看。我说你这问题有点大，原来脉象双手弦滑又大，现在搞得竟一手几近无脉了，长此以往恐要出大问题。现已出现明显的气虚，系长期服用扩张血管药和中成药行气破气药所致。周某问现在怎么办？我说停服所有中西药，用汤药调理，争取右手脉恢复即可。用补中益气汤加减。

[处方] 生黄芪120g，仙鹤草60g，红参片15g，当归10g，桂枝30g，白术15g，甘草30g，柴胡10g，升麻10g，陈皮10g，干姜10g，大枣10枚。10剂，水煎服，每日3次。

10天后二诊，右手脉象略起，还是沉弱，但已有效，本着效不更方的原则，上方加淫羊藿30g，鹿衔草30g。又20剂，右手脉起，乏力出汗亦愈。后以十全大补丸善后。

此乃误治之案，本无大恙，被忽悠做了支架，又令长期服用破气活血之药，伤人元气，长此下去很容易引起心衰，临床上常见一年四季口服丹参救心丸而致胸闷气短、体力不支而亡之人，实不知该药中之冰片常用破气之害。此患者就是此类药长服所害，幸治疗及时，免于一祸。此案辨证治疗，就是用的特异诊断法，抓住右手几无脉象一证，断为气虚，常言右手主气为阳，左手主血为阴。大剂峻补中气，复元扶正而获效。临床上我常以左手脉象沉弱而舍其他症，用大剂左归丸治之收效颇著。此乃个人心得，提出仅供同道参考。

案2 鲁某，女，45岁，就医我处，曰：近日眼睛干涩，两胁不舒，睡觉多梦，余无他症，舌略红，苔薄光，脉弦细，此乃肝阴不足，用一贯煎加减。

[处方] 北沙参50g，麦冬30g，枸杞子50g，当归15g，炒酸枣仁30g，生地黄30g，川楝子10g。3剂，诸证即愈。

此案即抓住眼睛干涩直断为肝阴不足，重用峻补名方一贯煎速收成效。临床上此类案例很多，诸位同道不妨多收集整理，以便快速直接辨证治病。

谈脾胃病中阴虚证的辨别运用

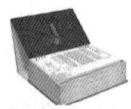

脾胃病是临床上见症最广泛的一类病，治疗起来并不难，呕吐、打嗝、嗳气、吞酸、腹胀、疼痛、嘈杂、不食、腹泻、便秘等不一。关键是要把握辨证，分清虚实、明白寒热，这样治疗起来就容易了。本篇重点谈一下脾胃阴虚的鉴别诊断和治疗。

脾胃病中脾虚胃实，大家常见，四君、二陈、平胃散都是常用方剂。但是对于阴虚证却不见较多的论述，是临床不常见么？非也。

实际上阴虚证是很多的，只是注意不够。食欲不佳，食后倒饱憋胀，不饥不食，口渴口干，大便干结不爽，小便短黄，舌红少苔或舌中苔剥、脉沉弱等，这些症状的出现就是脾胃阴虚的表现。一些大夫见了这些病证习惯用辛温或消导药治疗，效果不佳。其不是异功散就是平胃散加消导药，结果更伤脾胃之阴，越治越重。这是辨证不精、不到火候的表现。其实治疗这种病症并不难，就是一定要照顾到脾胃阴液不足的病机，而且具体治疗中还要分清脾阴虚和胃阴虚。这两证共同之处很是近似，症状也差不多，很容易分清。就是从患病时间和体质上区别：脾阴虚多见素体虚弱的慢性病过程中，而胃阴虚多见素体尚盛的急性热病伤阴者。

先说脾阴虚的治疗，这是临床上最多见的。山西已故名老中医张子琳创立的"加减异功散"是有效方子。其方为：北沙参、山药、麦冬、石斛、莲子、白扁豆、鸡内金、生甘草。

我在平时治疗脾胃病中常用此方很有效果，《中医临床家——张子琳》一书中亦载有运用医案，录之。

"我所老大夫赵某，感冒治愈后，多日来身体疲软，不思饮食，经服五味异功

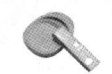

散多剂，效果不显。张老询其口干舌燥，大便不畅，小便黄赤，视其舌质干红少津，辨为脾阴虚证，处以加减异功散，2剂而饮食增加，精神好转。"

另有一例舌癌患者，张老诊为心经火毒，劫夺脾阴。先后治以清热解毒、养阴消肿、活血逐瘀诸法，待症状控制，火毒已敛，脾阴亏失，口流淡水之时遂改用这张专治脾阴不足的加减异功散，坚持治疗将近1年，最终使此"不治之症"实现了带病延年。因此，决不能小看这张平淡无奇的处方。

异曲同工，著名中医张文选治疗其父的医案亦能说明此法。

1977年5月，我的父亲曾患肺炎发热，经某西医院治疗痊愈出院。但病愈后一直无食欲，间或胃痛，且胃脘胀满，在当地请中医治疗3个月而不愈，延至暑假我回家时，其症状有增无减，胃疼痛，脘胀满，不思食。看前医所用处方，或者消食导滞，或者理气开胃消胀，或者破气止痛。我在未诊脉视舌时总觉得前医处方不谬，但诊舌见舌绛无苔，诊脉弦细略数，问知大便干燥。诊罢突然顿悟地联想起益胃汤方证，随即处下方：沙参12g，麦冬12g，玉竹12g，生地黄15g，冰糖15g，生甘草6g。当即取药3剂。每剂药煎3次，兑在一起令频服。结果服一剂胃痛止，两剂食欲大开，大便通畅，脘胀立消。服完3剂后，持续3个月的痛苦随之消除。

其次，在治疗胃阴虚时，诊断已前述，用方更简单。急下存阴的调胃承气汤、玉女煎、清胃散均可，在此不絮叨了。想必各位同道不会陌生。

总之，在治疗胃病时，要多思，多虑。即要想到脾阳气虚，还要更考虑到还有阴虚一面，治则分阴阳，才能成为医中杰。

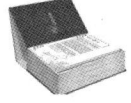 慢性复发性口腔溃疡治疗的体会

慢性复发性口腔溃疡是临床常见病和多发病，以口腔黏膜反复溃疡、疼痛为主要临床表现，中医称为"口疮"或"口疳"。本病病程漫长，反复难愈，病人痛苦，病情顽固，治疗起来颇为不易。我临床多年，对此病研究探讨长久，终于摸索出来一个方子，治疗起来颇为顺手，疗效在90%以上。

基本方：甘草、黄连、黄柏、胡黄连、苍术、干姜、肉桂、太子参、制附子、

149

鸡内金、砂仁、制龟甲。

该方实为甘草泻心汤加附子理中汤加封髓潜阳丹之合方，集清热燥湿、健脾补肾于一体。

根据中医学"心开窍于舌""脾开窍于口"，脾之经脉"连舌本，散舌下"的理论，本病的发生与心、脾二脏相关最甚。病因多与火、热、湿有关，且久病之后又有伤肾阴之虞。可以说是虚实交杂，寒热并存。

该证多由于口腔不洁，复感受邪毒，使脾胃蕴结热毒，或由于脾虚失运，湿阻中焦，又常服辛辣醇酒、膏粱炙煿之品，湿聚化热，热盛化火，火热循经上蒸所致。且由于久治不愈或劳损过度，真阴受损，不能上济于心，进一步导致心火上炎。病机表现为实中有虚，虚中有实，寒热夹杂。

故在辨证治疗上要考虑全面，即要清热燥湿，又要温阳滋阴。甘草泻心汤是治疗湿热交炽的名方，也是治疗黏膜疾病的专方，口腔内是黏膜，胃内亦有黏膜，女性阴道宫颈也是黏膜，这类疾病仲景先圣均用此方，我临床也常用，如狐惑病、胃脘痞证等，很有效果。湿热之所以产生，脾虚是根本，所以又选附子理中汤，健脾燥湿。久病伤阴，封髓潜阳丹是正治。该方在运用中有几味药特别要注意，非用不可，也算是我的秘密，现也公开给大家，希望有志于发扬中医者记住。

先说苍术。该药健脾燥湿，力量强大，且现代药理研究显示，苍术含有大量B族维生素，中西合璧，正是治疗口腔黏膜的要药。且不可以白术代替。

川黄连泻火解毒，清热燥湿，治痔热之良药。胡黄连助黄连燥脾湿、清火热，二药相辅相成，缺一不可。

肉桂，味辛甘，性大热。归肾、脾、心、肝四经。此药为纯之阳之品，善补命门之火，又能引火归原。治疗复发性口疮配伍肉桂，旨在引火归原，剂量宜小，通常入煎剂用6～10g，冲服粉剂用0.6～1.5g。不要忘记。

鸡内金，消积滞，健脾胃。治食积胀满、呕吐反胃、泻痢、痔积、消渴、遗溺、喉痹乳蛾、牙疳口疮。《陆川本草》谓之能"生肌收口"。治消化性溃疡，口腔溃疡，在辨证的基础上加鸡内金，其效更验。尤其是对复发性口疮和兼夹消化不良及有脾胃症状者，更为适宜。其机制可能是因口疮而使咀嚼困难，以致食物难于消化和影响脾胃功能而造成脾胃更虚，使胃浊熏蒸口腔所然。所以，鸡内金具有磨谷助消化之功能，故达健脾胃、疗口疮之作用。不可少此药。

龟甲，滋阴补肾，引火归原。已故名老中医邹云翔最善用此药治疗口腔溃疡病，其导龙归海汤就是代表，我借以用来，效果非凡，治此类病不能舍此药。不要因其贵而不用。切记。

第五讲 辨证心悟

先举一例示之。

验案举例 刘某,女,65岁,口腔溃疡病反复发作10余年,每隔一周即犯。痛苦无比,无法饮食,痛不欲生。刻诊见舌体两侧溃疡3～4处,两颊2～3处溃疡,红底白头,舌红苔腻,脉寸关弦滑,左尺不足,饮食不便,二便尚可,余无他疾。迫切要求治疗口腔溃疡一症。辨证湿热蕴积,火热伤阴。

[处方]苍术30g,生甘草30g,黄连15g,胡黄连15g,鸡内金15g,半夏12g,太子参15g,干姜10g,徐长卿30g,肉桂6g,制附子6g,黄柏30g,砂仁6g,制龟甲20g,蒲公英30g,生蒲黄30g。5剂,水煎服,每日3次。

1周后,复诊,口腔溃疡痊愈,病人十分惊讶,说看了大半辈子,没有这么快的速度,真乃神方。我一笑了之。效不更方,又10剂,彻底治愈。又以附子理中丸和六味地黄丸交替服用3个月善后,未再复发。

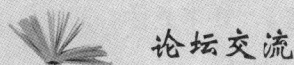

樊正阳:

口靡案。刘某,男,48岁。2010年8月6日诊。

自诉口腔溃疡数年,时发时好,最多间隔2周便发,有时在舌上,有时在舌下,有时在舌边,有时在唇内,发则十余日愈合,痛苦不堪。清热泻火中药吃了不少,消炎药、维生素更不用说,有时有小效,有时则无效,清火过度则大便下泄。诊见脉滑,左手脉按之似空,尺部尤显。舌淡红,苔黄干厚有裂纹。舌边缘尽是小的糜点,口干渴,时欲饮但不多,身胖,面油滑。断为湿热。

[处方]黄柏20g,薏苡仁30g,苍术15g,甘草10g,砂仁10g(三妙封髓汤)。6剂,后丸药一料善后。时至今日未发了。

杏园春晓:

感谢古道瘦马老师分享这精彩的医案和论述。在此我亦与大家分享一案。陈平,女,42岁,舌尖下溃疡,疼痛难忍,吃消炎药及贴易可贴无效,舌苔白腻,舌质淡红。

[处方]金银花30g、连翘20g、甘草20g、竹叶20g、玄参20g。一剂而愈。

醫燈續傳
一位中医世家的临证真经

> 零态家园：
>
> 您好，老师。我是四川南充中医师任少乐。我偶在另一医生的空间得到你的文章。其中一篇是治口疮的方子，这患者是舌头痛得不能进食，吃西药2个月余，无效，最后来我这里治疗。恰看到你提供的方剂，脉症相符，取之，很快治愈。
>
> 患者文某，女，68岁，舌尖红，溃疡，疼痛不已，影响说话、进食，口干，口唇干麻，病程2个月余，在其他地方吃西药中药无效，且加重。故人介绍来我处治疗，得王老师方，照方而用，效如桴鼓。
>
> [处方] 苍术15g，黄连10g，胡黄连15g，黄柏10g，砂仁10g，肉桂6g，干姜10g，白附片10g，党参30g，蒲公英20g，香附10g，鸡内金20g，半夏10g，甘草6g。
>
> 取1剂，服2天后，自述口干与口唇周围麻有好转，原来口中干得无水（患者言），效不更方，3剂后，大有好转。4剂药未服完，说好了。

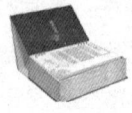

痛经一症辨证治疗的体会

妇女独特的疾病主要在于经、带、胎、产方面，其中痛经是一个很常见的病，在治疗上西医分为原发性痛经和继发性痛经。原发性痛经是指生殖器官无器质性病变的痛经，也称功能性痛经，多发生于月经初潮不久的未婚或未孕年轻妇女；继发性痛经则指生殖器官有器质性病变，如子宫内膜异位症、慢性盆腔炎、宫颈粘连性狭窄等引起的痛经，多发生于生育期妇女。

中医方面，将痛经亦称"血痔"，又名"月水来腹痛""经行腹痛""经期腹痛""经痛"等。本病最早记载于张仲景《金匮要略》："带下经水不利，少腹满痛……"至隋《诸病源候论》，对本病的病因又有了进一步的认识。书中曰："妇人月水来腹痛者，由劳伤气血以致体虚，受风冷之气客于胞络，损伤冲任之脉。"可见周期性小腹疼痛是本病的主要临床表现。

第五讲 辨证心悟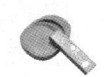

目前中医治疗本病主要是分型治疗，诸如气滞血瘀、寒凝胞宫、湿热蕴结、肝肾亏虚、气血虚弱等，均有较好的疗效，但此病病因复杂，容易反复。用上述方法很不好掌握，且分型繁杂。经过多年实践，我在临床上觉得可以化繁为简，抓住虚实寒热4个字就行。治疗大多数一般性的痛经足够了，且简单易行。施治主要是两个方子：平时调理以温经汤为主；经前经期调理以桂枝茯苓丸合当归芍药散再加失笑散。

桂枝茯苓丸和当归芍药散是医圣张仲景治疗妇人少腹疼痛和癥瘕的效方。

桂枝茯苓丸由桂枝、茯苓、牡丹皮、桃仁、芍药5味药组成。是祛瘀化癥之剂，仲景用来治疗妊娠腹中癥块所致之经血漏下不止。当归芍药散由当归、芍药、川芎、茯苓、白术、泽泻6味药组成。仲景用来治"妇人腹中诸疾痛"，是治疗痛经肝郁脾虚、血滞湿郁的代表方剂。

《三因极一病证方论》曰："当归芍药散治妊娠腹中绞痛，心下急痛，及产后血晕，内虚气乏，崩中久痢，常服之，则通畅血脉，痛疡不生，消痰养胃，明目生津。"

山西已故名医赵明锐说：在临床上反复试验，此二方中不论单用哪一个方剂，所治妇女月经、妊娠等病证，都有一定的疗效，但也都有一定的局限性，不如将两个方剂合并起来使用，疗效既高，治疗范围又为广泛。以此复方可以治疗由寒凝血滞、湿阻血行所引起的妇科多种病证。

桂枝茯苓丸与当归芍药散合用，药效更为完整。方中以桂枝温阳通血脉，桃仁、牡丹皮活血化瘀，当归活血养血，川芎理气行血，白芍调营养阴。上药合用可活血化瘀，疏通血脉；茯苓、泽泻能利水渗湿，白术补脾助中气。本方泻中寓补，活血化瘀而不伤正。

事实确实如此，我早年在临床也感觉单用某一方，总是显得单薄，不如合二为一，效果更好。在治痛经时我喜欢再加入失笑散更为周全（药物组成：蒲黄、五灵脂。功效为活血祛瘀，散结止痛）。以这个混合方为主，治疗痛经寒者加艾叶、小茴香，热者加牡丹皮、栀子，气滞者加乌药、香附，血实者加红藤、鸡血藤，虚者加菟丝子、鹿角霜、阿胶等，基本上治疗痛经一症就差不多了。下面引用一则医话和我的病案以说明之。

北京名医张炳厚回忆刘渡舟老师教诲：妇科经行腹痛，临床最为多见，病因病机复杂，施治甚为棘手，往往效不从心，遂请教于刘渡舟老师。师曰："欲治此病，先明其理，把握其证。头绪虽繁，而关键在于明辨虚实。大致经前腹痛为实，经后腹痛为虚，但以实证为多见，无非气滞血瘀耳。而气滞者必胀，血瘀则痛甚，先胀后痛乃气滞其血，先痛后胀为血凝碍气，不可不细辨之。前者宜用'加味乌药散'（乌

153

药、砂仁、木香、延胡索、香附、槟榔、甘草。主治经前腹痛偏腹胀者,为气滞所致)。后者宜用本事'琥珀散'(三棱、莪术、赤芍、当归、刘寄奴、牡丹皮、熟地黄、官桂、乌药、延胡索。主治经前腹痛,痛过于胀者,为血瘀凝结不行所致)。二方皆出自《医宗金鉴·妇科心法要诀》。余验证多年,其效甚优,汝可一试。"笔者聆听教导,茅塞顿开,如获至宝,连夜攻读,以待临证一用。

翌日恰遇一青年妇女,症见月经愆期,色紫有块,腹痛甚于胀,舌边有紫斑,苔薄白,脉弦细,即以血凝碍气断之,投以本事琥珀散3剂,以为药证合拍,必捷效。不料治与愿违。

翌晨,患者持药来找,言药后腹痛反剧,彻夜未眠。吾迷惑不解,乃请刘老会诊。诊毕,刘老见我套用琥珀散视我而笑:"不闻明代杜士燮有这样两句话:持以索貌者不能得其腠理,而按方以索病者不能神其变通。汝犯此弊也!汝只知其痛多为气滞血瘀,不知尚有寒热之辨。此人六脉沉迟,腹痛且凉,痛时须热水袋敷之为快,故虽为血瘀气滞,而起因在寒,故须温经散寒为主,活血行气佐之可也。"汝用琥珀散,亦非绝对不可,但必须加入温热药,方有建树。

遂于原方去生地黄,加肉桂6g,干姜、附子各10g。嘱病人立即煎服,且忌生冷,避寒凉药后定来复诊,以观其效。

患者服后曰:"药后血块顿时大减,腹胀痛瘥。"吾问患者:"汝既往是否仅在经初有血块,腹痛?"答曰:"既往腹痛,血块贯于始终,且痛势递增。"可见,效属药功,唯经期腹痛递增,冥思费解。又求教吾师,师曰:"血愈去,阳愈虚,寒愈甚,血凝固也。"闻后,心悦诚服。

◆验案举例 古道瘦马验案:藏某,女,22岁,某重点大学在校生,患痛经多年,其母为西医,为此,携其看遍本市著名西医妇科,各种止痛药用遍,还是治愈不了。又寻访老中医治疗亦不效,所服方药不详,经人介绍求治于吾。刻诊见中等偏上个子,面白稍胖,舌诊质淡苔薄白,脉浮大无力,尺尤显不足。自述,每次来月经都痛得死去活来,抱腹号啕,恨不得跳楼一死了之。经血少,略黑,平时爱吃冰激淋,饮食二便正常。辨证为子宫虚寒。月经净后开始服温经汤加鹿角霜、淫羊藿,月经前一周开始服下列方。

[处方]桂枝15g,肉桂10g,茯苓12g,桃仁12g,牡丹皮10g,赤芍15g,当归15g,川芎12g,泽泻18g,白术12g,艾叶15g,小茴香10g,干姜10g,蒲黄15g,五灵脂15g,鸡血藤30g,吴茱萸10g,生姜10片,红糖30g,服至经净。

来经当天加服独一味胶囊。服后第1个月,月经来时,腹痛大减,已能忍受,

第五讲　辨证心悟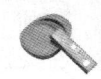

女孩高兴不已。第2个月，再来月经已不痛了。第3个月归于正常，痊愈。停服上述之药，以成药坤宝丸善后，追访未再复发。

按：此案即是根据上述认识来治疗的，平时治本，温经汤；痛时治标，桂枝茯苓丸合当归芍药散加失笑散，再结合病机，虚实寒热加减用药，治疗痛经一般是不困难的。关键在于把握主方，万变不离其宗，灵活加减，治病易耳！

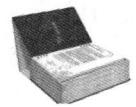 **关于脱发辨证治疗的认识**

爱美之心，人人皆有，尤其是秀发，更是显示人们美貌的重要部位。女性一头乌黑发亮、飘洒俊逸的头发，可以把她衬托得漂漂亮亮，走到街上足以吸引众多眼球回眸一视。然而世上却是美中不足，总有个别人，尤其是青年女性，不知什么原因，造成了慢性脱发，本来一头秀美的青丝，却逐渐脱落，露出头皮，而致心情郁闷，万分焦急。寻找西医没有良法，转投中医，可惜很多中医又不善治疗此证。对此，我临床多年，留心此病，且小有研究，治疗了很多脱发患者，也总结出了一些有效的方法，现谈一谈自己的认识。

临床脱发一证，大致可分为两种类型，一为头发突然脱落，常在一宿之间，成片成块掉落，脱发处头皮光亮如镜，不留发根，古称油风，俗名鬼剃头，现称斑秃。一为头发逐渐稀落，尤以头顶为甚，日久形成秃顶。其原因是多方面的。如长期的心理压力、未治愈的感染或不正确的饮食结构，也可能是某些疾病或先天性疾病所致。中医多责之于肝肾两虚、血虚风燥、湿热内蕴、瘀阻经脉等病因，但发失濡养为其共同病机。

在治疗上，我主要分为虚实两类。虚则补之、实则泻之是其大的原则。

虚者，一般为肝肾阴虚，精不上承；或气血不足，血不荣发，用方主要是麻仁丸、二至丸、首乌延寿丹、七宝美髯丹、桃红四物汤等，填补精血，疏通发根，滋养头发，促进发生。这个方法一般稍有经验的临床大夫都会用，我也有一个有效的专方叫"乌发丸"（生何首乌150g，黑芝麻15g，霜桑叶30g，桑椹30g，墨旱莲30g，女贞子5g，生地黄30g，金银花30g，菟丝子30g，杜仲30g，金樱子15g，豨莶草30g，侧柏叶30g，黄精30g，怀牛膝15g，桃仁15g，红花15g，西洋参30g，赭石

30g。蜜丸，每丸9g，每日3次，每次1丸。3个月为1个疗程）。这方面我就不多谈了，倒是特别要强调的是，很多医生把这一补法作为治疗脱发的唯一方法，不分寒热虚实，一概都用滋补，结果是虚者蒙对了，实者却越补越实，湿火越补越旺，脱发未止住，反而掉得更多，犯了中医的实实之戒。

临床上实际有相当多的患者并不是虚证而是实证，尤其是年轻人和脂溢性脱发者。这类病人不能用滋补的办法，只能用清热利湿，疏通经络的办法。此类病人并不缺乏营养，而是营养过剩，塞阻毛囊，造成脱发。观此类患者大多头皮油渍较多，一摸满手指都是油，头发油黑锃亮，舌红苔腻，脉象滑实，能吃能喝，荤腥不忌，精力旺盛，看不出一点虚象。治疗此类脱发患者千万不能用补法补药，只能用清热利湿，疏通毛囊。方药一般取龙胆泻肝汤和三黄泻心汤加减。下面举两例示之。

验案举例

案1 余某，男，42岁，患脂溢性脱发。每晨起则枕巾落发成片，头顶片片成秃。经人介绍，前来诊治，余问曰：头皮痒否？曰：甚痒。问：头皮溢出脂液为何味？曰：以指甲揩而嗅之，有臭味。切其脉数，视其舌红绛。乃命侍诊学生书大黄黄连泻心汤予服（大黄黄连泻心汤方：大黄二两，黄连一两。上二味，以麻沸汤二升渍之，须臾绞去滓，分温再服。三黄泻心汤由大黄、黄连、黄芩三味药所组成。为商朝伊尹所创。方子传到东汉末年，又为张仲景编写的《伤寒杂病论》所收。但是仲景用的是大黄、黄连，而缺少黄芩，所以称之为"大黄黄连泻心汤"。宋·林亿等人校医书时，认为本方当有黄芩，系属脱落之误）。

学生不解余意，问大黄黄连泻心汤如何能治脱发？余曰：发为血余，而主于心。其人头皮甚痒，为心有火之象。皮脂有臭味，亦为火臭寒腥之义。且脉数舌绛，非心火旺而何？心主血脉，今心火及血，则血热而不荣于毛发；发脆则脱，液多则痒，此乃头痒发脱之所因。余用大黄黄连泻心汤泻其心火，凉其血液，坚其毛发，肃其脂液，服药后其发必不脱矣。患者果服药3剂，大便作泻，小便黄如柏汁，从此头痒止，发不落而病愈。（《刘渡舟运用三黄泻心汤验案》）

案2 邢某，女，22岁，西安某大学研究生，2008年9月初诊。述说最近一段时间突然发现头发逐渐脱落，以头顶部较显著，梳头、洗头或搔头皮时脱发更甚，病损部位发根较松，易拔出。平素爱吃荤食，尤其爱吃肯德基食品，口苦口干，晨起口黏，小便短赤，有时伴热感，舌质偏淡，舌苔黄厚腻，脉象滑实。曾服益气养血、滋补肝肾、养血祛风以及胱氨酸、维生素类等中西药物，局部涂生姜等均未见

第五讲 辨证心悟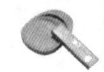

明显效果。近日忧心忡忡，精神压力和心理负担增大，生怕头发掉光。外观头顶部毛发已稀疏，病损处皮肤光亮，发根疏松，毛发易拔出，其余头发乌黑油渍。

辨证为肝经湿热，循经上扰巅顶，经络气血瘀滞，毛发失养。治以清肝利湿泄热。方以龙胆泻肝汤加减。

龙胆草15g，生栀子12g，黄芩10g，生地黄12g，车前草15g，泽泻15g，木通10g，生甘草6g，当归10g，柴胡24g，赤小豆15g，牡丹皮12g，侧柏叶30g，豨莶草30g，生何首乌30g。10剂，水煎服，每日3服。

二诊：患者服上药后舌苔黄腻已除，脉象滑实转为细软，食减，口已不苦不干，小便已清，病损区已布满短嫩发，梳头时已极少脱发，拟改用参苓白术散善后。后追踪随访，疗效巩固，未再出现脱发。（《古道瘦马医案选》）

上述两案，一是已故名医大家刘渡舟的经典医案，一是本人治疗众多脱发中一则医案，均从辨证入手，针对病机，断为实证，不落俗套，清热、利湿、活血、疏通于一体，故收速效。在此，再次强调治疗脱发一证时，一定要辨证，分清虚实寒热，该清则清，该补则补，千万不要一味蛮补，一根筋。中医辨证是根本，切记，切记。

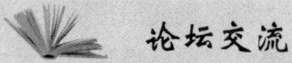
论坛交流

王家祥：

近日治疗了一例脱发病人，头顶有两个铜钱大的地方已经全掉，左上唇有1cm宽的胡须全掉，其近2年来失眠心烦，每天都要掉发，我用的是黄连阿胶鸡子黄汤原方。4剂失眠消失，并且没有继续落发了。1个月后居然以前掉发须的地方均长头发和胡须了（这个病人是来治疗股骨头坏死的，此方生发实属意外发现。不过，我对黄连阿胶鸡子黄汤有了一个新的认识）。由这个病人我也有一个新的思考，脱发我认为分为两个大的方向，一是患者血虚，头发缺少血液供应，发根萎缩而落发，这类病人的头发就如枯萎的树一样易于拔起。二是头皮的油性太多，脂溢性的落发，这类病人就好比固定树木的泥土长期由水浸泡而稀软，树木也易于拔起，在蒲辅周医案中有一个用一味茯苓饮治疗落发的案例就属于此类。

治疗哮喘病的方法谈

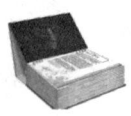

呼吸系统的难治病之一就是哮喘，此病西医急性期治疗较快，平喘解痉加激素，但仅治标不治本。尤其是一些老慢支、肺气肿、肺心病等引起的哮喘更是难治，一般中医都是退避三舍。我早年治疗此病也无良法，仅会用麻黄汤、射干麻黄汤、三子降气汤、小青龙汤之类，治愈缓解病症疗效参半。后经学习了胡希恕老中医的经验，心中豁然一亮，明白了其中的道理，以此为法，疗效大幅提高。

临床上我将胡老治疗哮喘的方法分为两个方面：一是以痰为主；一是以瘀为主。以痰为主，见证为喘兼痰；以瘀为主，见证为喘兼无痰，二纲分析，执简驭繁。凡见哮喘，兼见胸闷、咳嗽，有痰，在分清寒热的基础上，或温散痰饮，宣肺平喘，小青龙汤、射干麻黄汤解之；或清热化痰，平喘解痉，麻杏石甘汤、瓜蒌薤白加石膏汤解之，无有不效。凡见哮喘无痰，兼见胸闷、咽干口渴，大便秘结，一律从血瘀治之，或选大柴胡汤加桂枝茯苓丸，或选大柴胡汤加桃仁承气汤，或选血府逐瘀汤治之，收效颇速。一为痰，一为瘀，确实简捷明了，验之临床不虚也。关于这其中的道理胡老阐述甚明，我不再赘言。现举治验两例示之。

验案举例

案1　成某，女，75岁。30多年的慢性气管炎，哮喘，肺气肿心脏病兼高血压糖尿病。2009年12月，外出受寒感冒，先是流清涕，头痛，怕冷，咳嗽。在西医门诊打针吃药（具体药物不详，仅知是较好抗生素和抗病毒药），不见减轻，清涕变稠鼻，咳嗽加喘，胸闷气短，痰多浓稠，全身乏困，舌淡苔白，脉滑实，饮食二便尚可。辨为外感寒邪，内蕴痰饮。小青龙汤加减。

[处方] 桂枝15g，麻黄15g，干姜10g，白芍30g，桔梗12g，甘草10g，姜半夏30g，五味子12g，党参50g，细辛12g，紫菀12g，款冬花12g。3剂，水煎服，每日3次。

服1剂咳喘止，3剂正常。后以补金片善后。

案2　李某，男，56岁，部队后勤干部。最近两三年患者心情烦躁，头痛，咽干，高血压，记忆力下降，每日下午总有一阵胸闷气憋，哮喘上不来气，无咳嗽痰饮。舌红苔腻，脉弦滑实。西医认为是抑郁症哮喘，经予镇静药和喘舒灵，一直未获治

第五讲　辨证心悟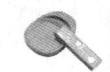

愈,反越犯越勤,曾赴北京、上海等地求治于多名中西医专家,亦无效。后经人介绍,找到我要求治疗。我认为是血瘀兼痰热。处方大柴胡汤合桂枝茯苓丸再加黄连温胆汤。

[处方]柴胡30g,黄芩30g,半夏30g,枳实15g,白芍30g,酒大黄30g,桂枝10g,茯苓15g,牡丹皮12g,桃仁12g,陈皮15g,黄连10g,瓜蒌45g,薤白15g,生甘草10g。7服,水煎服,每日3次。

二诊诸证见轻,哮喘消失,效不更方,又以上方加减30余剂,病愈。

按:上述两案是我治疗众多哮喘病中的验案,举例具有选择性,一为有痰治法;一为无痰治法,谨遵胡老大法原则,故取速效。在此要说明,对于长期慢性哮喘病在治住标证后,要从本治之,才能以绝复发,此点不可不注意。关于善后从本治疗,我以后另有论述。另在治疗哮喘一证时,除了遵守大法外,还要见证加减,灵活处置,不可拘泥死规,这一点也不多说了,慧者自悟。

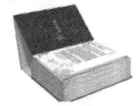
中西结合治胃病之谈

古道瘦马按:关于胃病的治疗,我历来主张中西合璧。如西医的胃镜检查,就看得比较直观,红是红,白是白,肿不肿,烂不烂,一目了然,可以弥补中医观察不到的情况,借此按中医虚实寒热治疗,效果就会更好。不仅诊断是这样认识,用药也是可以中西合璧,土洋结合,诸如西医的奥美拉唑、雷尼替丁、654-2之类,辅助中医用药解痉镇痛,消炎制酸,既治标又治本,何乐而不为?本想以此题作篇文章,谈谈自己在这方面的认识和做法,恰好有一篇我读过的这类文章,文字朴实,声情并茂,内容可靠。我曾在临床上验证过,效果不错。借机推荐给青年中医学子,以开阔视野,拓展治疗医技。

我是怎样治胃病的

在讲我治胃病的案例之前,说一说我的师承来历。我外公是一名民间医生,治疗胃病有40多年的实际临床经验,今年83岁,健在。我外公有个姐夫名叫张鹏程。张鹏程是20世纪80年代我们湖南省攸县中医院的老院长,是攸县唯一的一位省级名老中医。我外公年轻的时候是一位人民教师,20世纪60年代大灾荒的时候患了水肿病，当时家里养了6个小孩，就靠他当老师这点工资，上有老下有小的，养不活一家人。当时就弃教务农了。他姐夫张鹏程先生就教了他治胃病，赚点零钱养家。年长日久，我外公就成了一个民间胃病医生了。

我在1993年高中毕业的时候就跟我外公学治胃病了。当时还陪他到与我们攸县桃水镇交界的徭衡东县石岗坳山区治胃病。那时没有电话，没有现在的QQ，全部是靠口碑传播。治好了一个胃病，人家就介绍别的人来找我外公治病。就这样，几十年间我外公从山沟底下治到山沟顶上，从石岗坳到杨桥，方圆几十里好几百号人都找我外公治过胃病。

那次我陪我外公去治病的时候，还看到了一位老人扛着锄头在田里放水，他还邀请我外公和我到他家喝茶。我外公对我说："这个人是衡东县与衡阳市两个大医院诊断为胃癌的，家里棺材都准备好了的，早两年被我治好了。现在可以下地干农活了。"

1997年5月，我在湘潭工学院读书的时候，听同学说一位老师有胃病，我就想小试牛刀了。这位老师姓罗，有一天我就到他办公室找他，我说罗老师听说你有胃病，是吗。他就马上问我是不是有偏方还是秘方？于是，晚上我就到他家里帮他看病。

他说在大医院里诊断过是慢性糜烂性胃炎。当时他已经患了10多年的胃病了，基本上不用问都知道是什么病了。他说学校的领导以及亲朋好友都对他的胃病很关心，只要听说哪里有老中医会治胃病他都要去看的，最少有二十几位中医帮他治过这胃病，但是效果都不好。我就问他是不是吃药的时间不够长？他说最久的连续吃了2个多月的药，但是停药后要不了1个月就复发了。他的症状就是胃胀、嗳气。啤酒沾不得，要是喝一杯啤酒的话这一周内都要呕臭气。针对他的这个病症，我设计了一个治疗方案。先服6天中药调理一下脾胃，具体处方如下：

黄芪20g，白芍15g，桂枝6g，麦芽15g，蒲公英20g，金银花20g，枳壳10g，青皮10g，陈皮10g，大枣20g，炙甘草5g。吃完这6天中药后，再吃6天西药。

具体用药：西咪替丁1粒，呋喃唑酮1粒，维生素C 3粒，维生素B_1 3粒，维生素B_6 3粒。每天早、中、晚三次。晚上这次西药睡觉前半小时吃。

吃完这6天西药后，接着吃3服中药，用方同上次，另外把枳壳10g改为枳实10g。然后又接着吃6天西药，用药与上次一样。然后又接着吃了12服中药，用方同上次，枳壳10g改为枳实10g。这个时候慢性糜烂性胃炎的症状已完全解除。我就要他再连续服用了1个月的西药，用药不变，只是每天3次改为每天晚上睡觉前吃1次。

第五讲　辨证心悟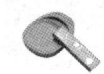

就这样把他患了10多年的慢性糜烂性胃炎治好了。2006年、2009年11月又打电话问他有没有复发,他说没有复发。也就是说这位老师患了10多年的慢性糜烂性胃炎让我给治好了,而且至今未复发。

下面分析一下用药依据:其实简单地讲,用这个西药方与中药方治胃病,以及中药、西药间隔使用的疗程安排,都是我外公教给我的。我外公教我的时候就教了这个药方与疗程安排,并没有讲为什么要这样做。这几十年来他就这样给人家治的,而且治愈率相当的高,复发率极低。这是经过实践检验过的,要我照着用就行了。

后来我买了很多与胃病有关的医学书籍看,现在,我也在网上看了很多的相关报道。我发现这个处方与疗程安排是很严谨、很有科学道理的。

先看西药处方:西咪替丁1粒,呋喃唑酮1粒,维生素C 3粒,维生素B_1 3粒,维生素B_6 3粒。

我在1997年以前就在一个医学类的报纸上看到过这样一条消息:第十届世界消化道病协会年会上确认Hp幽门螺杆菌是导致胃病的元凶。现在的医学界也有这样一句话"无Hp无溃疡。"西医治胃病现在主要是从制酸、抗Hp两方面入手。西咪替丁就是制酸的,创造一个无酸环境有利于胃黏膜的修复。

药理研究证明呋喃唑酮抗Hp的效果很好。在我这些年治胃病的实践过程中也发现,呋喃唑酮是抗Hp较好的西药。但呋喃唑酮副作用大,可引发神经末梢炎,所以加维生素C 3粒,维生素B_1 3粒,维生素B_6 3粒可以减轻副作用。另外,维生素C可以增强毛细血管的韧性,特别是胃出血更要补充维生素C。由于Hp很顽固,呋喃唑酮副作用又大,不能长期大剂量使用,所以就与中药间隔使用。

再看中药处方:黄芪20g,白芍15g,桂枝6g,麦芽15g,蒲公英20g,金银花20g,枳壳10g,青皮10g,陈皮10g,大枣20g,炙甘草5g。

这个中药方就是黄芪建中汤加味。汤中饴糖用麦芽代替,增加了蒲公英20g,金银花20g,枳壳10g,青皮10g,陈皮10g。黄芪建中汤就是小建中汤加黄芪。

小建中汤出自张仲景的《伤寒论》。我看到过很多报道,小建中汤、黄芪建中汤治疗消化道溃疡有确效。其中还看到了一篇文章里提到中医大家秦伯未老先生用黄芪建中汤治疗胃溃疡有确切疗效的报道。

现代药理研究证明,小建中汤有提高人体免疫力的作用,治胃病主要通过提高人体免疫力来实现。蒲公英是中药里抗Hp效果最好的药,归胃经。加金银花可以协助蒲公英加强抗Hp的药效。枳壳,现代药理研究证明,枳壳有促使内脏平滑肌收缩的功能,加在这个药方里,可以促使肠胃蠕动,属胃动力药,相当于西药吗丁啉的效果,但无吗丁啉的副作用。枳壳、青皮、陈皮三药合用,可以增强消气化积

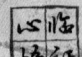

的功效，对糜烂性胃炎的嗳气、腹胀效果特好。

  我在网上看到过很多有关西医中医治胃病的报道，有用中药的，有用西药的，也有用中药与西药分组对比研究的。但就是没见过同时间隔使用西药与中药的案例。也见过有追踪回访的，但时间都不长，一般都没超过3年。而这种中西药间隔用药方法，不但很有效，而且不复发，远期疗效也很好。

（《国医经验录——李建伟》）

第六讲　医话杂谈

> 这讲主要表现了一个"杂"字，有医话，有随笔，有书评，有感想，有杂谈，有学术探讨，但都是围绕着医学而来，又和中医有着千丝万缕的联系，应是大中医的一个有机组成部分，望能引起大家的兴趣。

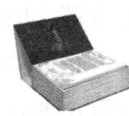 **漫谈良药苦口利于病**

最近看了介绍武汉中西医结合医院苏德忠老中医的一篇文章，心中颇有同感，深为苏老中医一心为病人着想的精神所感动。

文中说到苏老在处方中药味较多时或峻猛药物较多时，常嘱患者在煎药时放入半两冰糖，一则调和药性，二则易于入口。在文章作者跟随苏老侍诊的半年里，极少见患者诉说服药后出现的不良反应。

自古以来，人们就说良药苦口利于病，忠言逆耳利于行。此话对与否？我觉得还是要反思。良药不一定要苦口，君不见现在很多人很欣赏中医嘛，一提起就翘大拇指，但是要其也喝点中药就直摇头，说喝不下去。我的很多病号朋友，为了治病，不得不喝中药，时间长了，对我是"爱恨交加"，爱我能给他治病，恨是中药太难喝了。对此我很是无奈。常自叹老祖宗怎么发明了这么难喝的东西，为难后学。

我一生很爱用苦参这味药，清热燥湿，我对它也是既恨又爱，爱其疗效神奇，恨其屡屡给我带来麻烦。在我用苦参的病人中有十分之一的人发生呕吐，而且此药苦味怪异，不如黄连纯正。病人经常抱怨，甚至拒服。为此很是苦恼。后在用该药时不得不加入大量生姜和半夏，勉强解决此问题。但还是不理想，诸如此类的桔梗、吴茱萸、水蛭等动物药亦是。过去不太注意这个问题，总认为，为了治病，你愿意也得喝，不愿意也得喝，还常拿"良药苦口利于病"这句老话搪塞病人，完全不为病人着想，实际上为此也吓退了一些病人。后来看到了苏老中医的做法，真感到惭愧，非不为也，而是不为也。难题完全可以解决，苏老的做法就是榜样。对此，我觉得作为一个医生，不仅要有一个好的技术，还要有一颗为病人着想的同情心。为了中医的发展，不妨在医疗处方时把这个问题也多考虑考虑，尽量使我们的中药变成既能治病、又好喝的现代可乐。

浅谈学习医案的一点思路

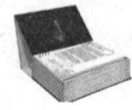

学习中医不仅要懂得中医理论，更重要的是要掌握方药，因为最后治病有效没效，还是要看方药运用的好坏。掌握方药，学徒跟师抄方是很重要的一个环节，也是很重要的方法。那么，学方药是不是就是跟师抄方一种方法呢？

显然不是。其实很多老中医，尤其是自学成才的老中医，大多是从学习别人医案入手而进的。这是个不花钱、又方便的途径。但是，医案怎么学，确是大有学问的，可以说仁者见仁，智者见智。本着授之鱼不如授之以渔的思想，这里把我学习有关药物使用的方法谈一下，不一定正确，权当抛砖引玉。

从医案中学习别人的用药经验，要善于从多例治疗同种病的方药中，提出共同用药，重点关注。其具体思路是：先将一个病种（如咳嗽）的各医案各自分开看，如寒咳、热咳、湿热咳、干咳、虚咳、兼证咳等，看每一症有几方，一方中有哪几种药，几张方子中共用的药有哪些，哪些是十方九必用的，哪些是十方只一二用者，以多用、常用为准。如果一方只有一味药，这一味药也是重要的，因为前人集验，不验不录，单独一味，无所假借，必有特效才加收录。再看全病方剂，哪些药常用，哪些少用，哪一些是主药，哪些为辅佐兼治之药，用统计学处理，得出治疗某病主治的有效药。举例以示之。

1. 治眼病之专药——密蒙花·白蒺藜的学习（《医林锥指·五案》）

（1）暴发火眼 1 例

第六讲 医话杂谈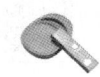

杨某,女,38岁,1974年7月10日诊。左眼肿赤,畏光流泪,灼痛,头痛。舌红,脉滑。治以凉血散风清热。

[处方]菊花12g,密蒙花12g,赤芍9g,蒲公英12g,蝉蜕9g,郁金9g,白蒺藜12g,夜明砂9g,甘草3g。2剂,每日1剂,水煎服。

二诊(7月14日),症大减,上方再加蔓荆子9g,木贼12g,荷梗12g。2剂,愈。

(2) 胬肉攀睛3例

案1 纪某,女,22岁,1974年2月23日诊。近7天来,右目内眦胬肉隆起,内侵及黑睛,视物障碍。胬肉旁有血丝缠绕。头痛。脉弦滑,舌边赤。此系肝肺热壅盛,脾胃炽热所致。治以清热散风明目。

[处方]密蒙花12g,谷精草12g,木贼12g,代赭石15g,桃仁9g,红花9g,郁金9g,丹参12g,槟榔9g,蒲公英15g,甘草6g。取3剂,每日1剂,水煎服。

二诊(2月26日),3剂药后,胬肉已退大半,再于原方中加白蒺藜18g,取3剂,遂愈。

案2 李某,女,24岁,1974年6月5日诊。只左目内眦胬肉,视物不清,每于行经前10天加重,时有听力迟钝。舌淡红,脉滑。治以清热散风活血。

[处方]当归9g,川芎6g,赤芍12g,茺蔚子12g,密蒙花9g,牡丹皮9g,白蒺藜12g,草决明15g,菊花12g,木贼12g,桃仁9g。水煎服。

2剂后,胬肉渐退,变薄,视物清晰。又服15剂,胬肉基本退净,听力正常。每于经前,左内眦微红。再服10剂,愈。

案3 袁某,女,66岁,1974年5月24日诊。两目内眦胬肉磨痛,有血丝盘绕。视物模糊,舌赤,脉弦。治以清热散风。

[处方]密蒙花12g,草决明15g,白蒺藜12g,金银花12g,蒲公英12g,菊花12g,蕤仁9g,甘草6g,灯心草1.5g。水煎服。

2剂后,血丝退。6剂后胬肉退净,视物正常。

(3) 眼底炎1例

邵某,男,30岁,某大队人,1977年11月26日诊。右眼视力弱3个月,右侧头痛发木。黑睛无蒙翳。北京某眼科医院诊为"眼底炎"。舌淡红,脉缓。治以养血散风明目。

[处方]当归7g,川芎6g,蕤仁9g,白蒺藜12g,草决明18g,菊花12g,茺蔚子12g,夏枯草12g,玄参9g,石斛9g,甘草6g。水煎服,每日1剂。共服药8剂,视力正常,头痛愈。

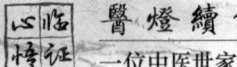

上述诸案均为治疗眼疾病证，其中用药大家一般都熟悉清热散风的菊花、木贼、草决明，但是其中每案多用的密蒙花、白蒺藜药却不常用。但是柳学洙老先生却几乎在治眼病时必用，而且效如桴鼓，令人赞叹。我从中看出这两味药的特殊用法和价值，以后在治眼结膜炎（红眼病）、结膜出血、胬肉攀睛、泪囊炎、青光眼等眼证时，常常把这两味药作为首选之专药用之，立收速效。曾治一中年男性外感兼双眼红肿热痛，用小柴胡汤加密蒙花、白蒺藜，3剂即愈。此前该患者曾用多种眼药水不效。

2. 治风湿痹痛之专药——生地黄的学习（内科名家姜春华学术经验集·验案）

案1 吴某，女，39岁，工人。

初诊：西医诊断为类风湿关节炎已有5年余，经常发作，用消炎痛、阿司匹林、地塞米松，始有效，现无效。膝关节疼痛肿胀，弯曲不利，坐则妨立，两足踝也肿痛，周身关节也感酸痛牵板。怕冷、眩晕、口干，关节疼痛处有灼热感，苔白质红，脉细弦，证属风寒痹阻，有化热内伤营阴之势，治当温散通痹、护阴清营。

[处方] 麻黄9g，桂枝9g，生地黄90g，防己15g，制川乌9g，独活9g，羌活9g。

二诊：此方服7剂，膝部踝部关节疼痛肿胀大减，周身关节尚有酸痛，改用下方。

[续方] 生地黄90g，防己15g，钻地风5g，雷公藤9g，乳香9g，葛根15g，姜黄9g，当归9g。

又服14剂，关节肿痛基本平复，身痛也除。患者曾休长病假年余，此时开始试工。以后遇天气变化关节不舒服，用初诊方即解。

案2 黄某，男，59岁。

初诊：患者面色潮红，发热恶寒（体温38.2℃）已1周，周身关节游走性疼痛，以两腿膝关节为甚，红肿灼热，屈伸困难，心烦少寐。舌质红，苔黄而干，脉滑数，治宜疏风清化湿热。

[处方] 麻黄6g，桂枝9g，防风9g，生地黄60g，黄柏9g，知母9g，地骨皮12g，五加皮12g。7剂。

二诊：药后，热退痛减。按原方加茯苓15g，车前15g。续服7剂。肿消、痛定，续服三妙丸1个月而愈。随访2年，病未复发。

案3 江某，男，59岁。

初诊：关节疼痛已2个月，腰以下浮肿，尤以膝关节游走性疼痛为苦，灼热红肿，屈伸困难，曾服阿司匹林等药，效果欠佳。舌质红，苔薄黄，脉弦滑。治拟清

第六讲 医话杂谈

化湿热利水。

[处方] 生地黄 60g，黄柏 9g，知母 9g，苍术 9g，牛膝 9g，地骨皮 12g，五加皮 12g，茯苓 15g，车前子 15g。7 剂。

二诊：药后肿消、热退、痛减，续服三妙丸而愈。1 年后随访，病未复发。

案 4 戴某，女，33 岁。

初诊：产后引起关节酸痛，右肩痛甚，欠灵活，指关节肿大，阴天剧痛，血沉 13mm/h，抗"O"625 单位。拟镇痛散寒祛风。

[处方] 制草乌 6g，威灵仙 9g，五加皮 15g，生地黄 60g，秦艽 9g，肥玉竹 15g，豨莶草 15g。7 剂。

二诊：药后痛减，续服 21 剂，血沉下降到 6mm/h，抗"O"400 单位。

案 5 季某，女，28 岁。

初诊：产后引起关节酸痛，两肩痛甚，肢端麻木，雨天痛更剧，口干，舌苔剥，脉细。血沉 17mm/h，抗"O"900 单位。治宜养阴祛风除湿。

[处方] 生地黄 90g，玉竹 15g，羌活、独活各 9g，细辛 3g，制川乌 9g，苍术 9g，当归 9g，白花蛇 9g。7 剂。

二诊：药后痛大减，续方 14 剂后，血沉下降到 9mm/h，抗"O"下降到 400 单位。随访 3 年未发。

上述医案，明眼人一看就明白了，各案所突出的药就是生地黄。我就是从姜老治痹证，尤其是热痹证中大量用生地黄的经验中，学会了用生地黄治热痹等，而且临床验之效果很好。如果没有诸如姜老一类的活生生医案，我很难快速掌握大量用生地黄治风湿痹痛的经验。而且我也没有机会亲炙姜老这样的名医大家，但是他们公开发表的医案是可以学习的，不过是要善学和会学罢了。

最后再谈一点认识：学习医案时不要执著追求医案所说的治愈率和有效率。经常看到某案用某方某药治疗多少多少病例，达到有效率 90%，治愈率 80% 多等等云云。这些是虚的，也是无从考证的，不要轻易相信。还是老老实实，从众多医案中下功夫自己学。其二，在读医案时不要被花里胡哨的分析语句所左右，听其讲得头头是道，好像非此理不可，实际上不是那么回事，有华而不实，过于理想化的吹嘘。要认认真真从所述医案中分析归纳总结。功夫不负有心人，但愿明者自鉴。

167

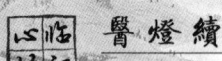

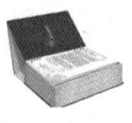 调理老人便秘莫忘虚

临床上便秘病人比比皆是，尤其是老人更多。在治疗上常见很多人在药店自作主张，买肠清茶、麻仁丸、番泻叶等。实热的还好，没有什么大的副作用，虚的开始还不错，但是越用越不管用，而且人也越用越虚。其实这是缺乏辨证的误治。这里给大家介绍一种简单的医药方法，很好使，我在临床上常用，血虚便秘就重用当归、白芍、大枣之类就行。这方面治疗的医案很多，就不举了。刚好看到赵绍琴老中医一篇医话不错，我有同感，就转一下吧，借助名医声望推广医药吧。

"老年便秘多属虚证，因虚致实者尤为常见，但有气、血、阴、阳之不同，故治疗亦不能一概而论，仍当辨证论治。有因中气不足、运化失灵、浊气不降而致便秘者，宜益气健脾，方以香砂六君子汤加减；亦有因肺脾气虚，运转呆滞，大便不下者，当以补中益气汤治之，中气得补，秘结亦可得通。有血虚阴伤、大便失润之证，此证于临床最为多见，其脉细弦略数，舌淡苔薄，治宜养血益阴，方用四物汤，甚至合二至丸，在临床见此类病人，常用当归一味50g，浓煎频服，其补血润燥之功甚捷。有燥气过盛，津伤便结之证，燥有内外上下之异，老人阴分渐亏，多为内燥，在治疗上除习用麻仁丸、五仁橘皮汤之外，余于此证每用白芍90g，煎汤频饮，多有显效。另外，老年命火渐衰，根蒂不固，也可见肾不纳气之便秘，其常伴小便失禁，脉沉微若无，舌淡嫩苔薄，治以温补命门之火，以桂附参芪为主，另加硫黄粉装入胶囊吞服，每服1g，每早1次。"（赵绍琴：老年便秘以虚证为多）

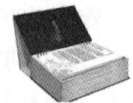 谈谈我的学医方法

自从开了博客与空间，写了一些有关中医的文章，深受广大爱好中医者和年青中医师的喜欢，几乎每天都能收到询问怎样学中医，从哪里入手，读什么书的问题。对此，我很难回答，因为每个学中医的人出身、环境、文化程度、领悟能力都不一

第六讲 医话杂谈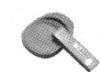

样,自然学习中医的方法和路子就不尽相同。所以,我想集中谈谈这个问题,主要是自己怎样学的,不具有规律性,只能作为参考。

回顾我的中医之路,我觉得有两点:读书,实践;或曰书本,病号;文雅点说就是:读万卷医书,治万例病人。

我虽说出生在医学世家,自小受医学氛围熏陶,但是走上中医这条路,完全是靠着自己一点点读书,一例例看病而学成的。我弱冠时,身为医师的祖父就去世了,没能跟其学到很多知识。青年时期在有限的日子里,仅随着叔父学了些医学常识,而后就是一路的自学。

因上山下乡,从城市来到广阔的农村,当上了赤脚医生,面对广大贫下中农的治病需要,怎么办?当时,手中只有一本叔父送我的《赤脚医生手册》,没有老师,没有其他任何医学书籍。从何下手?自古华山一条路,没有别的。但是我有一定的文化知识,试着自学看看,于是开始日夜啃读这本教材,从书中找药方,然后对着病人施治,先治简单的,一点点积累经验。

由于当时药品紧张,农村中草药便宜且较多,于是又开始学习中医。还是没有老师,就上县城买了两本书。一本李时珍的《濒湖脉学》,一本张仲景的《伤寒论》。似懂非懂地学习起来,同时参考当时唯一发行的一本中医杂志《新中医》。晚上看书,记住几个方子,桂枝汤、小柴胡汤等,白天就对着病人下药,那时也不会加减,就是死搬硬套,居然也收到了一些疗效。这小小的尝试,取得些许成功,令我很是兴奋。

自此,我觉得没有老师也可以学成中医,但是话说回来,有老师指导和师父亲授还是好,能少走弯路,快捷上路。这我是有体会的,我曾因无师指导,读了很多废书,花了很多精力,浪费了很多时间。但是没有办法,在当时的环境下这也是一种无奈。在此,我只想说明一点,不具备老师指导的条件下,通过自己看书,亲自实践,一样能学习中医。

关于读书,一定要选好书,会读书。我的体会是学中医最好是先学《中医基础理论》,全面了解中医的基石。其次学好中医方剂学,掌握一二百首基本经典方即可。中药不一定系统学,可以在运用方剂中去体会掌握其作用,我至今没有系统学过中药教材,尽管我有大量这方面的书,仅作查阅。在学好中医基础理论和方剂学后,就可以试着去开方看病。遇到问题多看名老中医医案医话,从中找解决问题的答案。但是名老中医医案的选取是个问题,有很多医案价值不大,具体看哪些?我不好说,因我看的医案太多、太杂,不适合初学者。我倒觉得有一个思路可供参考。就是从名医大家共同推举的医案入手,在积累了一定临床经验后,按需要自由涉猎。

其次,下功夫,读好《伤寒杂病论》和《温病条辨》这几本书,最好是天天读,月月读，年年读，特别是其中的方子，简洁实用，效果卓著，无有虚言，人人可重复。这是所有名老中医公认的，我也是这样认识的。可以不夸张地说，学好了这两本书，你就基本算是一个很好的中医了。

总之，从书本中除了要学习好一般的理论知识，还要学好解决问题的办法和技能，其办法就是多看名医医案、医话，少看理论专病叙述类的书，或者标新立异的理论书籍（注：不是不看，不要误解，而是先不要看，等积累了一定的实践经验再看）。这是我的体会。还是我经常说的那句老话，中医从某种意义上来说是经验医学，这经验秘方绝招就在医案中。

关于治病。这方面也是很重要的一环，书读完了就要大胆去实践，不要轻易相信书本，要把间接经验变为自己的直接经验。一年一个医师至少要用纯中医、纯中药方法看病三五千例，只有这样才能掌握中医的治病方法和方药，看太少无法验证书中知识的正确性，因为书中记载的方药或经验有时只是偶然病例，是个案。这就和汽车修理工一样，车修的多了，车一发动，听一下就知道啥毛病。治病亦是同理，看病看得多了，病人一来，简单四诊，不用太复杂的辨证，就知道啥病，对病下药，又快又准。实践太少，经验不足，就难以理解和掌握中医。因此，读书看病相辅相成，少了哪个环节都不行。初学中医者开始没有太多病号，不要紧，可以先从自己、亲戚、朋友、家人看起，一句话，一定要坚持实践，多看病，舍此别无二法。

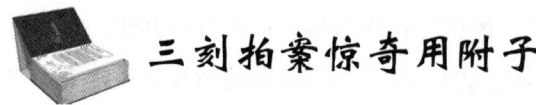

三刻拍案惊奇用附子

曾几何时，中医药界掀起了一股"火神热"，一些人大力推崇温阳要药——附子。无病不用附子，且量小非君子，动辄百八十克不在话下，俨然附子是一味起死回生、延年益寿的灵丹妙药。临床实践果真如此么？还是说说我自己的实践体会吧。事实胜于雄辩。

我早年习医之时，一直遵守着前辈经验和教科书中讲解温阳之药附子的用量5～30g，且多先煎，从未出现过医疗事故。哪知"火神派"一朝兴起，把我也烧得热血沸腾，跃跃欲试。在看完李可老先生的破格救心汤和卢火神的有关妙文之后，也与时俱进，开始大量使用附子。

第六讲　医话杂谈

一日，诊得一老妪，胸闷气短，双下肢水肿，头晕，心悸，脉沉弱无力，舌淡苔白，饮食、二便尚可。出方真武汤合五苓散加人参。其中制附子用量为10g，5剂药后，诸证减轻，我觉得效果太慢，离火神派的神奇作用差远了，看来还是思想不够解放，附子量用的不够。所以二诊，制附子直接用到50g，先煎2小时，余药同上。自忖这回绝对一鸣惊人，大见成效，静等佳音。谁知一等就是3个月，这期间未见人影，我以为可能是好了。那知3个月后，病人见了我，说吃了你的第2次药，第2天心脏病就犯了，胸闷心跳，出冷汗上不来气，120急忙送到医院，说是房颤、心力衰竭，抢救治疗1个月才出院。说现在不能吃中药了，以后再说。我听后，心中一惊，知果是附子惹的祸，量太大，乌头碱中毒了，亏是抢救及时。此是一刻拍案惊奇。

再看二刻拍案惊奇。2006年，曾接诊一40余岁男性患者，手持一方，说是外地朋友给开的方，效果很好，叫我给看看他能否服用，具体方药记不清了，只知其中一味附子用30g，我看病人无热象，就予以转抄了药方，并再三嘱咐附子要用开水先煎2小时再和其他药一起煎。病人点头称是，持药而去。谁知第二天一大早，我刚上班，病人就带了几个人，急急匆匆，找到我要昨日开的方子，我也没在意，翻出底方，病人随从一把抢走，外出复印，再归。说：昨天吃了你开的药，差点出了人命。我问怎么回事？答曰：昨天下午吃了你的药，10来分钟，人就头晕恶心，站不住，发生休克，急送医院，诊为乌头碱中毒，紧急洗胃抢救。人现在还头晕。此案细思加追问病人，确实是附子量大中毒，按说30g不算大，但是病人自作主张，为了省事，将5剂的附子量，共150g一起煎，计划分5次兑服，哪想到一次服后就出问题了。不管怎么说还是量大惹的祸，应引以为戒。此又一惊也。

三刻拍案惊奇。还是2007年治疗一例50多岁的妇女，糖尿病患者，兼有腰腿痛，舌淡苔白腻，脉沉，余无他证。处方桂枝附子汤合肾着汤。其中制附子用了30g，服后2天，病人打电话告诉我吃完药后，头晕，胸闷气短上不来气，问还继续吃否，我听后告之，停服剩下的药。一周后再诊，说停药后胸闷气短好转。此乃迷途知返，故未酿成大错。

前几年，在"火神热"的影响下，实践了一段时间大量用附子，少则30g，大则150g，受益少，出事率很高。有时搞得自己心惊肉颤，大量附子开出，常是几乎夜不得安宁，生怕出事。尽管也有效果不错的，但是事故率这么高，哪有"火神派"们用附子的愉悦心情，也未见什么突出的神奇疗效。

在此，我没有否定附子作用的意思，只是对大量无限制使用提出自己的看法。一定要慎重，对证。尽管发生了这么多不愉快事情，我临床上还是常用附子，但坚持的原则是小量起步，逐渐递增。实践证明这是安全可靠的。

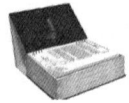 中医快捷成才的思路

每一个学中医的青年学子，都希望自己早日成才，像老中医一样顾客盈门，施展才技，解人疾苦，受人尊敬。但又苦于自己年轻，经验匮乏，只能自叹：多年的媳妇熬成婆，慢慢熬吧。那么有没有缩短这个过程的可能和办法呢？我认为完全是做得到的。只要方法思路正确，就一定能提前达到理想的彼岸——名中医。下面就谈一谈我的认识。

中医从古到今一直分为两大派，一为医经派；一为医方派。医经派奉《黄帝内经》为圭臬，走的是辨证施治的路子；医方派遵奉的是《伤寒杂病论》（或也可称为神农扁鹊方），走的是汤方辨治的路子。二者孰长孰短，客观地说，只要学好都能达到著名中医的水平，即中上工的水平。但是从客观实际来看，医方派之路更适合青年中医快速成才和生存。

从人类认识事物的过程来看，都是先从具体的事物开始的。先认识香蕉、苹果、西瓜，才进而认识水果的概念；如果没有香蕉、苹果的具体形象，你怎样告诉他水果的涵义，他都很难理解。学中医与此同理，中医理论学得再好，没有具体的方药病案基础，也还是不会看病。过去的老中医，尤其是农村的，没有很系统很全面的理论知识，学个三两年就会看病，就是先掌握了老师传授的具体方药；相反的是，我们中医药大学毕业的本科生、博士生学了五六年，饱读经书，满腹经纶，却不会看病，是什么问题呢？我看就是认识论出问题了。学习过程颠倒了。如果我们的学生先不要学高深的理论，而是先跟老师学方药，学具体看病，一招一式积累个2年，增长些具体形象的知识，再学习《内经》《难经》一类，恐怕就不一样了。这就叫先易后难，先具体后抽象。汤方辨证就是具体的、形象的。我只要先记住，发热、汗出、恶风、脉缓用桂枝汤就行了；呕而发热者，小柴胡汤主之；热利下重者，白头翁汤主之就够了，就可以先看简单的病，实际上经验多了一样能看复杂病。不必先要去弄懂什么营卫不和、少阳太阳之类的理论。说明一点，不是不要弄明白理论，而是说暂时先不要去纠缠这些东西，以后随着时间的推移，临床经验的增多，再看

第六讲　医话杂谈

书研究，自然而然就会懂了，也会运用了。专方专药相对好掌握，也容易见效，从而可以大大地增强学习运用中医的信心。实际上，过去的医学大家走的都是这个路。先录一段南京中医药大学著名中医孟景春教授自述学医的历程片断以证我言。

"我祖籍在江苏张家港市，自曾祖父至父辈，素以耕作传家，年届18岁那年，经人介绍至杨舍镇（即现张家港市政府所在地）汤礼门先生处学医。汤先生乃沪上名医丁甘仁先生的弟子，故也可称是丁派了。由于汤师也是一方名医，诊务比较忙，当时做医生的规矩都是上午门诊，下午出诊。由于这样，所以对学生的教学方法是：首先交给学生几本必读的医著，如唐容川编著中西汇通医书5种，即《伤寒论》《本草问答》《医经精义》《血证论》《金匮要略》，将此5种书作为基本读物。由于忙于诊务，无时间对学生讲解，只是交代学生，说明这是学好中医的必读之书，由学生自学。在门诊时随着先生看病抄方，下午出诊时，只带高年资的学生跟随。其余学生都进行自学。学习书籍除以上5种外，还有由丁甘仁先生所编著的《中药辑要》、由汪昂编著的《汤头歌诀》，均要求我们背诵。学习的方法基本如此。在一月中抽一两次时间，把学生集中起来，讲讲学习的重点和重要性，抽某一医书（当然均在5种书内）中的片段讲一讲。然后要求学生写一点学习心得体会。再有便是做一些实际操作的技术，都是属于中医外科方面，如熬膏药（创口外贴）、摊膏药、研中药、做纸捻（称为药线），相当于现在西医用的消毒纱布，还有包药。又如先生行外科手术时，学习消毒和切开时如何用刀、如何排脓等。所有学习的方法基本如此。到了最后一年也是最关键的一年，结束后，即将自己开业，走上社会，如果一点技术都没有，则将无所作为了，所以也非常担心。但是，老师还是关心学生的前途，为了自己的声誉，也总是希望从他门下学习的弟子不能无声无息。于是给每个学生赠送几件开业的'资本'，令学生抄录丁甘仁的医案，抄录丁甘仁的'一百十三方'，其中有内、外、妇、幼各科常见病的辨证处方，并有加减方法等。还有外科（包括皮肤，五官科）各种病的外治方药。也是先生日常应用的配方，不过在未学习前，只见到方的名称而未知其具体的药物和配制方法。到了学习结束时，就作为师父送给每个弟子的礼物。并反复交代：初出茅庐，对待每个病员，不论疾病的轻重，必须慎重细微，切不可推诿，可先按丁甘仁先生的'一百十三方'挑选一较合适的处方，嘱服1～2剂后复诊。处理完后，接着应再从丁甘仁的医案中找到相应的病种，在医案中从症状、舌苔脉象和病机分析等，弄清楚病因病机和立法处方，做到心中了然。再次复诊便能有的放矢，开针对病情的处方，如三诊时获效，这一经验便能牢记于脑海之中。这一方法，确实稳妥而有效。"

从以上叙文可以看到孟老学习中医的过程首先是方药，并不是什么《内经》《难

173

经》阴阳五行虚理论。方药实际上也就是汤方辨证，易学、易懂、易用。

第二个方面的理由是：青年中医，初出茅庐，走上社会，首先面临的是生存，要养家糊口，安身立命。如果不能很快打开局面，争得顾客，获得收入，那怎么能行呢？要想打开局面，迅速出名，专病专方，汤方辨证为一捷径，舍此无二。君不见社会上常有一医恃一方吃一片、凭一招吃遍天之现象吗！如果不是这样，而是孜孜于理论研究，搞辨证施治，我可以不客气地说，一没有临床经验你辨不了；即使你辨出来某证，又面临一大堆方子的选择，因为没有实践经验你也选不了。一个肾阳虚，就可有金匮肾气丸、济生肾气丸、阳和汤、四逆汤等汤方，没有经验怎么选！辨不好，治不了病，没有收入，吃什么喝什么？汤方辨证就没有这个弊病，一病一方，死模式。好学、好掌握，又容易见效。只要你治好几个病，病人就会蜂拥而至。病人是最实际的，他不管你年龄大小，资历深浅，专家教授，只要能治好病他就认你。不管白猫黑猫，捉住老鼠就是好猫。这就是真理。先走汤方辨证之路是青年中医成才生存的最佳选择。

那么，辨证施治的路子可不可以走，答曰：当然可以。只要经济条件富裕，慢慢积累个十来年临床经验，再用点心，也不是不可以的。但我想没有哪个青年中医愿意慢慢熬，等到白头皓首才出名。实际上叫我看，先走汤方辨证之路不吃亏，既能早出名、早得利、早有经验，到后来也能走到辨证施治这个路上。各位青年中医不妨试试，这是我个人的体会，写出来供大家参考。

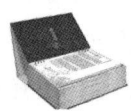 读《医林遗粹》谈湿温病治疗

外感病中要说难治的非湿温莫属，历代名贤在谈到此病的治疗莫不推举三仁汤、甘露消毒丹类方，实践中也证明此类方效果尚可。但我在临床中运用总感有不惬意之处，于是总想找到一个完美的、疗效可靠的方子。多年摸索研究下来也未成功，一直未形成一个固定方子，但是对治疗湿温的方法和特殊的用药，却有了深刻的体会。临床运用此法此药，治疗起来却得心应手，疗效超出三仁汤之类。

这些方法准则和具体用药，来源于我二十多年前读的一篇文章，名为《医林遗粹》。这篇文章介绍了一批具有丰富临床经验却无暇著述而终的四川老中医治疗湿

第六讲　医话杂谈

温的独特经验,非常珍遗。我验之临床,效如桴鼓,示为真秘,未轻易谈过。该文在谈到湿温治疗时,我理解分为两个方面,一是气分治法,一是血分治法。病在气分用燥湿、行气、清热、利尿、开窍法;病在血分用燥湿、凉血、散瘀、透热、开窍法。在气分,重在开郁;在血分,重在凉血兼开郁;此为大法。用药上最有特点,方方不离苍术,真乃一绝,完全超出了寻常用药。燥湿效果验于临床奇佳。

验案举例　我早年曾于某夏秋际,治一70多岁住院老妇,高热不退,诸医束手无策,家属请我一诊。面白,人胖,舌淡苔白腻,脉濡数,头昏沉,不渴,食欲不佳,易呕,大便略溏,乏困无力。各种抗生素和退热药频用无效,我结合时令,分析现状,断为湿温证。

[处方] 苍术15g,草蔻6g,草果6g,半夏12g,台乌药12g,厚朴12g,石菖蒲15g,郁金10g,竹叶10g,滑石30g,生石膏60g,炒三仙各10g。1剂热退,3剂痊愈,此疗效令住院医师目瞪口呆。

此法此方就是从《医林遗粹》中学来的,当时用苍术,也是考虑再三,想此热证用苍术合适么？但是联想到苍术有化湿发汗作用,对于温热应有好处。平时发热之人,用药一发汗热就退了,应无恙。故大胆用之,没想到效果出奇的好,比三仁汤快得多。自此,我治疗湿温病一概沿用此法此方,方方不离苍术,几无失手,先贤之经验不虚也。民间中医藏龙卧虎,大有人才,我辈不可等闲视之,应努力发掘继承,以免真经灭绝。下转述该文以飨后学。(《医林遗粹》四川省成都市龙泉驿区中医院　李荣光撰写)

笔者行医五十余年,其间接触了一些学验俱丰的良师益友,诸如张旭明、董雨甘、李文甫、谢毓松、刘德三……他们在龙泉、简阳一带名噪一时,诊务繁忙,无暇著述即与世长辞。兹借有生之年,将诸老治湿温的独特经验整理成章,以充医林一草。

验案举例

案1　湿凝气阻,内闭心窍

蒋全修,私塾教师,自修医学,兼行医业。壬辰秋,长子天佑抢收水稻,疲劳过度而患感冒,服新加香薷饮、三仁汤、甘露消毒丹、藿朴夏苓汤等,病无增损。继则午后高热更甚,且微汗,与重剂白虎数剂,热势下降,但腹满时烦,倦息,头重如蒙,小便短赤,已匝月。昨早胸腹满闷特甚,小便短涩,未更衣已两日,不食不饥,午后热增,心慌烦,胸窒欲闭,傍晚神志不清,急与紫雪丹、至宝丹,午夜神昏不语,牙关紧闭,家人惶恐,次晨急求救于吾师张旭明,师命余同往。

途中言病情经过，至舍望见病者身高体胖，面晦且垢，呼之不应，指针人中、中冲无反应，呈深度昏迷，撬开牙关，舌质淡尖红，苔白腻，呼吸促时缓。脉象模糊、濡缓，胸腹蒸热无汗。言毕，蒋全修曰："蠢子病情危急，望师抢救，请大胆处方，以希万一。"

师言："病确系湿温无疑，湿性氤氲黏滞，与热相合，难期速愈，观其用药，原属不错，但湿开热化，用白虎当适可而止，过剂则脾胃阳伤，阳伤湿困理应芳香化浊，以祛湿邪，不应以紫雪、至宝阻遏其湿。至宝本属辛凉开窍之佳药，但不宜脾胃阳伤之人。湿困痰滞，故有今日之变。

薛生白云："太阳内伤，湿饮停聚，客邪再至，内外相引，故病湿热"。是言湿温致病之因，又谓："中气实则病在阳明，中气虚则病在太阴"。患者劳倦伤脾，复加药误，中气更虚。吴鞠通云："湿热上焦未清，里虚内陷"，这是内陷之因。邪既内陷，故"神志如蒙"。又云："湿温六罨，三焦弥漫，神昏窍阻……，大便不下"。故二便不通。薛生白云："湿邪内盛则舌白……，湿盛则饮内留，而不引饮。阳明之表肌肉也，胸中也，故胸痞为必有之证，四肢倦怠，肌肉烦痛，亦必兼见。脉微为阳尽，缓为湿阻，模糊为湿盛痰阻。综上分析，为湿温后期，里虚内陷，证现三焦，重在脾胃。当用苏合香丸以辛温开窍，通神醒脑。再用苍术、草蔻、草果温运脾胃以化湿，广台乌药、油厚朴行气宽中，运湿以通二便，菖蒲、郁金辛凉同用，以开心窍而复神志，佐黄连苦寒燥湿清热，通草、滑石渗湿利尿，是否有效，服后以观其变。

[处方] 茅苍术24g，草蔻10g，炒草果仁10g，广台乌药10g，云朴厚10g，建菖蒲15g，郁金10g，滑石15g，通草5g，苏合香丸2粒。

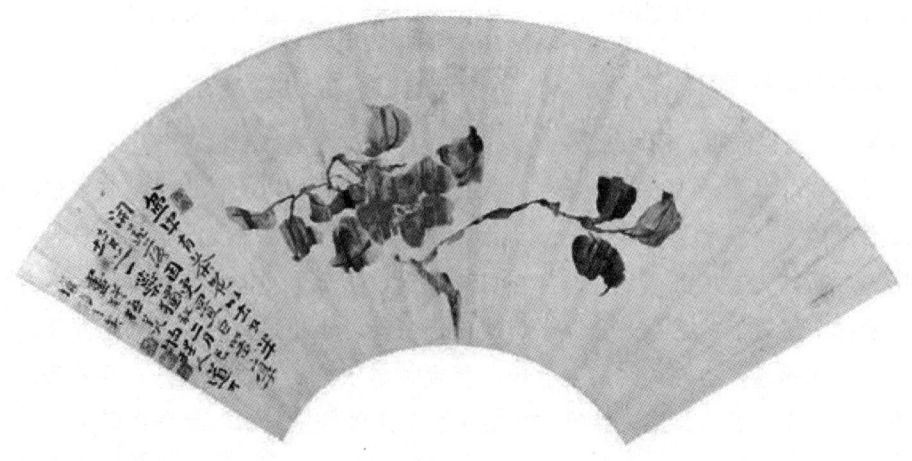

第六讲 医话杂谈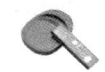

医嘱:苏合香丸2粒每小时1粒溶化,用温开水慢慢灌下,先开其闭,2粒服后,神志转清,汤剂头煎以水2碗,煨至1碗,分2次服,4小时1次。首次服药后半小时至1小时,可能心慌烦躁,此系温开,不要惊恐,少则十分钟,多则半小时微汗出,则神倦,嗜睡,不要惊呼,其自醒,再服汤剂,则病情自然好转。以后衡量湿热轻重再用药,着重理脾胃,不一旬而告愈。

案2 人以血为主,百病用当归

柏合公社以故中医刘德三,1951年已年逾古稀,百病不离当归,外号人称刘当归,师教曰:人以血为主。故治病首选当归,远近驰名。笔者于1948-1952年,医治湿温邪传营血分近二十人,未治愈一人,都经刘老治愈。这些病人我都亲自追访,观其方基本变化不大。供销社龙天明之岳母患湿温,经数医治疗匝月,邀余出诊,观其神倦无力,舌红亮无苔,小便短少色黄,脉细数无力,不饮不饥,拟甘寒养阴,方如益胃汤、五汁饮之类。服后津液不但不复,反舌绛干燥无液,拟甘寒咸寒以养阴生津,服后舌红干燥,扪之刺手,毫无湿润,即婉言辞退。后经刘德三老中医医治,3剂立起沉疴,观其处方。

[处方] 当归尾6g,红花6g,赤芍9g,牡丹皮12g,苍术6g,竹叶9g,桃仁6g,通草3g。

余仿此方治同类病人,去苍术治疗无效。窃思此病津液枯竭,辛燥之苍术如投,必火上加薪,但刘老用苍术量必三钱,效如桴鼓。想必有其奥妙,初用二钱,果然有效,后遇同类病人,舌绛光亮或干燥亦投苍术三钱,果然一剂津回,三剂获效。悟其道理,略有所得,以湿性黏腻重浊,人伤如油入面,病情反复,层出无穷,缠绵难愈。一经入营,舌光亮如镜,或红绛干燥,如与甘寒养阴或咸寒育阴,俱遏其湿,阻其去路,故愈养阴,而舌愈燥,恰犯吴鞠通所云:"润之则病深不解"。细研刘老处方,牡丹皮、赤芍、桃仁二凉一平,清营凉血,活血祛瘀;佐少许当归尾、红花辛温,助活血行瘀之力。湿入营血,只清凉活血祛瘀,湿邪盘踞其中,分毫未能触及。故用入脾胃之苍术,入营血祛风除湿,透邪达外;辛凉之竹叶透其外达;甘淡微寒之通草,清热利湿,导湿从溺外出而解。综观全方,苍术是主药,证之临床,少用或减去则无效。苍术虽燥,但在大队的清热活血凉血药中,不显其燥,但透发之力犹存,能透出营血中之湿,真乃妙用。营血中之湿,非苍术不能祛,湿邪不祛,久必蕴热,故愈养阴,湿邪愈深入,痼结难解,舌亦愈燥,焉能治愈。业医者能学习各家之点滴经验而扩充之,对病人就能早起沉疴。

177

案3 大辛大燥，以退高热

1953年，柏合公社医协主任张某，医治近邻张某患湿温高热不退，予紫雪丹、牛黄丸、犀角地黄汤合大剂白虎汤，热势不减，反升到40℃，急请谢毓松老中医诊治。

[处方] 苍术10g，草蔻10g，炒草果仁10g，广台乌药10g，竹叶10g，黄芩10g，滑石（布包煎）30g。

家属取药时，张某见处方，很是不满，午后开会即提出异议：病人高热到40℃，还用大辛大燥之药，病人若死，咎将谁属？晚上谢老谈及此事，谓曰：病者虽高热，是湿遏热郁，午后更甚，且无汗，面垢，神疲，头重如裹，四肢酸楚，小便短赤，食欲全无，不渴不饮，胸痞腹胀，舌红，苔白厚腻，布满全舌，脉象模糊，内闭之症已显。启内闭尤恐不足，还用大剂白虎遏郁其湿，此一误；犀角地黄汤之生地黄滋腻，恰犯吴鞠通"润之则病深不解"之戒，此二误；在湿重热轻、势将内闭之际，不用苍术、草蔻、草果等大辛大燥以开其湿，更待何时？但亦不忘其热，故佐以黄芩苦寒燥湿清火，广台乌药以行气，气行则湿化。竹叶清热除烦以透热，通草、滑石淡以利湿。如病人心慌特甚，急防内闭，大菖蒲必须加倍，这是我多年之经验，不要轻易告人。病人如果认真服下此药，必汗出溲增，明日可步行来诊。果不出所料，次日病者扶杖来诊，张某默然不语。药仅3剂，已转危为安。

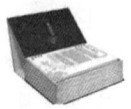 **读《章次公妙法治难证》有感**

此篇文章我看过后，就拍案叫绝，熟记脑海，多年过去了，仍是记忆犹新。章老不愧为名医，知识广泛，见解精辟，实为后学之师。治病不仅熟悉药物，而且精通方法，以法取效。自从看到这篇文章过后，我在临床上，就不断地运用，凡是久病不愈，重药不效的病案，我首先想到的就是轻药少服、一药频服的方法，还真治好了不少疑难病证。故推荐此文，以便大家学习。

章次公妙法治难证（路志正回忆文章片段）

章老任卫生部中医顾问期间，正值中医研究院、北京中医学院创建，西医离职学习中医班开办，课程设置，教材编写等筹备工作，百废待兴之际。章老积极参与讨论，提出建设性意见，对中医各项工作之开展作出了很大贡献。在业余时间，还

第六讲　医话杂谈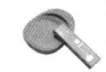

经常为中央首长担负保健任务,但一般干部请其诊治亦有求必应,一视同仁。

1956年春,河北省卫生厅段慧轩厅长患慢性胃病,由该省中医研究院钱乐天院长为其诊治,虽见小效,而未奏大功。其脘闷、嗳气、纳呆、腹胀、左胸膺憋闷、气短等症依然。因久慕章老盛名,拟请其会诊。恐其名气高大,请出不易,要余媒介。经向章老汇报,慨然应允,翌日下午3时,由钱院长和河北省驻京办事处主任开车来接,余陪侍前往。至后少事寒暄,即介绍病情及用香砂六君子汤加减治疗过程。章老详为四诊,除上述症状外尚有便溏、溲清、舌胖质淡,苔薄白,水滑,脉来沉而小滑,面色虚浮,两目乏神。旋问进补、服药方法。告曰:"晨起先饮一茶碗参汤,半小时后早餐,隔一个半小时服汤药,间服西药。"章老笑曰:"原诊断无误,立法、处方、遣药亦切中肯綮,其所以不奏大功者,实是进补剂型、服药方法欠当所致。试思厅长年高脏腑薄弱,胃之消化动力缺乏,而日进参汤,中西药物,一日三餐,胃中几无宁时,尽是液体停滞,阻塞气机,不符《内经》:'胃满则肠虚,肠满则胃虚''脾喜燥恶湿'之生理特性,纵辨证准确,用药无误,岂奈脾胃功能纳化失健何?为今之计,建议将参汤改为参粉,装入胶囊,每服3~4粒,以少量水送之;中药汤剂宜煎后浓缩再微温分服,则量少力专效宏;一日三餐宜食馒头、面包之类,不宜尽用流质食物,或少量多餐,以减轻胃之负担。若是则纳化健旺,其消化功能自能恢复。更宜节食肥甘厚味及饮料,合理服药,尊恙不药而愈矣。"语毕,大家鼓掌称善,连呼高明!段厅长是名老西医,对中、西医学都有所了解。不处方而使其心悦诚服,真是医学大家,名不虚传。

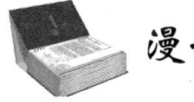
漫谈临床处方用药

说起这个话题实际上是老生常谈,很多有资格的老中医都谈到过,但我觉得总有一种没谈透的感觉,所以也借文说一说自己的拙见。

临床处方一般分二类,一是以古圣前贤的经典方为主;一是以自己随意组方或美其名曰按法组方为主。两者孰优孰劣,难以统一。我自己的认识和多年的实践体会,觉得应当提倡推广用经典方为主。

其理由为,经典方,包括经方和时方,是前圣古贤经过上千年或上百年临床检验有效的方子,可以不夸张地说是用成亿人作出的试验,不是拿小白鼠试验出来的,且之所以能流传下来,肯定是能重复验证的,否则就会被淘汰,不存在人为的因素。可以说可靠性高,含金量高。反观自己组的方,由于时间短,充其量也就是十几年,病例少,甚至仅是个案,不具有标准性、重复性、普遍性,所以疗效不会很满意。

我经常看一些所谓的老中医、名中医的医案,对他们自己组织的验方及举的神奇验案,感到惊奇,如获至宝,赶紧用于临床,结果大失所望,无甚疗效,甚至无效。记得早年曾看过陈玉梅的抗痿灵（蜈蚣18g,当归60g,白芍60g,甘草60g。共研细粉,分40包,每次服半包至1包,早、晚各1次,空腹用白酒或黄酒送服）报道,近期治愈655例,有效率88.9%。即如法炮制,临床应用,但治疗效果远不如其所述。可以说几无效也,远不如经典方。

综观当代名医在临证处方上无不是以经典方（经方、时方）为主,无不是这方面运用的高手。经常可以听到看到某医被称为"小柴胡先生""桂枝汤先生""补中益气汤先生""六味地黄汤先生"等,这充分说明了经典方的魅力。经典方有效,易学,好掌握,为何非要费力费心自己组方。可以说现有的经典方足以应对临床的病证,关键看你掌握没有,吃透没有。掌握住了,证简单者,一方可以处理;复杂者,合方可以处理。实在无对证合适之方,才自己组方,但这种情况比较少。

综观中医几千年的医疗实践,当代所遇之病,古代基本都有,只不过叫法不同,且均有良方治之,我等只需学习发掘就行了,无需放弃现成的瑰宝,再去费力艰难寻找。说实在的,自己组的方有很大的局限性,诸如病例少,时间短,往往难达到满意的效果。反倒不如学习运用经典方来的方便有效,我早年亦喜欢按法组方,结果疗效很低,后接受了汤方辨证的思想,改用经典方的思路临证处方,治病又快又效果显著。前后比较体会到学医还是以经典方为是,易学、易懂、易效,故写此文以发感之。

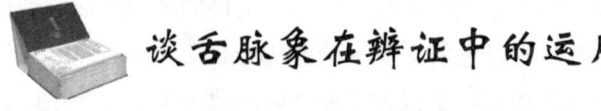

谈舌脉象在辨证中的运用

中医诊断治病的一大特色就是把脉望舌,既简单又方便,但是有些人把它搞得太神秘虚玄了,我觉得完全没有必要。其实它就是一个诊断方法,是因古时科技不

第六讲 医话杂谈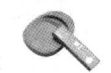

发达而形成的，在现代医疗费用高昂的条件下，更显得它的珍贵。我临床上也很重视把脉望舌，但不觉得神秘高深，也许我学艺不精。

经常有学生向我建议写写这方面的经验体会文章，我很惭愧，不敢下笔，生怕误人子弟。因为我把这方面看得很简单，脉看虚实，舌看寒热，再兼问闻参机变，就大体辨证心中有数了。

中医辨证讲阴阳、表里、虚实、寒热，其中关键的弄清后四个字就行，虚实寒热。前四个字太虚不好把握，什么是阴？什么是阳？可以举一大堆症状和现象，归之为一，推之为千，握者，难也。不如脉舌，舌质红即可断为热或偏热，用寒凉药就无大错；舌质淡白即可断为寒或偏寒，用温热就无大碍；苔腻偏湿、苔干偏燥亦是明见。大旨为此，亦可细究诸如。

（1）舌淡当温：病可否温阳，何时可以用温热药？临证最可凭的是患者舌质。如舌质不红，或淡胖多齿痕者，则可以大胆遣用温阳祛寒之品，如附子、干姜、肉桂等。在治疗过程中，还应随时查验舌质变化，若舌质由淡转红，齿痕减少，则应将温热药减量或停用，以免过用伤阴而变生他证。

（2）苔黄当消：一般认为，苔黄为热，当清，此为常法。据我临证所见，舌苔黄或黄厚，主要是胃中积滞所致，应以消法为主，或在主方中加神曲、麦芽、莱菔子，或配伍保和丸，效果明显。不可过用苦寒清热，因"脾胃喜温而恶寒"（孙一奎《赤水玄珠》），在杂病处方中常规配伍谷麦芽"快脾开胃"（李时珍《本草纲目》）以鼓舞胃气，助消化也可治苔黄。

（3）苔腻当化：中焦湿滞即见腻苔。何谓"湿"？这是中医特有的概念，西医没有检查"湿"的方法，更没有治湿的办法。中医采用芳香化湿的方法有特效，常

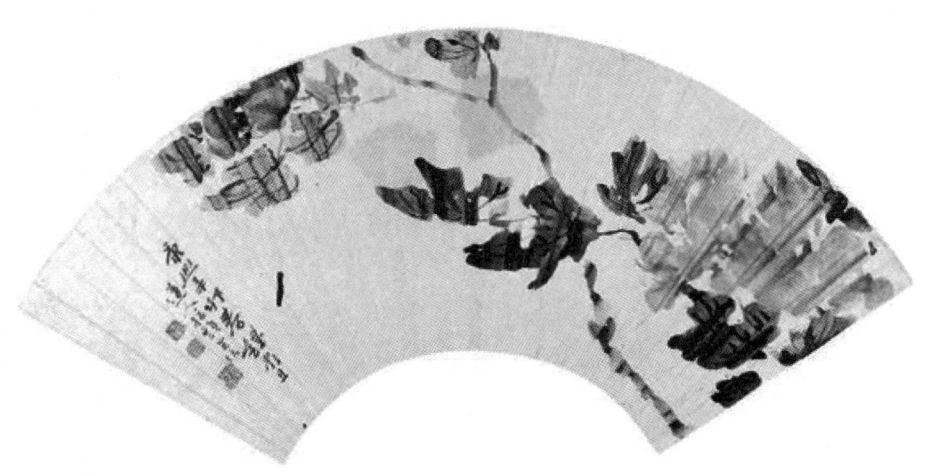

用白蔻仁、砂仁、藿香、佩兰等，如苔腻而厚，可加用苍术、麻黄、草果仁。一般来说，舌苔退了 2/3 即可，不可过用，以免化燥伤阴之弊。

（4）苔少当养：杂病所见到的舌苔少，多有一个较长的过程，一般先见到舌苔剥落，逐渐发展到苔少，最后出现无苔，或如猪肝状的舌象，甚至舌体裂口疼痛，或兼有口干少津，食不知味，双目干涩，大便干结等。此种苔少舌象，多属阴亏血虚、津液脱失，概宜养阴、养血、养液，药以甘寒为主，如石斛、麦冬、生地黄、山药、玉竹、天花粉之属，并守方坚持，定会收效。

关于脉象主要按有力无力、是大是小、是粗是细就可以断虚实，有力而大且粗为实，尽量少用或不用温热补药，否则易犯实实之戒；无力而小且细为虚，可以用补药养血益气温阳，慎用或不用苦寒活血通泄攻下之药，以免犯虚虚之戒。

大旨为此，随着临床经验增多，还可以继续细化，诸如右寸沉无易患颈椎病；双寸浮滑有力多见头部火旺；双关如豆，肝胃不和，柴胡剂处之；右关沉弱多见脾虚或胃部手术过；脉弦细如梗必见肝病；左关洪滑有力必见肝郁火盛；男子右尺滑数多见下焦前列腺泌尿系症状；女子右手尺不足，沉弱者，兼舌淡胖，不论有无瘀血，则必有少腹冷，腰寒凉，白带黏少而清稀，此为子宫虚寒，易用暖宫药如淫羊藿、小茴香、良姜、苍术及补肾药熟地黄、菟丝子、牛膝、枸杞子，气虚加黄芪，血虚加当归，瘀血加桃红等，据脉用方施药，方便直接。

总之一句话，把住舌脉，即可确定寒热虚实，再参合问闻二诊，大体就可以确定了，处方用药就不会犯方向性错误，不会出原则性问题。要想把病看得更好，那就是经验技术的问题了。关于察舌按脉，吾确实不精，仅此而已，班门弄斧，希望以后能学到高明者简单实用的脉舌秘诀。

第七讲　医林采撷

> 这一讲是我读书笔记的一部分，也是我学习中医历程中的一部分，主要是选取名老中医的医话。这也是我比较偏爱的一部分，因为它对我的临床实践影响比较大。我不爱看别人评注的医案，总有隔靴搔痒之感，揣测臆想，离本人的原意甚远。医话不一样，那是医者本人用药、施方、认证、体会的自注，可靠性大，且是医者本人一生最得意之处、最有把握之点。我在读中医函授教材时，最大的感受就是枯燥无味，不好记忆，不好理解。而医案医话，尤其是医话，通俗易懂，妙趣横生，引人入胜，爱不释手。我从医话中一味一味中药地学，一个一个方子地记，一条一条不同认证地思，一案一案治法地理，积少成多，验于临床，很快就掌握了中医的基本技能。随着阅历的增多，时间的推移，经验自然而然就多了。现在就通过这一讲，部分还原我学中医的过程，以供后学者参考。

羚羊角药证

王香岩是浙江医专的创始教授之一，对温病有很深的造诣，更是善用羚羊角，故有"羚羊手"之称。他在温病舌诊方面很有讲究，舌苔虽有白腻黄厚之分，但只要见舌边尖红绛起刺，即启用羚羊角。后来先生在自己门诊时放胆一试，居然得到意想不到的疗效。（《内科名家·陈道隆学术经验集》）

五味子妙述

《伤寒论》提到，大凡遇到咳嗽症，总要用五味子、干姜，因为干姜能温脾、肺二经，治咳嗽的来路，来路一清，则咳嗽自然绝迹了。五味子能使肺气下归于肾，开咳嗽的去路，去路一清，则气分自然肃降了。这二味药实则一开一阖，所以小青龙汤、小柴胡汤、真武汤、四逆散治兼有咳嗽症状者，均用五味子、干姜。干姜是热药，仲景已有明文。倘若外感由于暑燥火内伤而与阴亏有关者，虽有五味子为辅佐，终不宜用。

考《金匮要略》五味子、干姜同用者七方，都有咳满证，不同干姜共用者二方，射干麻黄汤，也见咳而上气，虽然不用干姜而用生姜，它的方义仍在治肺。唯独桂苓五味甘草汤治气冲，它的方义是治在肾，治肾即可以治肺，二者一也。黑地黄丸中五味子、干姜并用，此方是治脾湿肾燥，一刚一柔，一润一燥，熟地黄、五味子治肾燥，苍术、干姜治脾湿，此为分头治法。熟地黄、苍术补肾阴而又能运脾，苍术、五味子疏脾湿，即所以润肾燥，为交流治法。临床上用五味子或五味子、干姜同用获效者有以下几条。

（1）老年肾亏，突然呃忒，用沉香五分拌捣五味子一钱、胡桃夹三钱、公丁香八分、柿蒂五个，服后呃忒即止。细审此方，归功于五味子、沉香二味。五味子能肃肺气、纳肾气；沉香行气不伤气，温中不助火，能扶脾纳肾，摄火归原。

（2）治男子夜梦纷纭，遗精屡泄，女子梦多与鬼交，带下绵多。这两种病主要在于心肾不交，下元空虚，用补肾安神方加五味子。

（3）治盗汗或自汗，在敛汗方中加五味子。

（4）小儿遗尿症方中加五味子 5～7 粒。

（5）痰饮症有关于肺肾者，三子养亲汤加五味子、干姜；有关于肺、脾、肾者，麻杏石甘汤加五味子、干姜。

（6）上为咳逆气冲，下为腹痛便溏，方中加五味子、干姜。

三七的临床新用

三七，又名参三七、田七。众所周知，乃止血散瘀，跌打损伤之良药。临床上，

第七讲　医林采撷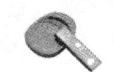

我们发现它还对消除寻常疣（俗称猴痣）、防治手术后粘连及瘢痕等疗效显著，兹向读者简介于此。

笔者用三七治疗其他疾病时，偶尔发现原赘生的寻常疣竟"不治而愈"。嗣后，单独采用三七治疗 11 例，都收到满意效果。

[用法] 三七粉 10～15g，每服 1～1.5g，每日 2 次，白开水送服。

验案举例　汪某，女，18 岁，学生。面部生有绿豆大小赘生物数颗，两下肢膝盖部亦生有数十颗，不仅影响美观，而且给正常活动和衣着带来不便。曾经皮肤科诊断为寻常疣，治疗无明显效果；后因服红花等较多，致使月经淋沥不尽，转来治疗。即以三七粉 12g，每服 1.5g，每日 2 次，白开水送下。药后，经尽正常，1 周后欣告，所生疣不知不觉地消失无迹。

通过三七能消寻常疣的启示，我们将其用于防治手术后肠粘连及瘢痕疙瘩。曾对 14 例肠粘连和 6 例瘢痕疙瘩的患者施用三七口服治疗，分别有 8 例和 5 例获得满意疗效。对于预防手术后肠粘连，三七似亦有功效。我们给 12 例下腹部手术患者，在拆线后即冲服三七粉 3～5 天，每天 3g。随访观察 2 年以上，无 1 例发生粘连症状。（《中医百家言》胡源民）

古道瘦马按：我临床很喜欢用三七。手术后肠粘连、慢性阑尾炎的肠粘连、妇科慢性盆腔炎形成的肠粘连，在治疗中的方剂中我都要加入三七，确实能收到良好效果。此案扩大三七使用范围，值得学习。

民间用药谚语选录

用药谚语，有出于医者，有出于民间，是对惯用药物功效的高度概括，生动活泼，易为人们所记忆。因此，收集用药谚语，对于我们记忆方药是很有帮助的。今特录数条，以备参考。

☯ 头痛用川芎，腰痛用杜仲，脚痛用牛膝

按：头痛用川芎，有云"头痛用防风"者。盖血虚、血瘀头痛，可用川芎，川芎治头痛轻则 5g，重则 30g，其效卓著。外感头痛，即用防风。腰痛用杜仲，即指肾虚腰痛而言。脚痛用牛膝，指肝肾不足、脚膝酸痛用怀牛膝补肝肾以强筋骨，则

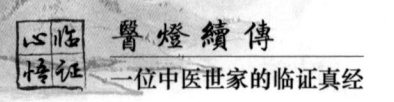

脚痛自愈。

☯ 细辛不过钱，过钱手掌打一千

按：细辛用量不能过大，一般以一钱为限，即 3g，若超过一钱则要受到惩罚。但这并非是千古科律，根据病情有时亦可超过一钱。目前亦有用到 5～10g 的情况。

☯ 若要通，路路通；若要通，用木通

按：路路通长于疏肝通络，木通专于利水通淋，说明均有通利之功。但木通不可过量，易损肾，一般以 10g 为限。

☯ 穿山甲，王不留，妇人吃了乳长流

按：穿山甲、王不留行，有通乳之卓效，故有"妇人吃了乳长流"之谚语，但临床尚需配合黄芪、党参等补气益血之品；或佐以富有营养的食品，如虾仁、鲫鱼、猪肺、猪蹄等。

☯ 若要疯气好，岩蚕、鱼鳖草

按：岩蚕、鱼鳖草，系民间草药，《浙江民间草药》有记载，具有祛风活血之功，以疗风湿痹痛。风湿痹痛俗称"疯气"，此 2 味药具有治风湿痹痛之功效。

☯ 有人识得千里光，一生一世不生疮

按：千里光有很好的清热解毒之功，所以专治疮毒。此虽有过誉之言，但说明了它解毒治疮之卓著功效。又有谚语曰"识得千里光，全家不生疮"，其含义相同。

☯ 家有半边莲，可以和蛇眠

按：半边莲，解毒利湿，专治蛇咬伤，因此把它形容成"和蛇眠"，说明功擅治蛇伤之谓。

☯ 七叶一枝花，深山是我家；疮疡若遇着，好似手拿来

按：七叶一枝花，有解毒之功，长于深山高地，专治疮伤肿痛。好似手拿来，

第七讲　医林采撷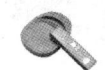

说明治疗疮毒用本品之容易，亦说明了它治疗效果之显著。

☯ 威灵仙，白糖和酒煎，拳头打一千，骨头软如棉

按：说明了威灵仙的用药方法及功效。白糖即一般白砂糖，酒即指黄酒，同煎后服，具有祛风活络之功。"骨头软如棉"是说明其软骨之功，临床具有治疗鱼骨梗喉的功效。浙江中医学院马莲湘教授用威灵仙配合金钱草治疗肾结石，其义也取其软坚之功。又有谚语曰"铁脚威灵仙，砂糖和醋煎，一口咽入喉，鱼骨软如棉"，说明了威灵仙治鱼骨梗喉的具体方法和效果。

☯ 打得满地爬，快寻祖师麻

按：祖师麻为瑞香科植物黄瑞香的根皮或茎皮，有祛风除湿止痛散瘀之功。主治风湿痹痛，四肢麻木，跌打损伤。因此，对外伤疼痛有很好的止痛活血之效，故有"打得满地爬，快寻祖师麻"的谚语。一般用量10g左右，祖师麻辛苦温，有小毒，局部外用能使皮肤起疱，因此，可作为发泡剂使用。

☯ 家有地榆皮，不怕烧脱皮；家有地榆炭，不怕皮烧烂

按：地榆有凉血止血、清热解毒之功，治烧伤其功独擅。方法为地榆炒炭存性，研粉，用麻油调成50%软膏，涂于创面，每日数次。又有谚语曰："千人烧伤一治法，除过地榆没姓啥。"其义相同。

☯ 三月茵陈四月蒿，五月六月当柴烧

按：此言说明了茵陈采收做药用的最佳时期。茵陈又称茵陈蒿，三月、四月采收做药，则药效佳良，待五月、六月采收已是无用之材，只能做柴烧，不能入药了。

☯ 宁得一把五加，不要金玉满车

按：五加皮有祛风湿、壮筋骨、活血祛瘀、祛邪补益、扶正补虚之功。五加科植物如人参，为大补元气之品。刺五加有人参样作用，所以五加的价值甚高，故有此谚。

☯ 知母贝母款冬花，止咳化痰一把抓

按：知母、贝母为二母散，功专清肺、化痰，加款冬花则止咳之功更胜。三者配伍，相得益彰，则咳止痰化。

☯ 丹参一味，功同四物

按：《本草纲目》中说："丹参，按《妇人明理论》云，四物汤治妇人病，不问产前产后，经水多少，皆可通用，唯一味丹参散，主治与之相同。盖丹参能破宿血，补新血，安生胎，落死胎，止崩中带下，调经脉，其功大类当归、地黄、川芎、芍药故也。"此语其实是此论的概括。其实，在临床上运用是有所区别的。

☯ 上床萝卜下床姜，不找大夫开处方

按：萝卜消食开胃，生姜温中散寒。李东垣曰："上床萝卜下床姜，姜能开胃，萝卜消食也。"上床静卧则需助运之品，下床活动则需御寒之药，故用萝卜助运，用姜御寒。

☯ 冬天萝卜地人参

按：冬天的萝卜甘而鲜美，人们习惯于饭中煮萝卜，有健脾消食之功，其效可与人参媲美，故有此喻。又有"饭焐萝卜地人参"之谚，或"十月萝卜小人参"之说，其义同一。

粥谚一束

以下药粥谚语可供临床参考应用。粥易于消化吸收，四季均可，老幼皆宜，是养生治病的良药，因此特辑粥谚。

肠胃腹泻，胡桃米粥炖；头昏多汗，米粥参苡仁。
要治口臭，荔枝与粥炖；清退高热，煮粥加芦根。
夏令防暑，荷叶用粥煮；若要双目明，粥中加决明。
若要皮肤好，煮粥加红枣；若要不失眠，煮粥加白莲。

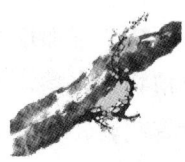

第七讲　医林采撷

> 气短体虚弱，煮粥加山药；心虚气不足，桂圆煨米粥。
> 口渴心烦躁，粥加猕猴桃；便秘补中气，藕粥很相宜。
> 欲得水肿消，赤豆煮粥好；若要补虚弱，肉骨头煮粥。
> 欲增血小板，花生同煮烂；血压高头晕，胡萝卜粥用。
> 要保肝功好，杞子煮粥妙；防治足气病，糙米煮粥炖。

用药谚语，在民间流传甚广，均为人们口头之作，这需要我们花工夫去收集、整理；其中饱含着人们的用药经验，因此值得医者重视和研究。

喜得丁香用法

古道瘦马按：说来也奇怪，临床上对很多药物的认识是来源于失误，正所谓：祸兮福所倚，福兮祸所伏。因祸得福，歪打正着。下面就是陕西名老中医杜雨茂歪打正着，喜得丁香用法的佳话。

"用药经验的获得，有时也常来自意外的差错，或偶然的发现，甚至来自某一医疗事故的启示。对此也应注意留心，从中勘识恰到好处之量。

记得我曾治三原一因患幽门梗阻而呕吐不止的18岁患者，病人呃逆频作，食则即吐，形体明显消瘦，西安某医院经消化道钡透等检查，诊为幽门梗阻，给她准备手术治疗。术前，病家抱着一线希望求治于余。

余据证处以半夏泻心汤加砂仁、丁香等，嘱先取1剂，少量多次频服，若效，可续服。药后，患者呃逆减轻，呕吐开始缓解，遂继取前药2剂。但由于司药粗，一时大意，竟将方中的丁香五分认作三钱（过去处方中，钱与分之手写体较相似）。病人服后，自述该药辛辣异常，迥非前药，但自觉咽部却顿时通利，而有豁然贯通之感，呃逆、呕吐不止之症随即顿除。病家来告，余也颇感蹊跷，后经检视其药，才知丁香量大之故。

余平时用丁香不过钱，由是凡遇幽门梗阻而吐、呃逆较甚者，余便不受此限，而放胆量大用之，获效甚捷。此非拣药有误，岂能识丁香量大之利，如此之意外发现，临床中不乏其例，应善于分析，及时总结。"（《中国百年百名中医临床家丛书——杜雨茂》）

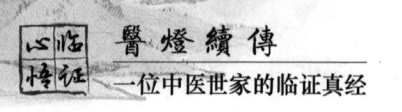

岳美中新解黄芪

著名中医学家岳美中对黄芪颇多研究,他曾指出:"黄芪虽是今日应用最广泛的一种补药,但正因它应用最广泛,所以导致有的人在临床上应用得漫无标准,超出了它的应用范围,这是不能发挥黄芪本来的长处的。"为此,岳氏专门撰文,根据古代翔实可信的文献记载,结合自己的临床实践归纳了黄芪的适应证。

黄芪善治慢性衰弱证。中医之圣张仲景在《伤寒论》的113方中均不用黄芪,但在《金匮要略》中却凡七见,岳氏认为其中必有奥妙。自后,经反复研究《伤寒》《金匮》,发现"仲景在《伤寒》则决不用黄芪,在《金匮》则罕用四逆,是因为黄芪必须多服久服,才能见效。可是就仲景的用药趋向上看,可以肯定地说,黄芪对于急性衰弱病,决无救亡于顷刻之力,而对衰弱性病则有它一定的疗效。"

黄芪主治衰弱性肌表病。岳氏从《金匮》用黄芪的七方中,除黄芪建中汤治里虚外,其余六方,如黄芪桂枝五物汤、防己黄芪汤、防己茯苓汤、乌头汤、黄芪芍药桂枝苦酒汤、桂枝加黄芪汤,皆治肌表水湿之证。加之黄芪建中汤,其主治"虚劳里急诸不足",足证黄芪非专治里虚之品,日人吉益东洞《药征》谓:"黄芪,主治肌表之水也。"此说未必尽然。岳老的解释为:"肌表组织之能力恢复,则停水自去,而东洞谓主治肌表之水,乃倒果为因,他只看到了仲景用黄芪的诀窍,未能说明黄芪的真实。"

再如古方善用黄芪治瘫痪,也是属于主治衰弱性肌表病变。如《神农本草经》黄芪主治大风,《金匮要略·血痹篇》黄芪桂枝五物汤主治外证身体不仁如风痹状,《千金翼方·中风篇》之大八风汤主治手足不遂、身体偏枯,黄芪酒治八风十二痹等,皆是黄芪治瘫痪之明证。根据岳氏经验,"黄芪之于神经系统疾患之瘫痪、麻木、消削肌肉等确有效。且大症必须从数钱至数两,为一日量,持久服之,其效乃显"。

至于黄芪治疗中气下陷,岳氏颇赞赏东垣之说,与张锡纯见解亦颇相同。岳氏曾说:"脾胃内伤,谷气不旺,中气虚馁,体力为之不足,东垣补中益气汤补脾胃的虚馁,乃方中参术的职事,黄芪则是负责鼓荡谷气以充肌表力量之职责者。"中气下陷的患者,常有小腹重坠感,在劳作时更显,且同时表现呼吸短促,这时投以补中益气汤或张锡纯之升陷汤,颇有捷效。

第七讲　医林采撷

书有未曾经我读

记得大学毕业后不久的一天，我捧着一本中医书在读，进来一位高年级的校友，问我读什么书。当知道我读的是中医书时，显得特别不可理解："你现在还读中医书？中医不就是那点阴阳五行、气血经络吗，有啥可读的？"想起当时学友的那种表情和语气，很自然地想到了电视剧《士兵突击》中许三多的战友不理解许三多每天铺路是为啥。但多年来，读书，读中医书，始终是我生活中的一个重要组成部分。读书中临证，临证中读书。临证越多，读书越多。多年的读书与临证使我悟到了古人的一句话："书有未曾经我读。"

牙痛，是临床常见的病症之一。当面对一龋齿牙痛患者时，我以前经常建议患者找口腔科医生开髓、消炎、修复，因为当时思想里总认为龋齿病属于不可逆的器质性病变，口服中药于事无补。后来读到门纯德的《名方广用》一书，见有如下论述："（龋齿牙痛）此证多属阳明热实，兼有血瘀。桃核承气汤可起到止痛、消肿、缓解症状的作用。"并载有一案，治一男性患者，龋齿牙痛，疼痛难忍，用桃核承气汤加味，服药2剂，牙痛即止。"遂将上方常备，每痛时一服即效。"读后如获至宝，并仿用于临床，疗效确切，且经得起重复。后读及《张氏医通》见有如下论述："龋齿数年不愈，当作阳明蓄血治，桃核承气为细末，炼蜜丸如梧桐子大服之，好饮者多此，屡服有效。"读及《杂病源流犀烛》也有类似的论述。两书中的记载不仅告诉后学者如此治疗"屡服有效"，而且告诉后学者，这种蓄血龋齿多发于"好饮者"身上。

又曾治一牙痛患者，用药无效，转诊一老中医，处以肾气丸。在自愧不如时颇觉奇妙。后读及张梦侬《临证会要》一书，见书中用肾气丸加味治疗慢性咽炎及口腔炎。方药组成是：肉桂1.5g，未捣熟地黄15g，山茱萸10g，山药15g，泽泻10g，牡丹皮10g，北细辛2g，捣玄参15g，茯苓10g，熟附子10g，车前子10g，牛膝10g。

自悔早读此书，也许会避免前面的用药无效。后又读及《增评柳选四家医案》一书，见如下一案："肾虚齿痛，入暮则发，非风非火，清散无益。加减八味丸，每服三钱，盐花汤下。"天哪，古人的常规治法在我的眼中竟视为"奇妙"！读完此案时，我的脑中出现了四个字："不学无术"，说自己的。读《张氏医通》时，书中明确告诉后学者："肾经虚而痛者，八味丸加细辛。"

曾治一脾胃虚寒患者，处以理中汤合小建中汤方，患者过服致牙痛不休，由冬至春，缠绵数月，投以小剂清解，无效。他医诊治，投药3剂，数月牙痛立愈。取

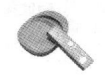

方视之，生地黄、麦冬、玄参、知母各12g，药仅4味，一剂药仅48g。不得不叹服他医的辨证之准，用药之简，疗效之捷。后读《增评柳选四家医案》时见有如下一案："阴不足者，阳必上亢而内燔。欲阳之降，必滋其阴，徒恃清凉无益也。生地、知母、甘草、黑栀、麦冬、玄参、丹皮、地骨皮。"此案不一定是牙痛，用药也不是四味。但读此案时，我想到了那4味药治好了患者的牙痛。（山西名医——高建忠）

生猪板油不可小看的妙药

猪板油，即猪腹内油脂。猪内有网膜油和板油，呈大片的俗称板油。生猪板油为常用的动物脂肪油。看似普通的猪油，但以之外用，可以治疗多种病症。

（1）治疗风热火眼（即急性结膜炎，俗名赤眼）：用生猪板油，切成薄片，敷贴在眼皮上，每日可换2次，一般不过3日，便可痊愈。

（2）治疗产妇乳头破裂：乳头破裂，在喂乳时非常痛，且小儿吸乳时容易感染。用生猪板油在乳头上敷贴。喂乳时用凉开水洗净，吮乳完，如法再敷贴上，用后疼痛随即缓解，2～3天后即可告愈。

（3）阴唇溃疡：妇女大、小阴唇溃疡，伴有疼痛或瘙痒，为妇女的常见病。治之先用苦参15g，生甘草12g，煎汤。煮数沸后，俟稍冷，洗阴唇部，洗完后，再用麻油调生甘草的粉搽在患处，外用猪板油敷贴。盖消毒纱布，用胶布粘贴，加以固定，每日换洗1次，1周左右，即可痊愈。

（4）小儿丹毒：婴儿常在出生后数月内患此疾。皮肤殷红发热，中医学谓之"胎毒"，有从胸腹部向四肢方向扩散者，亦有先从四肢而向胸腹部蔓延者。一般认为前者为顺（即预后良好），后者为逆。若不消退，进一步扩散易引起抽风。亦可用生猪板油敷贴，每日敷贴1次，效果亦不错。

按：猪油，李时珍《本草纲目》称谓"脂膏"。味微甘，性微寒。无毒。功能"解毒，并能利血脉，散风热，润肺，入膏药，主诸疮；并能杀虫，治皮肤风，涂恶疮；又能悦皮肤，作手膏，不皲裂。"故以上诸症，生猪板油均可治之。

当归不同作用

当归是中医最常用的药物之一，在25种使用频率最高的中药里，它排第八位，

192

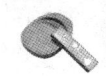

所以，古有"十方九归"之说。当归有补血活血、调经通便的作用，素称妇科之圣药，可用以治疗各种妇科疾病，不少名医对当归的应用具有独到之处。

中日友好医院许润三大夫善用当归，灵活配伍，颇有心得。许氏以当归伍川芎，即宋代《普济本事方》的佛手散，主用于试胎。古人谓此方服后，"胎死即下，胎活则安，其效如佛，手到功成"，故以佛手为名。

许氏临床实践证明，某些先兆流产者经保胎治疗无效，妊娠试验转阴，或胎动消失而又难以判断胎之生死时，用此方探之，每获良效。若胎尚存活，服本方后可使妊娠腹痛及阴道出血停止，妊娠试验恢复阳性；妊娠大月份者用本方加平胃散、芒硝，可使胎动恢复。又，闭经患者亦可用本方加桂枝汤试之，有孕者，则小腹常觉跃动，且脉搏增快，无孕者则断无此象，"用之屡验，至于其机理尚待研究。"

已故名医岳美中认为，当归有兴阳作用。岳老曾谈及一个病，为肾结石患者，在服药期间，突然阳痿，此时有议投桂、附壮阳药物，而岳老则主张用性质平和的当归，以免耗伤真阴，变生他故，投之果效。岳老此论，颇有见地，其示人以法，指出不可凡遇阳痿者即投以壮阳药，以防他变。此时可养血以生精，如隋人巢元方言："精者，血之气成也。"晚清唐容川也强调在填精方中加以养血之品。此例岳老用当归即宗上述诸贤之论，且当归本身即有兴阳作用，一药多效，此足证岳老之善用药也。

在古代医案中，也有妙用当归者。有一女病人，产后二旬，突然发热，头痛身痛，四肢酸楚，胸满恶食，大便秘结。一医诊之，断为外寒加食滞，气血不和，便用生料五积散，一服诸证尽解，唯头痛不止，大便不通，再服仍无效，因而请教于缪仲淳先生（公元1546—1627）。缪先生诊之，嘱其加一两当归身，服之，果然大便通畅，头痛立止。

在我国中医药史上，常把当归头、身、尾分别运用，认为归头止血，归尾行血，归身养血，归须通络，全归和血。甚至在明·李士材《雷公炮制药性解》中还说："若全用，不如不使，服、食无效，单使妙也。"这表明当归头、身、尾在功效上存在着一定差异。

疏肝莫忘生麦芽

古道瘦马按：我临床上特别爱用麦芽，消食炒麦芽，理气生麦芽，十个方子里，五六方少不了大麦芽。实践证明该药物廉效宏，故此推荐。请看河南名老中医毛德西先生如是说。

"麦芽舒肝，最早闻听于我的老师张文甫先生。有一次，一位年轻医生给病人开了一张回乳的处方，是一味生麦芽二两，水煎服。张老师马上纠正说：应当是炒麦芽，不应当是生麦芽。问其原因，他说：'生麦芽舒肝通乳，炒麦芽健脾回乳。'还引证《医宗金鉴·妇科心法要诀》云：'无儿食乳乳欲断，炒麦芽汤频服宜。'张师对生炒麦芽功效的甄别，至今记忆尤深。

《素问·金匮真言论篇》云：'东方色青，入通于肝……其味酸，其类草木，其畜鸡，其谷麦。'可见麦是入于肝经的。张师还指出，麦芽，包括谷芽、稻芽，从出芽到成芽，其生长过程犹如甲、乙二字，甲像草木破土而萌，阳在内而欲出；乙像草木初生，枝叶柔软舒展之状。肝为乙木，胆为甲木，木喜条达，麦芽入于肝（胆）经，其生发之气自可舒解肝郁，调达肝气。

后来看到张锡纯在《医学衷中参西录》中云：'大麦芽性平，味微酸，虽为脾胃之药，而实善舒肝气（舒肝宜生用，炒用之则无效）。盖肝于时为春，于五行为木，原为人身气化之萌芽（气化之本在肾，气化之上达由肝，故肝为气化之萌芽），麦芽与肝为同气相求，故善舒之。'由此，使我对生麦芽舒肝有了更为明确的认识，凡由肝郁引起的各种病症，如肝炎、胆囊炎、胆结石、脂肪肝、肝硬化、肝肿瘤、慢性胃肠炎、神经官能症、乳腺病、月经不调，以及前阴疾病等，均可用生麦芽舒解之。而炒麦芽为健脾消食药物，不具备疏肝作用。上述疾病，凡见病变部位出现痞、满、闷、胀、下坠、疼痛，以及口苦、纳差、情绪郁闷等自觉症状，舌苔白而不缺津者，均是生麦芽的适应证，不必犹豫。一般用量为10～30g；乳络不通，可用60～100g。"

老人便秘就用肉苁蓉

肉苁蓉是味补肾抗衰老的良药，自《神农本草》起即有记述，说它能"养五脏，益精气，久服轻身。"唐代名医甄权亦云："肉苁蓉益髓，悦颜色，延年。"还有医家称之为滋肾补精血之要药，久服则肥健而轻身。古代产肉苁蓉地区的老百姓，还把它当作食品常吃，"刮去鳞甲，以酒净洗去黑汁，薄切，合山药、羊肉作羹，极美好，益人，食之胜服补药。"

在明代以前，许多医生都不了解肉苁蓉还有润肠通便的功效，明代著名医家缪希雍在临证中发现肉苁蓉有润肠的作用，并为后世医家所采用。

据说，一位名叫唐震山的耄耋长者邀请缪医生治病，老人白发苍苍，形体消瘦，

第七讲 医林采撷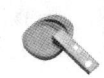

容颜憔悴。他对缪医生说:"胸口闷,大便不畅。"缪替他切脉察舌之后说:"你这个病是因血液枯槁引起的肠燥便结,用肉苁蓉治之有效。"唐震山服后,果然大便畅,胸中快然,精神矍铄。

又一日,唐震山旧病复发,请另一医生诊治,并将缪医生所开的处方拿给那位医生看,医生看后摇了摇头,说:"苁蓉乃温燥之品,有助火劫阴之弊,岂可通便。"于是改用其他药物治疗,症状不仅未有改善,病情反而加重。唐震山说:"坏事了。"仍用缪方配服,病去人爽。

事后,人向缪请教,缪说:"苁蓉是滋补精血的良药,骤用之,反通大便,古人药书早已有记载,唐震山年迈力衰,精血不足,运化失常,肠燥便结,胸闷不舒,大剂量的肉苁蓉能补精填虚,滋液而润燥,自然药到病除。"那人听了缪氏的谈话后深有感叹地说:"有些医生治不好常见的疾病,原来就是读书不认真,治病不会辨证的缘故啊。"

对于老年性便秘,当代著名中医董建华教授也擅用肉苁蓉治疗。董老以肉苁蓉、当归为主药,配加麻仁、蜂蜜,四味合用,滋肾养血,体内津血自生,每获良效。

古人云:"老人燥结,宜肉苁蓉煮粥食之。"这不失为中老年便秘患者的一种保健药膳。

山药劳损泄泻之良药

山药,又名薯蓣,山芋。味甘,性温,或曰甘平,无毒。入肺、脾、肾三经。功能健脾、补肺、固肾益精。关于山药治劳损和慢性泄泻,是近代名医张锡纯的临床经验,在其《医学衷中参西录·方论》的"阴虚劳损门"有一味薯蓣饮,"泄泻门"中有薯蓣粥,均以一味山药为方,突出其独特的功效。用文颇有效验。现将其用法和治验简介于下。

1. 一味薯蓣饮

生山药120g。以之煮汁两大碗,当茶,徐徐温饮之。为一日量。

验案举例 一室女,月经年余未见,已成劳瘵,卧床不起,治以拙拟资生汤(生山药、玄参、白术、生鸡内金、牛蒡子),复使每日用生山药120g,煮汁当茶饮之。一个月之后,体渐复初,月信亦通。见者以此证可治,讶为异事。

2. 薯蓣粥

生山药 500g，研极细末，每次用 30g，以凉水调匀，入锅内，置炉上，生火后不断以箸（筷子）搅之。2～3 沸后即成。食时稍加白糖亦可。

验案举例 一妇人，年三十许，泄泻数月不止，病势垂危，请人送信于其父母，其父母将往瞻视，询方于愚，言从前屡次延医治疗，百药不效。嘱用生山药研为细末，煮粥服之，每日 3 次，2 日痊愈，又服数日，体亦健康。

按：山药系常用之药，且其性平、味甘，有利于久服。但用之者颇有讲究。①制服法宜分，若用于阴虚劳损者，须煮汁当茶频饮；治慢性泄泻必须研细末，煮粥服，其效方显。②用量宜重，因其性平，其效缓，轻者用 30g，重者用 60～100g，方能见效。③服用时间需长，以其性平，故一般需久服方能痊愈。以山药粉煮粥治慢性泄泻，笔者已验证多例，确有良效。但用此者必须无腹痛，便无冻腻，便时无滞下不爽，方可用之。若有兼证者，必加对症之味治之，如小便不利，可配生车前子；消化不良、胃纳不馨者，可配生鸡金粉；有滑脱之象者，可用赤石脂煎汤代水，而后以山药粉煮粥。

中风后遗症当首重治郁

治疗中风后遗症，很多书中多用补阳还五汤，但临床应用时经常会碰到疗效不好的情况。笔者在临床用逍遥散方作为治疗中风后遗症的第一方，疗效显著提高。道理很简单，就是中风后遗症患者多郁，逍遥散治郁，方证相合。

患者在得病之前肢体灵活，生活自如，意外的病变使得部分肢体活动障碍，甚至生活不能自理，患者自然会郁闷，会不高兴。我们很少会见到整天乐呵呵的中风后遗症患者。何况，患者在得病前可能就有长期气郁不舒或剧烈情绪波动，得病后经较长时间的治疗，劳人耗财，忍受治疗痛苦，加之疗效不尽如人意，患者气郁也在情理之中。因此，治疗中风后遗症的首选治法当然是治郁，治郁得效后再根据辨证结果选择相应的治法，或活血，或补气，或养阴，或填精等。当然，在较长时间的治疗过程中，郁证也随时都有可能再现，及时、有效地治郁可以明显提高疗效，缩短疗程。重新品味朱丹溪所说的"人身诸病，多生于郁"，确为临证经验之谈。

治郁方药甚多，首推逍遥散方。在中风后遗症的治疗中，以使用逍遥散方机会

第七讲 医林采撷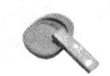

最多。费伯雄在《医方考》中说:"逍遥散……最为解郁之善剂。"临证根据虚实寒热可进行适当加减。如阴虚加熟地黄,气虚加黄芪,郁热加栀子、牡丹皮,痰湿加半夏、薏苡仁。上肢不遂可加桑枝、片姜黄通络走上,下肢不遂可加牛膝、薏苡仁通络走下。久病顽瘀阻络可加土鳖虫、地龙等活血通络。当然,加减要有度,不可本末倒置,立方主旨仍在解郁。如遇舌苔黄白偏腻,笔者也常舍逍遥散而改用越鞠丸加减治疗。

笔者治疗中风后遗症首重治郁,是受已故山西名老中医李翰卿的一则医案启发。李老曾治疗一女,半身不遂3个月余,针灸和补阳还五汤方加减治疗无效。李老审其面呈忧郁之色,不愿多语,脉沉弦。一改治虚、治瘀为治郁。处方用柴胡9g,当归9g,白芍9g,丝瓜络9g,桑枝9g,香附7.5g,郁金6g。7剂,诸证大减,继服1个月而愈。后读《儒门事亲》,受张子和先去邪、后养正及调理气血在补益气血之先等思想的影响,逐步形成了治疗中风后遗症治郁为先的思路,验之临床,疗效颇佳。有郁证治郁,有郁脉治郁,即使没有典型郁证、郁脉,而诸脉证并不反对以逍遥散方加减治疗时,笔者也经常径直使用逍遥散方加减治疗。

验案举例 一男性患者,68岁,右侧肢体不遂9个月余,生活尚能自理。病变日久,与医生言谈间似很超脱,无丝毫郁闷之状,脉象偏沉偏细,并无明显弦象。从家属口中得知,患者很少走出家门,也很少与人聊天交流。笔者仍从治郁入手,以逍遥散方加减。

[处方] 柴胡12g,当归12g,生白芍12g,茯苓12g,生白术12g,薄荷(后下)6g,土鳖虫12g,地龙12g,炙甘草3g。

7剂见效,接服7剂后改用补阳还五汤方加味,治疗2个月余,肢体活动基本恢复正常。(山西中医学院第二中医院 高建忠)

卷柏治内痔出血

卷柏,又名回阳草、不死草、长生不老草、还魂草、九死还魂草、见水还阳草等。性平、味辛,或曰味淡微涩,性微寒,炙用则温。入足厥阴、足少阴经。生用可破血,炒用可止血。也有云生用亦能止血者。

治内痔出血。用法:卷柏30g,猪瘦肉50g,同煎。服汤食肉。

治验:谢某,女,60岁,农民。患内痔,出血颇多,因家贫,屡用单方10余首,皆无效。就治于余，即介绍上方，连服2剂，其血即止。

按：此方见《长江医话》第936页，作者云以此方治内痔出血100余例，皆验（古道瘦马按：临床我常用，疗效确切），无论寒热之证、虚实之体，皆可服用。但又云气虚者与黄芪配伍，便结者与草决明同煎，脾虚者与大枣相配，肾虚者与枸杞煎服，出血太多者，伍入当归补血汤，血脱者与独参汤相配，大便不爽者与地榆、金银花同煎。

中医治病十分重视辨证施治，内痔出血治疗当然也不例外。如无全身症状或症状不明显者，可以单用卷柏与猪瘦肉煎服。但血止后应戒饮酒、忌食辛辣。注意大便通调，经常适当运动，方可杜其复发。

卷柏，系卷柏科植物，为多年生草本，春秋两季均可采收。以仲春绿色质嫩者为佳。全国多数省份均产。其止血作用虽好，但孕妇忌服。用之者切记注意。

论炙甘草乃属烘烤干的生甘草

张仲景在《伤寒论》和《金匮要略》这两部医学经典著作中用甘草一药时，注明炙用者为数甚多，约有100多处，其中不注生用与炙用者，在《伤寒论》中有甘草汤、桔梗汤；在《金匮要略》中则为数更多，还有的注明要炒用。近阅《五十二病方》一书，甘草凡四见，既没注明生用亦未注明炙用。由此看来，远古时期甘草为生用，至汉代对于炮制已日趋完善，并提出了甘草的炙炒方法。

甘草一药，性味本属甘平，有通行十二经输、缓急止痛之功，又善于调和诸药，故热药用之以缓其热，寒药用之则又善缓其寒，寒热相杂，入甘草一药而得其平。例如附子理中汤，以甘草缓姜、附之热，承气汤以甘草缓硝、黄之寒；小柴胡以甘草既缓柴胡、黄芩之寒，又缓半夏、人参之温。是故甘草，以味为治也。

至于甘草一药是生用还是炙用，必须从仲景组方法多方面加以分析探讨，才会得出正确的结论。发汗解表的方剂，如麻杏薏甘汤、防己黄芪汤等，甘草皆炙用。清热泻火的方剂，如白虎汤、芍药甘草汤、黄芩汤、调胃承气汤、栀子柏皮汤等，甘草亦炙用。温中散寒、降逆止痛之附子粳米汤，甘润补中、安神补心之甘麦大枣汤，温补冲任、暖宫散寒之温经汤等，甘草亦炙用。若据甘草生则泻火、熟则温中的道理去分析经方，生熟其功效则大相径庭。解表用炙，清热亦用炙，温中用炙，散风湿亦用炙，统观经方，可见仲景用甘草时对生与炙，是没有严格的区分了。

第七讲　医林采撷

自汉以后，《千金要方》《千金翼方》《外台秘要》《太平圣惠方》《济生方》《博济方》《苏沈良方》《伤寒总病论》《本事方》、《三因极一病证方论》《太平惠民和剂局方》用甘草治百病，几乎无不用炙，这样在炙法上更进一步复杂化了。《雷公炮制论》在论述甘草制法时总结了三种方法，曰酒浸蒸，曰涂酥炙，曰炮令内外赤黄。《本草纲目》又多用长流水炙之，或用浆水炙之。后来竟发展到炒黄更以蜂蜜炙之。可想而知，甘草一药，也不得不随着这些不同的、复杂的炮制方法，而改变其本来的性质了。所谓古人用炙甘草以治百病的说法，已经不成定论，缘何后人仍沿袭这种说法呢？

以愚之见，甘草一药，其主要产区为内蒙古自治区、山西、甘肃、宁夏以及东北各省，春秋二月、八月为最佳采收季节，整个华北北部地区，二月尚未开冻，八月已下霜雪，这两个季节挖掘出来的甘草，一般不容易在短期内晒干。况且甘草一药又多含粉质及糖分，如不及早使其干燥，则易于霉烂、虫蛀。古人为了尽快使其干燥，则分别铡成段，于火上烘烤或火炕上烘干，贮存于通风处。古人不言烘而言炙，不言烘甘草而言炙甘草，由此可见，古人所谓炙甘草，实际上是经过烘烤而干燥的生甘草，其性味甘平冲和，故而古人有："热药用之以缓其热，寒药用之以缓其寒"之说。然而，今天的炙甘草，是把甘草一药炒成老黄色，然后再加蜜炒，这样炮制，甘草便失去了它的甘平冲和之性。所以，今人有"生则泻火，熟则温中"的论点，是不足为怪的。（《孙朝宗医论集》）

"千口一杯饮"治疗阳痿

学医之初，曾随方鸣谦老师实习。一次见方老为一阳痿患者诊病，四诊之后，遂开一方，嘱其配成丸药服用。患者服丸药治疗月余后，来院告知，病情大有好转，效果显著。故将该方录存。1962年毕业之后，从事内科临床工作，亦常有阳痿患者来院求诊，多用方老治疗阳痿之方化裁，治疗数十例，均获满意效果。

1976年参加全国中医研究班，跟随名老中医王文鼎老师于门诊学习。一日，见王老为一阳痿患者处方，观其药味与方鸣谦师所用治疗阳痿方近似，遂向王老询问该方的来龙去脉。王老言："此方名为'千口一杯饮'，系配成药酒，服时一杯药酒做千百口饮之，并意守丹田，缓缓使药下行，有道家方术之意。"并言此方治疗阳痿效果甚好，有补肾、健脾、培补元气、填补精髓之效用，又取其缓缓饮之，并意守丹田，使药达病所。

199

近几年来，在翻阅资料时，偶见《验方新编》中，载有"千口一杯饮"方，言"此方专治阳痿不举，一杯作二三百口，缓缓饮之，能生精养血、益气安神"，并言"其功不可尽述"。方中有"高丽参（好党参亦可）、熟地、枸杞、沙苑、蒺藜、淫羊藿、母丁香各三钱，远志（去心）、沉香各一钱，荔枝肉七个，上药浸上好烧酒二斤，三日后蒸三炷香久，取起，浸冷水中，拔出火气，过二十一日饮之。"方老所用之方又增加桑螵蛸、芡实、炒山药，并以蜂蜜为丸服之。王老则以原方配成酒剂服之。

从药味中可以看出该方有补脾肾、益气血、生精助阳效用，但并非辛热壮阳大补之品，诸如常为人们应用治疗阳痿的海马、鹿茸、鹿鞭、牛鞭、海狗肾等药，该方并未选取，而是以平和草木之品为主，该方虽有益阳生精之药，但大都是补肾、益气以养心、生精、助阳，并非以骤补之法以求图得一时壮阳为快，而且并无伤正气、耗损真阴之弊，观其效果也较持久、巩固。若兼有相火偏旺则复加知母，我还曾用汤剂服，只是沉香取面冲服，而后用丸药治之。"千口一杯饮"治疗阳痿的确效果好，同道不妨一试。（北京中日友好医院主任医师　晁恩祥）

治喉十六字诀

古道瘦马按：咽喉病临床很常见，不是专搞喉科的很难得法，好在五官科大家干祖望老先生把秘诀告诉我们了，学习吧。

余治喉症60多年，总算不虚度一世，总结出十六字治法口诀，为：先锋解表，把守四关，虚扶险劫，脾肾先衰。

所谓"先锋解表"，指一切喉病开始治疗时都可以用解表法来作开路先锋。解表的含义，是把病邪推出体外即"表而出之"。君不见外科名著《外科证治全生集》用于治疗初期痈疽的方药，没有一首不是解表的。作者王维德强调"以消为贵"，的确有临床实用价值。

一般常用方为荆防败毒散，喉科则为六味汤。以单味药来说，麻黄最神奇。君不见外科治疗至阳至危的疔疮，就是用七星剑（麻黄、苍耳子、野菊花、豨莶草、重楼、紫花地丁、半枝莲）。治至阴至毒的阴疽，用阳和汤（麻黄、熟地黄、鹿角胶、干姜、肉桂、白芥子、甘草）。两种截然不同的重症，都恃麻黄为主药，绝不是偶然的。《白喉忌表抉微》把麻黄列为喉科禁忌之药，而且还列为第一名，毕竟外行人写专业书，难免暴露出外行话。

解表适应期已过或解表法失效后，应考虑四个关口，即痰凝、热毒、血瘀和气

第七讲 医林采撷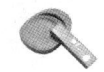

滞。不过急症之痰，多风痰、热痰；慢症多燥痰、结痰。热在急症多实证；虚火或龙雷之火的虚热，都在慢性病中出现。血瘀、气滞少见于急性病而多见于慢性病。

出现虚证，当然必须扶正补养。

危症险症如会厌水肿、喉梗阻、声门痉挛等急症，则非劫法不可。谈到劫法，只为喉科所独有，控涎丹、雄黄解毒丸以及外治法中的巴豆油捻子等，都是喉科劫法中的佼佼者。还有竹沥水、六神丸、猴枣、明矾等有时也作为劫药来使用。

虚证在喉科急症中，除了白喉的恢复期往往很容易出现之外，其他急性病基本上没有虚证，慢性病虚证习惯上多强调肾虚。事实上并不尽然。临床上属脾虚的多于肾虚。治脾虚的代表方为参苓白术散等，治肾虚的代表方为六味地黄汤之类。（《干祖望医话》）

治胀宜用炭药

临床每见顽固性腹胀者，用药难以奏效，忆20世纪70年代中，本县老干部魏某，腹胀已30年，诸治不效，后余改用一方，原药味已记忆不清，约为消食健脾之药，诸药多炒为炭再煎服，数剂后顽疾竟愈，享年86岁而胀未复发。自此，余治胀每喜用炭药，有效者甚多。

1994年4月中旬，本院青年任某，少腹胀满已年余，形体消瘦，叩其少腹如鼓，时可见肠形，不能饮食，舌苔白厚，先与大黄附子泻心汤，两剂泻下四次，腹胀除而数日又作如前。

改用：苍术炭30g，枳壳炭30g，槟榔炭15g，干姜炭15g，肉蔻炭10g，木香炭10g，每日1剂。

4日后腹胀全消，饮食复常，已数年未见复发。

余以为炭药治胀的原因有：①炭为火煅而成之品，无水气而能防腐。腹胀多因胃肠有炎性变化，黏膜水肿甚或糜烂，组织腐败，炭可吸收其水湿，防其腐烂，易于恢复胃肠功能。②炭可吸附恶味之气，每见做米饭因火过大而有焦苦味时，用木炭置饭中，则其焦苦味消除。腹胀多由胃肠功能不良，食物消化欠佳，而产生异常气体，炭可吸附之，减少异常气体以消胀。③炭物多为碱性，可荡涤污垢，旧时农家常用草木灰淋水（所淋之水甚滑）代碱浣衣可证。用炭药之碱性且滑者，可荡涤胃肠中因久病所积之秽物，以利彻底治愈。④以《辅行诀》五味理论核之，咸味与辛味同用，有除积滞之功。炭味咸，而治胀之药多为辛味药，如厚朴、陈皮、干姜、肉蔻等，辛药制为炭，此炭之性本寓有咸辛之性，故具除积滞之功，积滞除则胀满

201

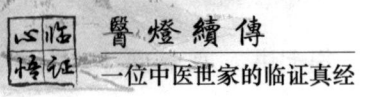

消。(《〈辅行诀脏腑用药法要〉临证心得录》——衣之镖)

治痿独取阳明的启示

古道瘦马按：这是我 20 世纪 80 年代读过的一篇文章，至今记忆犹新，并且一直在临床上指导我治疗中医的痿证，很实用，故再录出以飨读者。

我早年曾诊治洛江何某，初患腰背疼痛难以屈伸，诸医皆以风寒湿痹论治，投独活寄生汤、羌活胜湿汤、小续命汤之类，愈服愈剧，且日趋佝偻，身蜷难伸，整日疼痛不休。我初诊时，亦认此证初起应属寒痹，其所服诸方无效者，因寒痹不解，内著于骨，骨痹不解，复感于邪，已内舍于肾矣。《素问痹论》谓肾痹尻以代踵，脊以代头，颇似何某之证。乃取《类证治裁》安肾丸方意，以温肾壮阳为主，加减调治。

时过月余，毫无效验，症状有增无减，我乃问询于太老师董樨庵先生，董老精于医学，寡于言词，善于启发后学进行独立思考。告我曰："治痿者独取阳明。"我始悟及《素问·痿论》中明言"肾气热，则腰脊不举，骨枯而髓减，发为骨痿"一段。其佝偻身蜷，非腰脊不举而何！此证是痿而非痹，是热而非寒，热以寒治，滥用温燥，消烁精髓，使骨更枯而髓更减，安得不日益加重。

经董老指点，认证虽确，但对于肾热骨枯之骨痿，何不取少阴而独取阳明？仍惑然不解，乃再询于董师，董老厉色以告曰："《内经》中早已言明，阳明者五脏六腑之海，主润宗筋，宗筋主束骨而利机关也。"我退而再思，悟及阳明乃五脏六腑之大源，阳明得养，五脏六腑均得受益，筋骨关节自能荣润之理。然处以何方？犹豫不定。再请教于董师，董老声色俱厉曰："良工只能示人以规矩，不能令人巧，学问之道，不思则枉矣！"我唯唯而退，清夜思之再三，恍然大悟。夫阳明者胃也，润者滋养之义，肾气热，骨枯髓减，与热甚伤津同义。津亏液涸，不得用苦燥清热，当以甘润生津，主以益胃之剂，则宗筋得润，筋骨关节自得通利矣。于是以大剂益胃汤为主方，加入葛根、山药。不数剂而腰脊疼痛大减，乃守服原方月余，患者疼痛虽除，但腰脊仍佝偻难伸。我又反复琢磨，认为此等筋骨痿废之证，益胃固属滋其本源，但总感源远而效迟。肝主筋，肾主骨，如仿益胃汤意加入养育肝肾柔润筋骨之品，标本兼治，当冀其取效稍速。乃于原方中加入女贞子、墨旱莲、玄参、白芍以养肝肾之阴而加强荣润筋骨之力，并以黄柏坚阴撤热，桑枝柔润通利。不数剂即感腰脊部位有活动之势，愈服愈感灵便，终致腰脊直伸，俯仰自如，欣然返回原

第七讲　医林采撷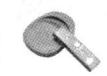

籍。通过此一案例，我认为"治痿独取阳明"之"独"字应作主要解，即主以益胃，兼养肝肾，疗效则更为显著。

其后，我凡遇痿证，多以益胃而兼养肝肾之法常获显效。如诊治一女病人，25岁，先发白淫过多，手足麻木，渐至腰脊不举，下肢瘫痪，并伴有口苦、小便黄少等症，西医诊断为"多发性周围神经炎"。诊其尺脉虚数，我认为，此必得之相火亢旺，入房太甚，故宗筋弛纵，发为筋痿和白淫。肝肾同源，肾火旺则肝气热，肝气热则胆泄口苦，肝热伤筋，筋膜干则筋急而挛，故足痿不能任地也；且肾气热则骨枯髓减，腰脊不举，故有骨痿之证。肝肾郁热故小便黄少。此种筋骨并痿，亦应本治痿独取阳明之义，用益胃兼养肝肾之法。乃以生地黄、麦冬、天冬、石斛、淮山药、百合、菟丝子、枸杞、玉竹、白芍、牛膝、黄柏、甘草等调治，续服数十剂，终于恢复正常。

我不独治痿取阳明而兼养肝肾，即素禀阴亏，筋脉失养，或热甚伤筋，或因阴亏而过服香燥药，以致筋脉强急者，亦常用此法取效。如广汉黄某，女，30岁，患肩背疼痛，医以风湿论治，渐至颈项强硬，不能反掉。患者自诉口苦易怒，口中乏津，再查其舌，光红而绛。我认为，此必素禀肝阴亏损，热从内生，加之过服风燥药物，以致筋失濡养。乃检视原服诸方，果为羌、独、防风之类，遂处以益胃、二至加刺蒺藜、牡丹皮、葛根、蚕沙、知母、白芍，2剂后诸证若失。

我子克滏在临床中亦常遇此类证候，均本此治法增损获效。如本市沈某，女，50岁。先感腰膝酸痛，求医均以风寒论治，用麻、桂、细辛等药，渐致腰膝弯曲，强硬难伸，扶杖行走均感困难。乃细审之，知其肝肾阴亏证状俱在，且有不思饮食，小便黄少，舌苔黄腻等湿热象征。遂用益胃兼养肝肾之法调治，处方以益胃、二至、六味地黄丸，加入知母、芦根、冬瓜仁，4剂后诸症消失。

阴虚筋脉失常，所致之肌肉关节强硬，与风寒湿痹证颇相类似，每易混淆，故当注意辨别，方不致误。（李斯炽医话——四川）

中药蜜丸临床应用体会

中药有着丰富的剂型，如传统的汤、丸、膏、散、丹等剂型，及现代发展起来的片剂、冲剂、针剂等。每一剂型，都有它各自的特点。同一方剂，由于配制的剂型不同，它的治疗作用也可能不同。同由人参、干姜、甘草（炙）、白术组成的方剂，在《伤寒论》中作丸为理中丸，治疗中焦虚寒的吐利腹痛；而在《金匮要略》中作汤为人参汤，治疗上焦虚寒胸痹证。可见临床用药在剂型的取舍选用上也需根据病情，结合辨证而定。如今中医临床上严格进行辨证论治，因人制宜所采用的剂型几乎成为清一色的汤剂。笔者在临床实践中，经常使用中药蜜丸剂型，体会到中药蜜丸除有方便易服、省时省钱等优点外，有时在功效方面较汤剂为优，甚或有汤剂不可替代的作用。现结合病例简要介绍于下，供同道参考。

1. 易反复病症，取丸以稳定

临床上有一类病变，病程较长，辨证较明确，使用汤剂可以控制症状，但不易巩固，症状易反复。这种情况的出现，多因正气轻微受损，不能主持于内。治疗宜取丸剂缓中取效，候其正气来复，疾病自可痊愈。

验案举例　杨某，女，50岁，农民。咳嗽6个月余，夜间及早上痉咳明显，痰稀色黄白。咽喉部检查及胸部透视未见明显异常。前服方药，或侧重于清化痰热，或侧重于温肺化痰，或侧重于肃肺止咳，皆不效。审其舌质淡紫、苔薄白，脉沉弦细。投以血府逐瘀汤加姜、辛、味法，服后咳止，停药数日，咳嗽又发。再服咳又止，但终不能愈。复予杏苏二陈汤合姜、辛、味法，每服皆有效，但都不能彻底治愈。"日咳三焦火，夜咳肺家寒"，此例夜咳明显，结合舌质淡紫、苔薄白润，口中和，脉沉弦细，本病当属肺脾不足，风痰留滞，肺失宣降，脉络不畅。投以复方轻剂丸服，调补肺脾，复使其气机升降，血脉流畅。

[处方]　党参20g，白术30g，茯苓20g，姜半夏30g，陈皮30g，炒紫苏子20g，款冬花30g，紫菀30g，百部30g，炒杏仁40g，干姜20g，细辛10g，五味子20g，白前20g，葶苈子30g，桑白皮30g，浙贝母30g，僵蚕20g，黄芩20g，桔梗20g，丹参40g，当归40g，桂枝10g，炙麻黄10g。上药共研细末，炼蜜为丸，每丸10g，早晚各服1丸。

服药10余天后，咳嗽即止，嘱其服完。1年后患者以他病就诊，问及未再复发。

2. 发作性病症，取丸以控制

发作性病症，如癫痫、癔症等，发作时症状典型，不发时如常人。方书多谓发时治标，平时治本，但标本有时极难分开，且患者就诊多在不发作时。或由于正虚邪实，病久而病机复杂，投以汤药常愈此而彼起，症状纷出。或由于疗效不易在短时间内显出，容易引起医者易方，患者易医。取中药蜜丸效缓而持久，且为患者易于接受，易于坚持服用。

验案举例　郭某，女，35岁，农民。发作性全身软瘫8年余，视为怪病，经中、西药物多方治疗，未效。初发时数天、十数天1次，以后发作次数渐多，近

第七讲 医林采撷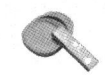

1个月来每天发作2次。发时自觉全身酸软无力，继则软瘫，四肢不能动，口不能言，目不能张，但神志清楚，耳能闻声。每次发作历时2～3小时，可自行恢复。每次发作后，伴头痛头昏、精神极差，自觉症状繁杂，有短气眠差，纳差脘胀，胁腹胀痛，腰酸膝软，身热，白带多。曾经使用温胆汤、血府逐瘀汤、升陷汤、柴胡舒肝散、丹栀逍遥散、滋水清肝饮等方药无功。舌质淡暗、苔黄白略腻，右脉弦细、左脉沉缓。审其久病多瘀，怪病多痰，既有气血痰之郁滞，又有郁热内扰，正气亏损。投以复方缓调，旨在恢复气血津液之正常敷布运行，邪去则正安。

[处方]生栀子40g，淡豆豉40g，麦冬40g，山药60g，炙甘草30g，姜半夏30g，茯苓40g，陈皮20g，胆南星20g，石菖蒲20g，郁金20g，枳壳20g，乌药20g，香附20g，炒槟榔20g，柴胡20g，甘松20g，合欢花20g，桃仁、红花各20g，赤芍20g，牡丹皮30g，地骨皮20g，焦麦芽20g，焦神曲20g，淡竹叶10g。

上药共研细末，炼蜜为丸，每丸10g，早晚各服1丸。药服尽后，诸症痊愈。随访半年，未见复发。

3. 增生性病变，取丸以渐消

增生性病变，如各种小结、囊肿、良性肿瘤等，中药治疗效果较好，但疗程较长，正如古人所说的"其来也缓，其去也渐"。此时取丸剂药效缓和而持久的特点，渐消渐化，效果优于汤剂。

验案举例 赵某，女，39岁，农民。经期延长、量多已有半年余。盆腔B超示子宫肌瘤，大约2.6cm×2.8cm×2.8cm。某院妇科门诊建议手术摘除，患者无经济承担能力，要求服用中药治疗，乃前来就诊。就诊时症见：每月经行10余天，量多，色暗。全身乏力，纳食欠佳，头晕，腰部困重，口中和，二便通调。面色萎黄，舌质淡衬紫、苔薄白润，脉沉弦细。

证属气血亏虚之证，但皆缘于痰瘀凝结胞宫。治宗"癥瘕尽而营卫昌"之旨，以益气活血、化痰散结为大法。

[处方]生黄芪90g，夏枯草40g，玄参40g，浙贝母40g，生牡蛎40g，海螵蛸40g，茜草40g，三棱20g，莪术20g，桃仁30g，三七粉30g，山药60g，炒鸡内金40g，香附20g，柴胡20g，当归40g，白芍40g，焦三仙各20g。

上药共研细末，炼蜜为丸，每丸10g，早晚各服1丸。药后经行转为正常，复查B超示盆腔未见增生物。继续服调补脾肾之品以善后。

4. 关于蜜丸配制中的几个问题

（1）**关于处方**：丸剂处方有其自身的特点，药物入丸多用生药，入汤则经煎熬，生药也变为熟药。温补药熟则纯和，寒泻药生则效猛。而且丸剂处方不能和汤剂处方一样可以随时随症加减或变更处方，也非简单的汤剂处方的倍量。针对每个患者开具丸药处方，必须对其病机有一个全面的考虑，以此来权衡用药的主次轻重，处方大多为复方。

（2）**关于药物**：入丸剂的药物需要严格讲究。例如杜仲必须炒断丝，山茱萸必须用肉（肉酸收而核辛散，研核入丸药则药力正好相反），菟丝子须炒，狗脊、骨碎补要去毛，等等。

（3）**关于配制**：炼蜜火候要掌握好，要炼至刚好"滴水成珠"，过老、过嫩皆不可取。如果为假蜂蜜，那么永远也炼不到滴水成珠，自然也就不能配药了。

《药述》：徐长卿

徐长卿为萝藦科多年生草本植物徐长卿的根及根茎。一名寮刁竹、石下长卿、鬼督邮（一说另是别物，功用相同，可代用）。现仅寮刁竹处方名常用。

徐长卿是一味古老的中药，辛，温，无毒。功能祛风，解毒，镇静，止痛。《神农本草经》列为上品："主鬼物、百精、蛊毒、疫疾、邪恶气、温疟。久服强悍轻身。"应用广泛，药效肯定而无毒，但历代方书却没有引起足够的重视，分析原因恐怕与"主鬼物、百精、蛊毒"等游离于中医药理论之外的玄说有关。我认为古今对病因的认识可以截然不同，但所载药物与症状表现的对应是客观的，我们可以据此来探讨中医药理论的内涵。

分析本草书所述的徐长卿主"鬼物"，实则指原因不明的一些精神、神经症状，如《外台秘要·鬼魅精魅方》谓："凡人有为鬼物所魅，则好悲而心自动，或心乱如醉，狂言惊怖，向壁悲啼，梦寐喜魇，或与鬼神交通，病苦乍寒乍热，心腹满，短气不能食。此魅之所持也。"《本草纲目·百病主治药·邪祟》载徐长卿主"鬼疰精物邪恶气，百精老魅注易、亡走、哭、恍惚"。

验之临床，徐长卿在止痛、止痒、镇静方面有较好的疗效，因此应用很广泛，可用于失眠、焦虑、风湿痹痛、胸、胁、脘、腹疼痛、跌打损伤，各种皮肤病如湿疹、痒疹、老年性瘙痒、荨麻疹、带状疱疹、神经性皮炎、银屑病等。

徐长卿是我喜欢配伍选用的药物之一，凡以上所列，特别是较顽固的病症均

第七讲 医林采撷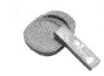

选用,用之最多的是焦虑症、瘅证及各种原因所造成的皮肤瘙痒。古今个别书上说徐长卿有小毒,但我一般用至15～30g,经常应用未见任何毒副作用。曾有一患者顽固性失眠,我根据其舌苔情况先用温胆汤,后用酸枣仁汤出入,有效但不稳定,后患者说其中有两张方子效果明显,经查均用了徐长卿20g。我感觉风湿痹痛与瘙痒配伍后似可提高改善症状的作用。历来对徐长卿药理讨论不多,用之不必拘泥于性味、归经,只抓住其止痛、止痒、镇静之长,配伍应用即可。(《学用中医体会录——魏子孝》)

古道瘦马按:徐长卿亦是我喜欢配伍选用的药物之一,临床上主要是代替细辛取止痛作用,效果很好,不必担心细辛的副作用。尤其是在治疗口腔溃疡一证时效果奇佳,为我必用之品。其次,在治疗皮肤病时止痒效果可靠,诸位不妨一用。对于其镇静作用我正在验证。各位如有好经验,不妨贡献一下交流学习。

方证对应是一个永恒课题

中医临证的主要治疗手段是辨证论治。医生通过四诊合参,辨出某证,然后处方用药治疗这一证。也就是说,治疗的对象是证,治疗的工具是方。疗效的有无,取决于所开之方与所辨之证是否吻合。"有是证,用是方",只要方证对应,就可取得疗效。

但,方证对应并非机械的、标准化的。面对同一病症,不同的医生也许会开出不同的方,不同的方与同一的证似乎也能做到方证对应。

验案举例 患者李某,男,23岁。起病3天,症见鼻塞,浊涕色黄,头痛(前额较甚),口苦,咽干,大便干,纳食尚好,无恶寒、发热,舌质红,舌苔黄,脉数。诊断为鼻渊(急性鼻窦炎)。面对这一患者,可以有如下四种治法。

方法一:辨证属少阳、阳明合病,治疗以清解少阳、阳明为法,方用大柴胡汤加减。

[处方]柴胡12g,黄芩12g,清半夏9g,枳实9g,白芍9g,酒大黄(后下)9g,生石膏(先煎)24g,白芷9g,生甘草3g。3剂,水煎服。

方法二:辨证属肺胃热盛,治疗以清泻肺胃为法,方用凉膈散加减。

[处方]连翘15g,黄芩12g,栀子12g,薄荷(后下)9g,酒大黄(后下)9g,竹叶3g,桔梗12g,生甘草3g。3剂,水煎服。

方法三：辨证属升降失司，浊阴滞窍，治疗以升清降浊、泻热通窍为法，方用苍耳子散加减。

[处方] 苍耳子9g，辛夷（包煎）9g，白芷9g，薄荷（后下）9g，黄芩12g，栀子12g，酒大黄（后下）9g，生薏苡仁15g。3剂，水煎服。

方法四：辨证属热毒壅滞，窍生痈脓，治疗以清热解毒排脓为法，方用五味消毒饮加减。

[处方] 金银花15g，野菊花15g，蒲公英15g，紫花地丁15g，紫背天葵15g，桔梗12g，白芷12g，生薏苡仁15g。3剂，水煎服。

按：方法一采用的是六经辨证法。六经辨证法是在阴阳学说指导下构建的。病性分阴、阳，辅以表、里、半表半里三种病位，即一分为六，而成六经辨证。案中急性起病，一派热证、实证，病性属阳无疑；无恶寒、发热，除外太阳；口苦、咽干属少阳，头痛、黄涕、便干属阳明，故辨为少阳、阳明合病，进而施以相应治法方药。

方法二采用的是脏腑辨证法。脏腑辨证法是在五行学说指导下构建的。以五脏为中心，把人体一分为五，辅以寒热、虚实、表里、气血等，即成脏腑辨证。案中病位在鼻窍，鼻窍属肺；头痛重在前额，前额属阳明经；且肺胃相连，热常相移。结合涕黄、苔黄、口苦、脉数，辨为肺胃热盛，进而施以相应治法方药。

方法三采用的是升降辨证法。升降辨证法实际上仍然隶属于脏腑辨证法，金元医家李东垣最早明确把升降辨证法引入脏腑辨证法中，属于脏腑辨证法的进一步发展。此法移用于五官清窍病的治疗中，用途极广。本案患者属清窍受病，清窍功能正常，有赖于清阳上走清窍，清升浊降有序。而一旦发病，如鼻塞、流涕，明显属于清阳不能上走清窍，浊阴窒塞不降。治疗总以升清阳、降浊阴为法。只是用药时需要考虑升降失司所涉及的脏腑，以及浊阴的寒热属性、升清阳与降浊阴的主次比例等。案中处方以苍耳子、辛夷、白芷、薄荷升清阳，通鼻窍，以黄芩、栀子、酒军、生薏苡仁降浊阴，清郁热。

方法四采用的是辨病用药法。辨病用药法是针对病而处方，也就是古人所说的"一病有一病之专方。"这种用药法在临床上也很常用。只是这里的病专指中医的"病"，实际上仍然属于以方治证，只是这种证对于这一具体病是相对固定的、特定的。也就是说，这种用药法的前提是"一病有一病之专证"。例如痈病，总属热毒壅滞气血而成，因此常见证即热毒壅滞证，这时就可以用一清热解毒之专方治疗这一专病了。案中鼻渊，即属鼻窍内出现痈脓，属痈病，选用治疗痈毒之专方五味消

第七讲　医林采撷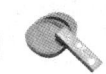

毒饮加排脓之品，亦属方证对应。

可以肯定地说，以上4方基本上都做到了方证对应，都会取得疗效，只是疗效有高下之分而已。

[结语]中医是一门充满智慧的科学，中医的很多东西是需要通过"悟"才能逐步明白的。当我们面对"辨证论治"，力图将其条理化、规范化，力图将其说清道明时，我们会发现，我们的语言、文字似乎不足以做到。这也正应了老子那句话："道可道，非常道；名可名，非常名。"

方证对应，这是每一个临床中医毕生研究的课题，这个课题只有研究过程，永远没有结题的时候。我们可以总结、传承许许多多方证对应的实例（例如张仲景在《伤寒论》中所总结的），但这只是实例而已，并不是方证对应的全部。（刘观涛）

风寒风热之鉴别

外感风寒与风热表证，除典型脉证外，疑似夹杂者颇难辨识。柴浩然老中医在实践中总结出几条辨证经验。

一是从体质上辨别，凡素体阳虚气弱者，表证多为风寒，即使感受风热之邪，亦多从阴化寒；阴虚血亏者，表证多为风热，即使感受风寒之邪，亦多从阳化热，此体质所然也。

二是从疑似症状上辨析，如风热表证多有咽痛，然风寒束表，肺卫郁闭，营阴郁滞，咽喉血行不畅亦可见咽痛。其特点为痛而不肿，与表热咽痛且又红又肿不同。

三是从舌脉象上察按，如风热表证多见薄黄苔，然风寒表证因表闭阳郁过重，亦可见舌苔薄黄。其特点是苔薄黄而口不渴，与风热表证苔薄黄而口渴不同。又如风热表证脉多浮数，而风寒表证因寒邪束表，阳气郁遏，鼓动血行亦见数脉。其特点为脉浮紧而数，与风热表证脉浮数同中有异。

验案举例

案1　风寒感冒

潘某，男，41岁，1965年4月11日初诊。患者本体素弱，近来头重身倦，疲乏不堪，胃纳较差，恶风，汗出，二便正常，舌质正常，苔薄白，脉象浮缓而弱。此乃虚弱之体，属感受风寒，侵袭营卫，气虚不达之候，治宜调和营卫，重加益气之品和卫，以桂枝汤加党参。

[处方] 桂枝 9g, 炒白芍 9g, 炙甘草 6g, 生姜 9g, 大枣 5 枚, 党参 30g。2 剂, 水煎服。

二诊: 药后, 诸症渐退, 再经调整而愈。

案 2　风热感冒

林某, 男, 27 岁, 1974 年 12 月 15 日初诊。发热发冷, 体温波动在 40℃ 左右, 无汗头痛已 4 天, 经用青霉素、安痛定见效。症见发热 (39.5℃), 恶风轻微, 头胀痛, 咽红干痛, 从昨日身体微汗, 脉浮数, 舌苔薄黄, 口渴, 有化热之象。

此属风热感冒, 治宜辛凉疏散风热, 方拟银翘散加味。

[处方] 金银花 30g, 连翘 30g, 竹叶 9g, 荆芥 9g (后下), 炒牛蒡子 9g, 淡豆豉 9g (后下), 薄荷 9g (后下), 桔梗 9g, 芦根 15g, 甘草 6g。2 剂, 水煎服。

二诊: 服 2 剂后, 体温复常, 诸症悉平, 仅咽微痛、咳嗽, 再以桑菊调理而安。(中医临床家——柴浩然)

外感咳嗽通用方

六淫外邪, 侵袭肺系, 肺气上逆, 遂发为病。河间谓病因为寒、暑、燥、湿、风、火六气, 笔者体会, 还应区分邪之偏属, 宜其所宜, 忌其所忌, 庶少差错。

杏苏散 (吴鞠通方): 杏仁 9g, 紫苏叶 9g, 橘皮 10g, 半夏 12g, 生姜 6g, 桔梗 9g, 枳壳 10g, 前胡 9g, 茯苓 15g, 甘草 10g, 大枣 10 枚。水煎服, 每日早晚各服 1 次。

按: 此方为清朝名医吴瑭所创, 意在疏散、宣肺, 清轻相配, 以紫苏、生姜、大枣疏风解表, 调和营卫; 前胡、杏仁、桔梗宣肺止咳; 陈皮、枳壳、半夏、茯苓燥湿化痰。笔者遇偏于外感风寒者, 每加浮海石 12g, 麻黄 6g; 夜间喉痒, 咳甚, 加当归 10g, 仙鹤草 12g。斯方苦温, 辛甘合用, 吴瑭原意是治外感凉燥, 其实外感咳嗽, 起始很难分清什么是风寒、风热, 有时似寒, 又时似热; 有时兼寒, 又兼热。临床治外感, 初诊时定要区分辛温解表还是辛凉解表, 拘泥的结果, 往往很难下手。有经验的医生, 辛寒、辛温并用, 表解、里解两图, 常常疗效满意。治外感病, 酌分见证之偏属, 据证择药, 要比统而施以辛温、辛凉两法效果好。咳甚加海浮石, 咸寒降下, 清肺止咳, 配上麻黄之宣肃, 效果可靠。夜咳, 无论外感内伤, 皆可用当归、仙鹤草。外感者配陈皮, 入血入气, 夜咳常宁, 供参考。(《百治百验

效方集》——卢祥之）

对当归补血汤的应用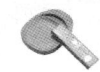

古道瘦马按：看病治疗最后都要归结到方药上，理法分析的再正确，方选的不对，药用的不准，最后病人的治疗效果一定是不理想的。所以，对方药的研究就显得格外重要。由于学生大都是从方剂教材上学来的方子，其讲得都是一般性内容，很少有深刻的认识，同时又无师传授，所以要掌握好、掌握准方药的内涵和方证是有一定困难。好在现代媒体的发达，我们可以大范围搜集到名医的用方经验，为此，我愿为青年学子做这个工作，根据自己的临床经验，选录一部分名医谈运用方子的文章，希望对大家有所帮助。

对当归补血汤的应用——王正宇

王先生曾长期担任中药方剂学教学工作。由于他知识广博，有丰富的临床经验，所以，对方义的分析十分精确，在临床实践中，又能灵活运用，从而使许多传统的方药在临床上的作用得到发挥，比如王先生在研究和应用当归补血汤方面就有突出的创见。

当归补血汤初见于李东垣的《内外伤辨惑论·伤寒胃气论》中。原方组成是：黄芪一两，当归（酒洗）二钱。李氏用此方主要治疗内伤不足，阳气外越而发热之证。

王先生参考了大量前人使用此方的经验，对此方的组合作了精确的分析。他在《漫谈当归补血汤》一文中说："方中黄芪一两，当归二钱，其分量的比例是5∶1，很明显是黄芪居主要地位，而当归为辅助之品，但何以不名黄芪补血汤而反名之为'当归补血汤'呢？因为'气为血之帅，血为气之宅'，气虚则血气无所摄，血虚则气无所依，两者是相互依存的。若由于劳倦内伤，营血亏损或外伤失血等因，使气血失去了相互依存的相互关系，以致阴不维阳，血虚气无所依，阳气浮越于外，遂见肌热面赤，烦渴欲饮、脉洪大而虚，血虚阳浮的假热证。详细分析脉证病机，此证已不是单纯的血虚证，其主要矛盾在因血虚导致阳浮。故应抓住主要矛盾，将补气固表作为重点，使气固表充，阳气不再浮越，则一系列假热症象自除，且脾肺元气固充，生血之源得资，则血亦随之而生。故方用黄芪甘温为主，大补脾肺之气，辅以当归甘辛苦温益血和营，两药相配意在扶阳存阴，补气生血，气壮血旺则阴平阳秘，诸证自去。"

总之，王先生以为，要用黄芪先补无形之气，再使其气化为有形之血，虽以黄芪为主，仍以"当归补血汤"名之。正是因为他对当归补血汤有较深刻的理解与精辟的分析，因此，他在临床中把当归补血汤的使用发挥到淋漓尽致的地步。他不只在内科方面用它治疗血虚头痛、内风虚证、心腹虚痛、血虚等证。而且在妇科方面用它治疗血海干枯、气不摄血、难产、产后血晕、缺乳、乳缩、血崩等证，还在外科方面治疗脓不外透、疮不收敛、疮肿疼痛等证。下面举先生使用当归补血汤治验的病案。

验案举例

案1 黄某，女，成人。

1961年12月，初产后5日发热头痛，体温40℃。医生为其注射福白龙，高热未退，反生昏厥。后延先生治疗，经诊为颜面㿠白，舌淡红润，脉浮大而中空，而无大渴引饮，先生确认为血虚发热之症。

[处方] 黄芪30g，当归9g，桑叶7g。

服1剂后热退而头痛止。继而出现子宫出血，为处芎归胶艾汤加黄芪18g，服2剂血止，后以人参养荣汤调理而愈。

案2 白某，女，31岁，陕西中医学院教工家属。1967年夏，患血崩如注，脉虚大无力。此显示气不摄血之急证，当急补气摄血，遂处当归补血汤加减，当归量加至9g，服1剂血止，再服痊愈。

案3 黄某，男，陕西中医学院学员。1959年，足生一疮，至西安某医院切口引流，术后足面红肿延至胫部，伤口疼痛不能履地。

[处方] 生黄芪24g，当归6g，乳香6g，没药6g。

初服1剂，肿消痛减。后黄芪增至39g，服6剂，疮口愈合。

案4 张某，女，6岁。1960年4月，患两足踝痛，皮下出现红点，血小板、凝血时间均正常，诊为过敏性紫癜，住院治疗。经中医会诊，拟方如下。

[处方] 益母草15g，红花6g，僵蚕6g，牡丹皮6g，牛膝9g，五加皮9g。

服2剂，紫斑稍有减少，脉象仍弱。后经先生诊断，认为患者阳气不足，改用当归补血汤加味。

[处方] 生黄芪15g，当归6g，炒僵蚕9g，巴戟肉6g，炙甘草6g，生姜3片，大枣3枚。服6剂而痊愈。

第七讲 医林采撷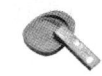

从上述4个病案,可以看出先生在当归补血汤的应用方面是确有独到之处的。

王先生晚年经常教导后学说:疗效好坏,并不全在药味的多少与药量的轻重,关键在于辨证要准确,立法要对症,用药要纯,不能庞杂。要讲究配伍,不用与病症不相干的药物。一句话,就是抓住主要矛盾。先生在当归补血汤运用上的成就,正说明他对于方义有深刻的理解,对疾病本质有深刻的认识,所以每次用之,祛病若以汤泼雪,疗效彰著。附:王正宇(1909-1982),陕西岐山人,少时曾从甘陇名儒张云汉先生就学,1929年考入兰州中山大学预科,后因家贫辍学,回原籍任教,业余攻读岐黄之书,潜心习医,于1947年开始应诊。新中国成立后,1955年在岐山济元堂坐堂行医,1956年调陕西省中医进修学校任教,1959年调陕西中医学院工作,先后讲授中药学、方剂学、中医学基础、医古文、各家学说、医学史等课程,任医史教研室主任、副教授。他曾任陕西省中医学会中医基础理论专业委员会委员,中华医学会陕西分会医史学会名誉副主任委员。王氏治学严谨,在中医教学,医疗工作中贡献殊多,经验相当丰富。著述有《中医方剂学》等教材(内部刊行),撰写医学论文多篇。(《陕西省名老中医经验荟萃》)

马勃不起眼,疗疾小神仙

马勃性味辛、平,无毒。功能清肺利咽,解毒止血。主治咽喉肿痛,咳嗽失音,吐血衄血,诸疮不敛。笔者利用其外敷之效,治疗男女外阴湿疹2例,效果很好,现报告如下。

验案举例

案1 龟头湿疹

汪某,男,35岁。1个月前不明原因引起阴茎龟头处湿疹,患处有丘疹、水疱,伴有痛痒性。继发少许糜烂、渗出等。迭经中西药治疗,效果不显著,病人痛苦不堪,忧心忡忡。于2001年1月5日求治于余,余以马勃一个,嘱其每日2次清洗龟头后,用马勃轻轻挤汁喷洒患处。3日后,病人来复,说取马勃一个(约10g)扑用,其湿疹痊愈大半,诊视龟头患处大部分结痂,干燥,已不渗液。无红肿,趋近愈合。病人如上法续治3日,来告湿疹治愈。

[案2] 女阴湿疹

余某,女,12岁,2个月前发现阴唇一侧有数个粟粒样小疮疹,伴痛痒,并有尿频尿急的现象，当时羞于启齿，没有及时治疗。迁延时日，双侧阴唇遍布湿疹，经搔抓后肿起，周围皮肤有不同程度的浸润和变厚，奇痒，伴尿频，白带亦多。曾易医数人，终因效果不显而辍医。后经他人介绍来余处就诊。余以马勃20g，嘱其每次清洗外阴后，用棉球蘸马勃粉外搽阴唇患处。一日2～3次不等。未处其他方药。5日后其母亲来告，"此药真神也，他处曾花300余元，疗效全无，你这单方一个，真的治好了我这孩子的疮。"又云："自用药后，痛痒减轻，局部干燥，红肿渐消。逐渐好转。"缠绵2个月之顽疾，渐告治愈。

马勃一药，前贤张山雷云："马勃……治恶疮马疥一说，盖既能散毒，又能燥湿，以疗湿疮固得其宜。故陶弘景亦谓敷诸疮甚良。今人用以为金疮止血亦效。寇宗奭谓以蜜拌揉，以水调呷，治咽喉肿疼，盖既散郁热，亦清肺胃，确是咽病良药。东垣普济消毒饮用之，亦是此意。濒湖李时珍谓：清肺散血热，解毒内服外敷，均告捷效，诚不可以微贱之品而忽之。"由此可见，马勃既能散毒，又能燥湿，外用治疗迁延久治不愈而又滋水渗液之湿疹，往往会收到立竿见影之效。湿疹之因，无外湿、热、毒，马勃之效，亦在散热、解毒、燥湿之功。（《中国中医药报》）

古道瘦马按：我临床上用于肛周湿疹效佳。大伙不妨临床一试。

土茯苓治疗脑瘤有奇效

《山海经·中山经》荣草："鼓镫之山，有草焉，名曰荣草，其叶如柳，其本如鸡卵，食之已风。"李时珍疑之即为土茯苓。

顾松园《医镜》引《山海经》文说："此头风方中用之有神效欤？"

缪希雍《先醒斋医学广笔记》载头痛神方：土茯苓四两，忌铁；金银花三钱；蔓荆子、防风各一钱；玄参八钱；天麻一钱；辛夷、川芎各五分；黑豆四十九粒；灯心草二十根；芽茶五钱。井河水各半，煎成一盅服。（注）传自一道人。一妇人患头痛甚，欲自缢。服二剂，数年不发。

孟文瑞《春脚集》：立愈汤，治一切头痛：土茯苓一两，何首乌三钱，天麻、当归、防风各二钱。

以上两方皆重用土茯苓，此外治头风方中则不多见。

余律笙、程天灵治脑瘤："……诸方中以土茯苓用至三十余次，计达六十余两之多。前四十余日，虽用驱风、息风、镇风及温养、清养、补养为治，病人饮食渐

第七讲 医林采撷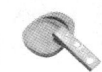

增，头痛减缓，然每隔四五日必剧痛一次，痛苦呻吟，仍不能忍受，非注射吗啡不可，及重用土茯苓而病者头痛失矣。"

顾筱岩治疗梅毒效方：冬桑叶、土茯苓、苏薄荷、金银花、菊花、连翘、石膏、石决明、炒山栀、鲜竹叶、甘中黄等药，方中亦重用土茯苓。（《上海名老中医医案医话集》）

暴崩"三甲"收奇功

在诊余，我从临床案例中翻阅到一位42岁的女性患者。其形体瘦弱，面色少泽，经水已断数年，诊脉虚细，舌淡苔薄，按其脉象体征，考之乃由脾虚及肾，营血少源，冲任失养所致，证属"虚劳"。然"虚"有四种（气虚、血虚、阳虚、阴虚），本例实属气虚，不过要看到气血同源，由一虚而渐致多虚，由一脏而累及他脏的这一转变情况。从证分析，治宜补中，因为补虚从中是有深刻道理的。盖脾居于中，谓之中枢乃为后天之本，脾胃受损，必致气血来源不足，内不能和调于五脏，外不能洒陈于营卫经脉，而渐为虚劳。所以，本例拟用补中益气汤较为切合。药进旬余，收效显然，后以饮食调之，渐可正常工作。

唯时过半年后，突受刺激，郁郁不乐，入晚突感小腹动气发作，筑筑跳动不已，局部板硬疼痛，心慌意乱，宫血暴下。家人未去他院，直接前来问求中医，既然有求，应抱着恻隐之心，思考症情，因性情刚躁，触动肝阳妄动所致。小腹乃厥阴肝经所属部位，而肝系藏血之脏，动伤阴络，迫血下行，治当先平其气，使肝气平则血自止，而非以血治之所能事。但欲求速效又应以何法为好，证见脉来细促，心中澹澹大动，故思以平肝潜阳，收摄冲任，急用"三甲"（龟甲、鳖甲、牡蛎）最为切体，其用量又应超过常规，每味要以60g方可达到治疗适度，拟嘱其迅速煎服。次日清晨家人前来告之，昨晚所开三味药，服下一时许，气平血少，心慌得平，无须再劳前去诊视，根据转归情况，可以原方减量，每味以50g为度，再服1剂，后告之痊愈。

可见"三甲"乃为血肉有情之品，而龟甲为介虫之长，阴物之至灵，其味咸平，直补一身之，三味合用既有潜阳之力，又有补阴之功，药味虽简，但取效快捷，真可谓用药之效，在于善用。（《徐经世内科临证精华》）

刘绍武四脉定治秘要

脉诊是中医"四诊"之一,独具特色,历来为医家所推崇,受患者所信赖。脉象是人体的一个报警窗口,通过对脉象的观察判断,对于健康预测、疾病诊治都有很高的价值。历代医家都十分重视对脉象的研究及其应用,并总结编撰了大量的脉学论说和专著。各家对脉的分类尽管有所不同,但大体上可分为二十八脉之多,临床上多主张脉证相参,虽也有"舍证从脉"或"舍脉从证"之说,但无具体指征。名老中医刘绍武先生,深入研究古典医论,旁触诸医百家,在运用传统脉诊的基础上创造性地总结了溢、聚、涩和弦长四脉定治的经验,广而用之,简便效奇。现就笔者随师学习领悟,拙论探秘,略而述之。

1. 四脉特征和见证

(1)溢脉:亦称上鱼际脉。切脉时,凡寸口脉超越腕横纹,甚或直达鱼际者,故名。轻则按之微微跳动,重则突出皮肤,可见跳动,更甚者如蚯蚓一团,盘卧于鱼际之上。古代医家对此脉已有论述:有的认为"脉有太过,有不及,有阴阳相乘,有覆有溢……遂上鱼为溢……此阴乘之脉也"。有的认为"肝脉弦,出寸口,上鱼际,非药所能治也",有的认为"此是七情为患,而非有邪之脉也",有的则认为"脉同病异,不可一例论也"。综观其说,多认为上鱼际脉为情志所致之阴阳失调,病异而脉同,是肝阳上亢之征候,此与我们临床观察相符合。凡具有溢脉的病人,多为外向性格,常见心烦易怒、头痛头晕、失寐多梦、噩梦尤多、心慌耳鸣、口苦咽干、记忆减退等,其证多在上焦。此脉症与现代医学自主神经功能紊乱症候相似,且以亢奋型见著。多见于自主神经功能紊乱、癔症,精神分裂症和高血压病等。

(2)聚脉:上鱼际脉是满而溢之,出寸口;聚脉与其相反,是敛而收之,聚关部,又名聚关脉。切脉时寸尺俱弱,关部独盛,或宛如豆状,甚或似杏核突起于关部。此脉未见于古医书,但类似短脉之描述,或曰"短则气病",或曰"有过于悲哀之人,其脉多短者,于此可占气之病也"。凡此脉之患者,多为内向性格,常见心情抑郁、忧思少言、胸胁烦满、胃脘胀闷、纳差叹息、失眠多梦、精神倦怠等,类似自主神经功能紊乱的抑郁型。诸证多在中焦,常见于神经衰弱、慢性胃炎、胃溃疡等病。

(3)弦长脉:是一种复合脉象。切脉时,三部端直以长,绷紧如弦,超越尺部。病位多在下焦,常是痰湿淤滞为患。此脉患者,多为消瘦体质,常见腹满纳呆,腹中雷鸣,少腹胀痛,常喜热食,渴不欲饮,大便稀溏,身困疲乏,或阳痿早泄等。

第七讲 医林采撷

常见于慢性肠炎、过敏性结肠炎、十二指肠炎、前列腺炎等病。

（4）涩脉：历代医家有详细描述。如曰"细而迟，往来难且散，或一止复来"，或曰"如刮竹皮""如雨沾沙""如病蚕食叶"等，尽管都是形容往来涩滞，而临床难于领悟。刘氏把涩脉归纳为"三不等"，即切脉时大小不等、快慢不等、有力无力不等。这样即使"胸中了了"，又使指下易明。涩脉患者多见心慌心烦，胸痛憋闷，身重短气，少寐噩梦，疲乏无力，或四肢麻木等症状。常见于冠心病、心律失常、心肌炎、心血管神经官能症和月经不调等病。

2. 四脉的主方及组成

刘氏以上四脉，都自拟了一个相应的方剂，以脉定证，选方定治。

（1）溢脉主方调神汤：柴胡15g，黄芩15g，党参30g，紫苏子30g，川椒10g，甘草10g，大枣10枚，石膏30g，牡蛎30g，桂枝10g，大黄10g，车前子30g。

本方由《伤寒论》中的柴胡龙骨牡蛎汤化裁而来。前7味是小柴胡汤的变方，即以紫苏子易半夏，降气而无辛燥之弊；川椒代生姜，温中而不伤阴，使方剂性平，以利久服。这是刘氏协调疗法中惯用的主方，协调整体，调解阴阳。调神汤共12味药，由四对矛盾、八个矛盾面组成。其中寒有生石膏、黄芩，热有桂枝、川椒；补有党参、大枣，泻有大黄、车前子；升有柴胡，降有紫苏子；散有柴胡，敛有牡蛎。由于寒热、补泻、升降、散敛共用，使全方具有双向调控的性质，不仅利于久服，而且具有调节阴阳，使失调得以调整之良效。

（2）聚脉主方调胃汤：本方系由《伤寒论》中的大柴胡汤加减而成。即由小柴胡汤变方加川楝子30g，五灵脂15g，陈皮30g，白芍30g，大黄10g而成。方中小柴胡汤协调整体，平复阴阳；陈皮、白芍取枳实芍药散之意，平肝缓急，治心下满痛；川楝子取金铃子散之意，理气止痛；五灵脂取失笑散之意，活血化瘀；全方共奏疏肝解郁、温通止痛之功。

（3）弦长脉主方调肠汤：本方是在调胃汤的基础上去五灵脂加小茴香而成。其中川楝子和小茴香（15g），乃取三核二香汤之意，寒热并用，疏肝理脾，温中散寒，使寒热得化；配大黄使肠胃湿积得以荡涤而除，推陈生新。

（4）涩脉主方调心汤：本方乃由小柴胡变方合百合乌药汤、生脉散加味而成。方中小柴胡汤协调整体，宣通气机，和解阴阳。生脉散（党参30g，麦冬10g，五味子15g）强心健脑；丹参30g，郁金15g活血化瘀，疏肝益气；百合30g，乌药10g和瓜蒌30g，宽胸宣肺，行气止痛；生牡蛎安神定悸。

3. 四脉复合的治疗

四种脉象可以单独出现，也可以是二种、三种或四种脉象同时出现，四脉共可演变出15种脉症：溢脉，属于阳亢型；聚脉，属于肝郁型；弦长脉，属于脾虚型；涩脉，属于气血虚型；溢聚复合脉，属于阴亢气郁型；溢弦脉，属于肝亢脾虚型；溢涩脉，属于阳亢血虚型；聚弦脉，属于肝胃不合型；聚涩脉，属于肝郁血虚型；弦涩脉，属于心脾两虚型；溢聚涩脉，属于阴阳中枢失调型；溢聚弦脉，属于阳亢肝郁脾虚型；聚涩弦脉，属于气滞血虚脾湿型；溢涩弦脉，属于阳亢心脾两虚型；溢聚涩弦脉，属于紊乱多病型。

临床上对于这15种脉症，治疗的原则是：单脉单方，复脉合方。如溢涩脉者，处以调神汤合调心汤；聚涩弦长脉者，处以调神汤合调心汤，再含调肠汤。凡合方通常就成为一个相对固定的新方剂，或曰调神心汤、调神心肠汤等。合方用药的原则是，凡重复药味者，只取一方之量，而不是诸方药量相加。

4. 四脉并病兼证的治疗

临床上除四脉的15种症候群之外，往往并有其他病或兼有其他证，这样情况就复杂了，但在刘氏的"三部六病"辨证治疗系统中，都作了明确的规定。

（1）舍证从脉：若四脉与六病（表阳病、表阴病、中阳病、中阴病、里阳病、里阴病）同现，当以先治六病，舍脉从病；若无大寒、大热、大虚、大实的"六病"同现，则皆可舍证从脉，以脉定证。

（2）脉病同方：若临床脉象病证相应，则以脉定方而尽括之。如见涩脉，病人又有冠心病或心律失常，本为病脉相一致，仅以调心汤治之。

（3）脉病并见：则以脉之主方与病之主方相合而治之。刘氏的"三部六病"治疗系统，基本上是贯穿着一病一方、一方多病的思想，对每一种病，或每一类病都拟制有相应的固定方剂，为辨脉、辨病、辨证治疗奠定了基础，简便易行。如患者有涩脉，而又有肺气肿者，可以涩脉主方调心汤合肺气肿选方调肺汤（小柴胡汤加麻黄10g，杏仁10g，石膏30g，瓜蒌30g，沙参30g，麦冬15g，五味子15g，粟壳5g）而治之。

（4）脉证相兼：通常以脉之主方加兼证之相应的药物。如涩脉而兼有下肢浮肿者，则用调心汤合利水的半决渎汤（金银花30g，丝瓜络15g，车前子30g）即可。若涩脉兼见外感时，则用调心汤合表阳病主方"葛根麻黄汤"中的一味主药葛根即可。

5. 四脉验案的体会

刘氏的四脉定治，尚有许多技巧以及用药的经验，限于篇幅不能尽述。现仅收验案中的一些经验剖秘如下。

（1）以脉求证，多有神验：临床上切脉后，常不用病家开口，便能探知其证，从心理上征服病人，多得神验。如一位40岁的农村妇女就诊时，见两手关脉似杏

第七讲 医林采撷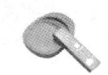

核突起，当时疑为腱鞘囊肿，触之跳动，即知为气病之候，便问病人："你心里有气？"不语。又问："有大气！"仍淡然处之。再问："至少在10年以上！"病人猛地站起，反问："你咋知道？"刘老笑指脉说："病都在这。"病人顿时打开话匣子，两眼挂泪，陈述了10年前她丈夫被错判死缓入狱，次年10岁儿子患毒痢夭亡，又次年婆母病故，因丧事和兄弟们闹气……共5件伤心事，有气无处诉，得了"心脏病"。丈夫陪诊哀求医生治疗。经检查，告其无心脏病，夫妇不信，遂收入内科，并处以调神心胃汤治之。1周后病人豁达神定，自动出院，携药乐归。像这种以脉明证，病人当场落泪的事，屡见不鲜。

（2）以脉定治，常有奇效：一男性患者，某厂工人，因半身不遂抬来就诊。述西医诊为"蛛网膜下隙出血"。诊之项痛，脉聚关、双上鱼际，刘老遂处以调神汤加黄芪120g（取补阳还五汤之意），葛根120g（针对项痛），重剂投服。1剂即可爬床活动，6剂可乘公共汽车就诊，18剂而愈。再续服以后疗。另一老年妇女，患股骨癌，疼痛难眠，求治于刘，见有溢涩脉，因脉选定调神心汤方，又合治肿瘤之攻坚汤（王不留行100g，夏枯草30g，紫苏子30g，牡蛎30g）煎服，3剂痛减，8剂而痛止，连服180剂，脉退病除，拍片复查，病状消失，医生称奇。现已3年，仍健在。

（3）以脉预测，有益保健：有的病人，临床症状尚不明显时，而脉象早已显露出来，这对于预测健康是很有意义的。临床曾劝涩脉患者早治病、防未然，病人常因无症状而漫不经心，结果导致冠心病的发作，悔恨不已。依此，我们在电子计算机《三部六病综合诊疗系统》中，已根据脉象设计了健康预测系统，临床验证，多获良效，深受患者们的欢迎。（《山西老中医：胡连玺》）

中药用量不同效用有别

艾叶 常用量能温经止血，大剂量可使肝细胞损害，出现中毒性肝炎。3～5g可开胃，8g左右温经止血、止痛，大量则引起胃肠道炎症。

槟榔 用以消积、行气、利水，常用剂量为6～15g。而用以杀姜片虫、绦虫时，则须用到60～120g。

白果 定喘汤白果用量在21枚（约为25g），动物实验证实，定喘汤中重用白果的定喘效果优于常规剂量。

浙贝母 9～15g，有清肺热、润肺燥、清热化痰之功。用于外感及内热咳嗽。18～30g有解毒散结之功，用于治疗肺痈、乳痈、瘰疬、发背及一切痈疽肿毒。

219

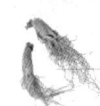

半夏 止呕、除湿，10～15g；开胃，15～30g；安神，大于30g；小剂量6g，降逆和胃；中剂量15g，化痰开结；大剂量30～60g（宜用姜半夏30g，生姜30g开始使用，逐渐加量至60g）可镇静止痛。

薄荷 在逍遥散中仅用3g，以疏达肝木；而在苍耳子散中就重用至15g，以发散风热，清利头目。

白术 常用量能健脾止泻，大剂量用至30～60g，则能益气通便。

川芎 外感头痛，用量宜轻，最多不超过4g；高血压肝阳头痛，用量宜重，习用9～12g；瘀血头痛，宜重剂量，可用至30～40g。历代认为川芎是治疗头痛之要药。前人有谓"头痛必用川芎"。然头痛一症，病因殊多，川芎性味辛温，功能活血行气、祛风止痛，临床常用以治疗血瘀头痛。用王清任血府逐瘀汤治疗血瘀头痛，方中川芎常重用15～30g。清•陈士铎《辨证录》散偏汤治偏头痛，疗效明显，方中亦重用川芎，用量达30g之多，若减少川芎的用量，则疗效不佳。若用川芎治高血压头痛时，亦应大剂量使用，可用10～15g。无论高血压或低血压所引起的头痛，只要是血中有滞，放胆使用川芎，不但止痛效果良好，同时对血压也有相应的调节作用。川芎引经少阳胜于柴胡，用量不宜多，一般在4.5～6g。治疗顽固性头痛时，剂量宜大，有效量在30g以上，最多可用至45g，配伍得当，立竿见影！

据近代药理研究认为，大剂量使用川芎能降低血压，小剂量使用能使血压上升。有人认为川芎辛温香窜，上行头目，高血压患者宜慎用。但中医认为本品有上行头目，下行血海的双向性作用。川芎15g，桑叶45g，这样的剂量与配伍治疗血管性头痛有奇效。

蝉蜕 常用量为5～6g，治破伤风时需用25～30g。

柴胡 仲景"大小柴胡汤"每剂用柴胡半斤（折合约112g），一剂分3服，每服约37g，我用柴胡汤每按此量用，没见有什么不良反应。前提条件是有柴胡证，多用解表，少用疏肝。2～5g用于升举阳气，适用于清阳不升、浊阴不降或中气下陷之病证；5～10g用于疏肝解郁，如情志不畅、肝气郁滞所致的胸胁胀痛等症；10～30g主要用于解肌退热，临床用于治疗外感六淫之邪而致的发热恶寒、周身疼痛等症。柴胡10g升举阳气，柴胡20～30克可清热，柴胡两钱以内升阳，四五钱入少阳透邪，六钱以上解太阳之表证。

柴胡在小柴胡汤中为君药，用量大于其他药味一倍有余，意在透邪外出；而在逍遥散中为臣药，用量与各药相等，起疏肝解郁作用；在补中益气汤中为佐药，用量极小，意在取其升举清阳的功能。

郝万山老师说：柴胡解热20g以上，解郁10g左右，升阳5g、6g左右。

第七讲　医林采撷

柴胡之大量运用还可通大便及行月经。详见章次公医案。

苍耳子　少量则轻而上至巅顶，重用则通下走足膝。

苍术、麻黄　许公岩对积湿为病以苍术、麻黄二药为主，两药用量配伍不同，其作用有异。如两药相等，剂量分别是10g，临床常见能发大汗；苍术倍于麻黄则小发汗；苍术3倍于麻黄，常见尿量增多，有利尿之作用，剂量是18g、6g；苍术4倍于麻黄，虽无明显之汗利，而湿邪能自化，剂量是12g、3g。关键在于药物之间的比例，并非药量越大，疗效越好。

当归　功能补血活血，适用于血虚血瘀诸证，然而当归在复方中，小剂量应用则补血，大剂量应用则活血。

如当归补血汤即由黄芪30g、当归6g组成，后世在应用补血的总方四物汤时，当归用量也不超过10g；归脾汤、八珍汤中，当归的用量仅3g。而具有清热解毒、活血止痛作用治疗脱疽的四妙勇安汤，当归的用量竟达60g，主要是取其活血止痛；治妇女产后瘀血内阻的恶露不行，小腹疼痛的生化汤，当归的用量为24g，也取其活血止痛、祛瘀生新之效能。再如治妇人胎前产后气郁血瘀诸疾的佛手散，当归用2～3两者，乃取其活血之用，使瘀去新生，血有所归。

由此可见，当归用于活血，剂量宜大，可用至15g以上。前人谓其气味俱厚，行则有余，守则不足。故重用则行血之力更甚。若用于补血，剂量宜轻，3～9g即可。血虚者每致阴虚，阴虚则生虚热，当归气味辛温而主动，重用则每致动血，切不可重用，否则适得其反，病家服后每致口干、烦躁、失眠、头晕更剧，甚则鼻衄。

丹参　大剂量可失眠。为上海名医姜春华的经验。

代赭石　9～18g有镇胃降气、止呕止噫之功，适用于胃气虚弱的呕吐、呕逆、呃气、胃脘满实等。24～30g用于治疗实证气喘及肝阳上亢所致头晕、目眩等证。

本品苦寒，入肝、心经。其药理作用为镇胃降气，平肝息风，对中枢神经有镇静作用，并有轻微收敛作用。

大黄　其致泻成分为葡萄糖苷元，番泻叶苷A、C，主要为蒽醌衍生物。6～9g可止泻，9～15g可泻下。

茯苓　研究结果发现，在25g以下无明显利尿作用，至少达30g才有利尿作用，100g时利尿作用最强。

附子　1枚，轻量，治阳虚；2～3枚，重量，祛风湿、止痛（《伤寒论》一枚炮附子的重量约12g）。制附子120～300g水煎3～5小时有甘温补脾肾之阳，温补中下焦元阳之气，无辛燥热之弊。

防己　小量能使尿量增加，而大量则作用相反。

桂枝 在桂枝汤中用9g，取其温经散寒、解肌发表之功，以祛除在表之风邪；而在五苓散中用量不到5g，则取其温通阳气，增加膀胱气化功能的作用。

合欢皮 量小可以安神，量大可以化痰。

红花 少用可养血，稍多则活血，再多则能破血。少用能活血，多用则破血。0.9～1.5g用于调养气血。在温补剂中加入少量红花，用于治疗产后血晕、头晕、眼花气冷等。12～15g用于冠心病、心绞痛，取其有破瘀通经之功。红花药理作用是破瘀活血通经，表现为兴奋子宫、降压、扩张血管。

黄精 小剂量10～20g补五脏，大剂量30～40g有镇静作用。

黄连、龙胆草 用1～2g能健胃，增进食欲；3～6g可燥湿泻火解毒，大量则会刺激胃壁引起恶心、呕吐。

黄芪 常用量为9～15g，在王清任的补阳还五汤中重用至120g。气虚难汗者用之可汗，表虚多汗者用之可止。

厚朴 多用则破气，少用则通阳。（叶天士）

决明子 3～6g治疗急性结膜炎、麦粒肿、角膜云翳、虹膜炎等；9～12g治疗老年性哮喘、胃炎、胃溃疡、急性肾炎、急性泌尿道感染；20～30g治疗急性胆道感染、胆囊炎、慢性胰腺炎、高血压等。

鸡内金 打粉3g，用于治疗体虚遗精、遗尿等，尤其对肺结核之遗精有较好疗效。4.5～12g用于调理脾胃、消食祛积，尤其适用于因消化酶不足而引起的胃纳不佳、积滞胀闷、反胃呕吐等。15～18g有化坚消石之功，可用于泌尿系结石及胆石症。

苦参 5～8g有利尿消肿作用，用治肾炎性水肿、肝硬化水、心源性水肿等，并有平喘止咳作用，可治疗支气管哮喘发作；10～15g治疗细菌性痢疾、钩端螺旋体病及各种皮肤病；30～60g可用于外治感染、各种原因所致的失眠症。

人参 常用量为5～10g，用于复脉固脱时可用至15～30g。

连翘 诸家皆未言其发汗，而以治外感风热，用一至二两，必能发汗，且发汗之力甚柔和，又甚绵长。曾治一少年风温初得，使单用连翘一两煎汤服，彻底微汗，翌晨病若失。（《医学衷中参西录》）

龙胆草 小剂使用有开胃健胃之功，大剂则清肝胆湿热效著。

龙骨、牡蛎 6～10g，有摄汗作用，对鼻衄、月经过多者有止血作用，治疗高血压有潜阳之功；12～15g，对支气管哮喘有定喘作用；20g，有安神作用。

麻黄 少用通阳消癥，多用发汗利水；用其升提之功，用量不少于9g。麻黄的用量一般是2～9g，小儿多用炙麻黄，也可与等量甘草同用，小儿用量不宜超过3g。冬季用量宜大，夏季用量宜小，素有鼻衄、高血压者禁用！

第七讲 医林采撷

治疗水肿时常比一般用量较大，可由9g渐加至15g（个别的还有时逐渐用到20～25g，最多用至30g，生石膏相应增加到60～90g），这时要配用生石膏25～45g（生石膏与麻黄之比约为3∶1），以减少麻黄的发汗作用而达到宣肺利尿的作用。

注意：肺虚作喘、外感风热、单臌胀、痈、疖等证，均不可用麻黄。

马兜铃 常用量能止咳，用量15g时可致呕吐，30g以上可使呼吸抑制，血压下降。

木通 常用量能利水通淋，用量60g以上可导致肾衰竭，小便不利。

麦芽 生麦芽通乳，"生"取其"生发"之意，量在30g以下；炒麦芽回乳，"炒"取其"炒枯"之意，量在60g之上。生、炒麦芽均可单独用于回乳，量60～120g。生麦芽、炒麦芽混用于回乳，量各为60g。

胖大海 1～4枚，有开肺解表、清热利咽之功，用于风火犯喉而致的声音嘶哑。12～15枚有通便之功，可用于头目风热疾病，合并有大便热结者。

牵牛子 少用可泻下通便，祛除肠中积滞，多用则峻下逐水，攻逐腹中积水。

肉苁蓉 6～12g有补肾助阳、益精血之功。适用于阳痿不孕、腰膝冷痛、筋骨无力等证。15～18g有润肠通便之功，用于肠燥津枯之大便秘结之证。本品助阳而不燥，滑而不寒，是一味既补阳又益阴的药物。

升麻 少用（6g以下）有清热解毒之功；多用（10g以上）有升阳举陷之效，3～10g有发表透疹、升阳举陷之功。用于风热头痛、中气下陷、斑疹不出等。30g时，有报道治疗面神经麻痹可获较好的疗效。

苏木 量小和血，量大破血。

赤芍 胆红素代谢障碍一般用30～60g，也可用90g以上，有凉血活血作用，可通腑利胆利尿，降门脉压。

白芍 6～30g有养血敛阴、柔肝止痛、平抑肝阳之功效。30～45g有利尿作用，用于热病后期，阴液耗损，小便不利等症。白芍长于养血敛阴，虽有利尿作用而不伤阴。用量若在30g以上，对大量吐血者确有较好的止血效果（《岳美中医话集》）。大量治疗腹痛也很好，芍药甘草汤的芍药用量要大。芍药、甘草，大剂量可用于呃逆，此为上海姜春华先生经验。

桑白皮 6～9g有退热作用，10～12g有祛痰镇咳之功，15g有利尿及轻泻作用。

水蛭 1.5g研末吞服，每日2次，主治肺心病；5～10g治疗急性支气管炎、高血压所致头晕；12～15g治疗脑出血后遗症、原因不明的癥瘕痞块，本品破瘀血而不伤新血。

石菖蒲 1.5～3g作药引，有明目、开音之功。用于治疗角膜溃疡、声音嘶哑等。4.5～7.5g用于开窍，治疗湿温病之湿浊蒙蔽清窍者，以及狂躁型精神分裂症。9～12g有通利小便之功能，可用于治石淋或热淋。3g可用于冠心病；6～10g可治疗老年性慢性支气管炎及梅核气（神经官能症）；30g可治疗中风后遗症偏瘫、慢性肠炎所致的久泻。

山楂 6g祛瘀力强；9～12g温通力强，用于治疗慢性肝炎；15～30g治疗慢性胆囊炎、萎缩性胃炎。

三棱 常用剂量的上限为9g，但临床上以该药配合其他中药主治各类晚期恶性肿瘤病时，其每日用量可达到45～75g，相当于规定剂量上限的5～8.33倍。

生地黄 大剂量治类风湿关节炎，90～150g。此为上海姜春华先生的经验。

熟地黄 凡下焦虚损，大便滑泻，服他药不效者，单服熟地黄就可止泻，然须日用四五两，煎浓汤服之亦不做闷（熟地黄少用则作闷，多用转不闷），少用则不效。90～120g对糖尿病晚期尿液浑浊有特效。

山茱萸 常用量为5～10g，急救固脱时用至25～30g。

威灵仙 新病10～15g，久病30～100g。

五味子 大剂量，100～150g，治疗慢性疲劳综合征有奇效。1.5～3g有敛肺镇咳之功，用于治疗肺虚咳嗽，如老年慢性气管炎、肺气肿等。6～9g有滋补益肾之功，用于肾虚型咳嗽、遗精、滑精及久泻久痢等。12g以上有降低血清谷丙转氨酶作用，可用于慢性肝炎恢复期转氨酶过高。

乌贼骨、瓦楞子 大剂量可用于胃溃疡剧痛。

豨莶草 6～9g，对慢性风湿性及类风湿关节炎有较好疗效。9～15g用于治疗肝阳上亢型高血压兼有四肢麻木、腰膝无力、头痛、头晕者，较为适宜。

玄参 9～12g，有滋阴降火、清热润肺之功效。可用于治疗虚火上炎所致的咽喉肿痛、牙痛，以及肺热咳嗽等。18～30g有祛虚热、除烦躁之功，用于热病伤阴、阴虚火盛出现的烦躁不安者。30～90g有软坚散结的作用，用于治疗瘰疬、脉管炎等。玄参苦甘而咸寒，用于热证有清热滋阴、消炎解毒作用。虚热实热均可应用，但以滋阴见长。

小蓟 大剂量降血压，此为上海姜春华先生的经验。

夏枯草 常用剂量上限是15g，而临床以该药治疗病程较长的甲状腺瘤时，用量一般都超过30g。

延胡索 少用止痛，多用安神。

薏苡仁 系药食两用中药，其常用剂量的上限为30g，而临床上有经验的医师用该药治疗风湿、腰腿痛等病证时，该药的用量达到45～90g。

第七讲　医林采撷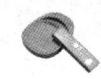

洋金花　止咳平喘或止痛，一般只用 0.3 ～ 0.6g，每日用量不超过 1.5g，若用作麻醉药时可用到 20g。

郁金　3 ～ 10g 有疏肝解郁止痛的作用，用于慢性肝炎和肝硬化所致的肝区痛、泌尿系疾患引起的肾区痛、妇科血瘀痛经等。10 ～ 15g 有行气利胆的作用，用于治疗传染性肝炎，能升高血清蛋白，促进胆汁分泌和排泄，增进病人食欲。30 ～ 60g 有较好的排石作用，可用于治疗各种结石。本品入气分以行气解郁，入血分以凉血破瘀，善治肝胆，善行下焦。

枳壳　3 ～ 12g 有行气宽中、除胀之功效，用于脾胃功能失调所致气滞诸证。15 ～ 30g 可用于子宫脱垂，或久泻脱肛等脏器下垂证。药理研究证实，枳壳对胃肠、子宫有兴奋作用，能使肠蠕动增强，子宫收缩。

炙甘草　1 ～ 2g 有调和药性的作用，5 ～ 10g 温肾养心，30g 以上有类似激素样作用。

枳实　常用量为 3 ～ 10g，用治脏器下垂时可用至 60 ～ 100g。

知母　大剂量可以控制血糖。此为上海姜春华先生经验。

泽泻　治眩晕非 30g 不为功。6 ～ 10g 治疗黄疸型肝炎、急性肠炎（暴泻）、自主神经功能失调所致的多汗；15 ～ 20g 可治疗乳汁不通、急慢性湿疹；25 ～ 30g 治疗梅尼埃综合征、高血压、低血糖所致的眩晕等。

经过长期观察，总结出各组药物疗效最佳的用量比例，如柴胡与白芍为 6：9；人参与白术为 10：9；桑叶、薄荷、牛蒡子为 9：6：6。对前人的经验，师古而不泥古，将其放至实践中检验和改进，如左金丸，古人沿用黄连、吴茱萸 6：1 的比例，而张珍玉先生发现 6：4 效果更佳，遂改进使用。此外，先生还善于利用药量比例的变化改变处方的主要作用，如桔梗与枳壳，咳喘必用，若以 6：4 或 5，则重在调节气机升降，以上浮宣肺为主；而 6：6，则重在调和痰液，使之易出。（《张珍玉学术经验辑要》）

名老中医的"角药"

中医以一味药为单位使用的称"单味药"，以二味为单位使用的称"对药"，以三味为单位使用的称"角药"。

仙鹤草、连翘、何首乌

此三味为谢海洲老中医治疗血小板减少性紫癜的一组"角药"。谢老认为该病有原发、继发两种，继发者易治，原发者难疗，究其病证，无非阴阳两类；审其病机，不外虚实两端。临证治疗，除辨阴阳，分虚实外，尚需注意标本缓急。一般来说，出血为主者，急当凉血止血以治标；而出血缓解后，则当益气养血滋阴以固本。凉血止血之剂甚多，谢老习用者以犀角地黄汤为最。然犀角价昂而难得，故常以水牛角或玳瑁代之。其他如连翘、白茅根、侧柏叶、栀子、连翘、黄芩、黄柏、地榆、茜草等皆可随证加入。益气养血之剂，仍以归脾为佳。而滋阴则常以一贯煎或三才封髓丹加减。其他如玉竹、黄精、龟甲胶、何首乌、大枣、鸡血藤、仙鹤草等均可选用。然上述药物中，仙鹤草、连翘、何首乌三药为必用之品。仙鹤草，性味苦平而涩，功在强壮止血，某些地区称为脱力草，用治脱力劳伤。现代药理研究显示，其所含仙鹤草素有促进凝血的作用，可使凝血时间加快，血小板计数明显增加。连翘，苦而微寒，为清热解毒之品，功可清解风热，又为疮家圣药。李东垣谓之"散诸经血结气聚"；朱丹溪云其"除脾胃湿热，治中部血证以为之使"。凉血散血止血作用，意在其中。现代药理研究认为其尚含维生素P（即芦丁），能保持毛细血管的抵抗力，降低毛细血管通透性，并有保肝及抗感染之作用。何首乌乃补肝肾益精血之品。《开元本草》云其："益血气、黑髭鬓、悦颜色，久服长筋骨，益精髓，延年不老"。李时珍谓其为"滋补良药，不寒不燥，功在地黄、天门冬诸药之上"。现代药理研究显示，本品所含卵磷脂为构成神经组织特别是脑髓的主要成分，同时为血细胞及其他细胞膜的重要原料，并能促进血细胞的新生及发育，同中医之养血益精生髓功用相互印证。以上三药对血小板之升高均有促进作用，经临床应用，确有效验。

生地黄、赤芍、牡丹皮

此三味系中国中医研究院广安门医院著名中医皮肤病专家朱仁康研究员所创的一组"角药"。他说："余治皮肤病，惯用生地，药量既大（多在30g以上），使用范围亦广，常为同道们所瞩目。"问曰："生地首载于《神农本草经》，性味甘苦而寒，有清热凉血，养阴润燥作用，历代沿用至今。您善用此药治疗皮肤病，其理何在？其经验可授之乎？"朱老说："因考虑到疮疡皮肤病血热所致者颇多，故喜用生地作为凉血清热的主药。临床上凡遇血热证者，除重用生地外，常与丹皮、赤芍二药配伍，收效颇为满意。"问曰："配丹皮、赤芍又有何妙用哉？"朱老说："有热当清乃为常法，但热与营血交结，情况就复杂了。虽然《素问•调经论》有'血气者，喜温而恶寒，寒则泣不能流，温则消而去之'之论，但是热乃温之甚，血遇热失其度而妄行，或邪热煎熬营血而滞涩。故在重用生地的同时，配丹皮、赤芍既可加强凉血清热的作用，又能活血散血，以防火热煎熬，营血瘀滞。此即取叶天士热入血分'恐耗血动血，直须凉血散血'之意"。

第七讲 医林采撷

朱老这一观点可体现在他自拟经验方中，如皮炎汤（生地黄、牡丹皮、赤芍、知母、生石膏、金银花、连翘、淡竹叶、生甘草），功用为清营凉血，泄热化毒。主治药物性皮炎，接触性皮炎。凉血清肺饮（生地黄、牡丹皮、赤芍、生黄芩、知母、生石膏、桑白皮、枇杷叶、生甘草），功用为清肺胃经热，主治痤疮、酒渣鼻；凉血除湿汤（生地黄、牡丹皮、赤芍、忍冬藤、苦参、白鲜皮、地肤子、豨莶草、海桐皮、六一散、二妙丸），功用为凉血清热，除湿止痒。主治丘疹性湿疹等，多能应手而愈。

麻黄、生石膏、怀山药

此三味系原山东中医学院院长刘惠民老中医治疗感冒、流感时应用的一组"角药"。刘老认为，中医所称之伤寒，在多种情况下乃是一切外感发热性疾病的总称，感冒、流感自应属于这一广义的伤寒范畴中。因之他对感冒、流感的辨证治疗，多遵循《内经》《难经》，取法《伤寒论》，按六经病证进行辨证，并根据《内经》"伤于风者，阳先受之"的论述。采用治三阳经病的方法（以治太阳经病为主，根据见证间或应用治少阳或阳明经病的方法），以麻黄汤、桂枝汤、大青龙汤、小青龙汤、麻杏石甘汤、葛根汤、小柴胡汤等方剂为主方。结合临床见证，化裁应用。主张早期解表，更重表里双解，认为此类疾病早期不仅限于表证，而且多数病例常兼见不同程度的里热。因之，解表清里同时并行，以奏表里双解之效。处方用药除麻黄、桂枝等解表药外，多喜用石膏、知母等清里之药，实践证明，每有良效。然而，刘老在用解表清里重剂的同时，也非常重视脾胃之气，强调脾胃乃后天之本，为汗液滋生之源，故在应用麻黄、石膏等解表清里药的同时，常配伍应用怀山药。山药既可养阴，又可健脾益胃，以防石膏寒凉太过而伤及脾胃。可见该组"角药"是祛邪不伤正，扶正不碍邪，相辅相成，相得益彰。刘老对表里双解法的应用达到了认证精确、胆识过人的境地。

地榆、贯众、白头翁

这三味为山东中医药大学教授张志远先生治疗崩漏的一组"角药"。崩漏是一种常见的出血性疾病，临床所见以气虚不摄、血失故道、血热妄行者为多，特别是因于热邪迫血妄行而致的，更属屡见不鲜。处理此证，将重点放在血热妄行这一类型上，根据病情需要，选用具有针对性药物。实践中，既采用历代文献所收录名方，也注重疗效明显的药物，如田三七、蒲黄、小蓟、紫草、墨旱莲、阿胶、生地黄、黄芩、侧柏叶、牡丹皮、鸡冠花、赤芍、茜草等，最富有心得而效果十分彰著者，则首推地榆、贯众、白头翁。三味药物，皆为苦寒之品，有凉血作用，《神农本草经》《名医别录》《日华子本草》《本草纲目》，言有治崩之力，验之临床，效果确切。它们在止血方面的区别是，地榆味酸偏于收敛；贯众苦寒，侧重清热解毒；白头翁祛瘀生新，兼消积聚。三药配伍，不仅能清热泻火，且有涩以固脱和祛瘀生新，相辅相成的功用。用量可视人与病二者具体情况而定，一般用15～30g，最大量可用至50g，每日1剂，连服5剂。出血若停，减去1／2用量，再服3～5剂以巩固之。此组"角药"对血热妄行之崩漏，不仅治标，也可治本，主要是取其凉血作用。

鱼腥草、生黄芩、野荞麦根

这三味药是原浙江省中医院院长杨继荪主任医师用于治疗痰热咳嗽基本方中的一组"角药"。杨老认为，无论是外感新起之咳嗽，或是新感引动宿痰呈急性发作之咳嗽，因表邪不解，邪循经入里，郁而化热，引起咳嗽，痰多，痰黏，痰色白或黄等证。强调痰因热成，重视痰与热之间存在因果关系，结合自己多年的丰富临床经验，形成了一套以清热解毒法为主，治疗痰热咳嗽的基本方，由鱼腥草、黄芩、野荞麦根各30g，桔梗6g，前胡9g，浙贝母12g，杏仁9g，姜半夏9g，枇杷叶9g组成。该方重用鱼腥草、生黄芩、野荞麦根，杨老喜称为"清肺三斧头"；合以桔梗、前胡，一升一降，宣降肺气；浙贝母、杏仁清热化痰，降气止咳；姜半夏、枇杷叶下气化痰，且均有和胃降逆之功。本方以大剂量清热解毒药为君药，其中"黄芩治肺热"是明代医家李时珍的亲身经历体会。《本草纲目》有："因感冒咳既久，遍服……诸药，月余益剧。思李东垣治肺热。以一味黄芩汤泻肺经气分之火，遂用片芩一两。水煎顿服。次日身热尽退，痰咳皆愈"的记载，杨老则在此基础上，增加鱼腥草、野荞麦根各30g，清泄肺热，治疗痰热咳嗽用之皆效。它不仅对外感咳嗽疗效显著，对内伤咳嗽，只要予以局部、整体兼顾，在此组"角药"的基础上加味，寒热清补并施，用之亦多能获得明显疗效。（内部资料：浙江省中医药继续教育项目《当代浙江名老中医学术经验和特点》1998年1月）

土茯苓、板蓝根、生甘草

这三味药物为湖北中医学院朱曾柏教授所创制的"朱氏乙肝散"中的一组"角药"。虽然目前中西医对该病尚缺乏特效药，但朱老对乙肝的认识，治疗原则，方药的筛选，积累了丰富的经验，在全国中医界有较高的声誉。朱老认为乙肝系湿热疫毒所致，治疗乙肝要求"本"。乙肝的"本"就是乙肝病程中最显露、最突出的症；而证又是病机的核心表现，因此按当时的病机施治也是治"本"。乙肝治疗求"本"，还应包括因人制宜、因时制宜、因地制宜等因素。另外，还有一个重要问题需要明白，那就是湿热疫毒遏阻中焦症，既可见于西医所称的大三阳、小三阳、活动性乙肝、慢性迁延性乙肝，还可见于无症状携带者。其治疗原则是清化湿热疫毒，少佐活血疏肝。方用朱氏乙肝散。药由土茯苓、板蓝根、茵陈、黄芩、丹参、大黄、藿

第七讲 医林采撷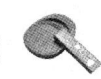

香、白花蛇舌草、半枝莲、甘草组成。方中土茯苓甘、淡、平，无毒，入肝经，是化湿利湿之要药。湿从尿出，湿从水化，湿去热孤，使湿热分消，病毒亦可化解或潜消。现代药理研究表明，土茯苓的粗黄酮类成分有解毒、抗肿瘤、抗脂质过氧化和利尿作用，这些都与中医中药治疗湿热疫毒中阻症并行不悖；板蓝根味苦，性寒，是中医历代治疗时行疫病、疫毒内伏血分之要药。本品有较好的解毒、清热、散结之功效，而治疗病毒性疾病和乙肝湿热疫毒中阻证，自应当以主药应用。板蓝根治疗乙肝还有一个特点，即可以单骑独战，单味研末与服（或佐以 1/6 的甘草同用），20 多年来，屡试不爽。故敢为来者言。所以，朱氏乙肝散运用 20 多年，7 次易其方，而土茯苓、板蓝根、甘草三药始终不变，其制方之义，也在于此。（医学笔记）

中药特殊术语汇编

珍珠盘头 如银柴胡根头顶残留的茎痕及芽痕。状如珍珠集盘，习称珍珠盘头。

沙眼 如银柴胡根体上由于须根脱落后留下的小孔穴。

筋脉 指纤管束中木质部部分所形成的纹理，如防己，附子。

车轮纹 指药材横切面貌一新上维管束与较宽的射线相间排列成稀疏整齐的放射状纹理，形似车轮状，如防己、北豆根。

蓝头 指板蓝根的芦头上残留暗绿色的叶柄残基。

菊花心 药材横切面具有放射状纹理或裂隙，全形如菊花，称菊花心，如甘草。

金井玉栏 药材横切面肉白心黄。习称金井玉栏，如黄芩。

四大怀药 指怀地黄、怀牛膝、怀菊花、怀山药。

浙八味 浙贝母、浙玄参、杭麦冬、杭白菊、山茱萸、延胡索和白术。

四大西北药材 指当归、黄芪、党参、大黄。

东北药材三宝 人参、细辛、五味子。

二蚕沙 习惯认为二眠蚕沙质量最好。

晚蚕沙 该药有家蚕二、三更后排泄的粪便为佳，粒大色黑，故名。

九孔海决 石决明，以九孔者为良，故名。

耳片壳 石决明的商品名，主产于广东、福建，外表面较光滑的光底海决。

子芩 指黄芩新根，内部充实者。

枯芩 黄芩，本品老根，中空，外黄内黑，习称"枯芩"，古代别称"腐肠"之名，即由此而来。

凤尾连 黄连，指野生品，主产于峨眉山等地，多为单枝。

古连 黄连，四川古勇产者为佳，故名。

艾片 冰片，为菊科植物大枫艾的叶片蒸馏制的片状结晶体。

艾纳香 冰片，指以菊科艾纳香为原料所制的冰片。

梅片 指由龙脑香树脂加工制成的冰片。

正口芪 黑皮黄芪，该品种在内蒙独石口集散，故名。

炮台芪 指加工冲正芪后，挑大小适中，粗细均匀，质地柔嫩者，切去头尾，经沸水撩过，使其条干柔润，用板搓直，晾干，过去扎成炮台形，故名。

口芪 指产于东北的一种黑皮黄芪。

仙半夏 为半夏浸渍甘草等药汁后的制成品。

半夏曲 为半夏加面粉、姜汁等制成的曲剂。

法半夏 指将生半夏经清水浸漂，加入甘草、石灰液等辅料炮制，可供内服的半夏。

天生术 指产于浙江天目山的野生白术。

冬术 白术的商品名，指立冬后所挖，性柔软，肉结实饱满，不呈蜂窝状，断面油润色红黄，气清香特异。

于术 白术，该药以产于浙江于潜者质佳，故名。

冬麻 天麻冬季采挖者，皮光肉坚色白质佳。

明天麻 天麻，该药以个大、体实、色白明亮者为佳，故名。

春麻 指春天采挖的天麻，药材多中空，皮皱，质稍差。

耳朴 厚朴的商品规格，指其根皮者。

鸡肠朴 厚朴的商品名，指其根皮。

企边桂 肉桂的商品名，该规格系指由剥取十多年生的肉桂树的干皮，两端削齐后夹在木制的凹凸板内，晒干制成。药材呈长片状，左右两边向内卷曲，中央略向里凹，油足气香味辛甜，质佳。

上油桂 指肉桂中油足质佳者。

蒙自桂 指产于云南蒙自县的肉桂，质佳。

桂通 官桂的商品名，指5～6年幼树干皮或粗枝皮，不经压制，自然卷成筒状者。

防党 党参的商品名，指产于甘肃、陕西老而大的西党参，质佳。

台党 指产于山西潞安、长治、壶关、晋城等地的野生党参，质最佳。

川党 指产于四川的党参。

八仙党 系指产于川、鄂、陕三省交界地区的条党。

第七讲 医林采撷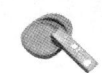

东党　指产于东北的党参。

远志肉　远志的商品规格，指将远志根皮捶开而除去木心者，皮部多破碎。

远志筒　指抽去木心后，皮部呈筒状，故名，本品多曲较粗者加工而成。

远志棍　本品多由不适合加工去心的细小远志根，其中心留有木质心。

青贝　川贝的商品名，该品特征为两鳞块大小相近，相对抱合，顶端尖或平，多开口，底部钝圆，不能平放，主产青海，质佳。

松贝　川贝商品名，该品主产四川松潘地区，故名，其状为形似桃，外层两鳞片大小悬殊，小鳞叶紧裹于大鳞叶中，顶端尖，底平或微凹入，能平放，俗称"观音座莲"或"怀中抱月"，色白而质松脆，味微苦，质最佳。

尖贝　指松贝这顶端较尖者。

炉贝　川贝的商品名，该品种主产甘肃、四川，呈长圆锥形，顶端略尖，底不平，不能放稳，其表面常有黄棕色斑者，习称"虎皮斑"，因过去散集于打箭炉（今康定）故名。

珍珠贝　指松贝中粒小形如薏米者，质量较佳。

皖贝　指产于安徽皖面一带的贝母，属浙贝的一种。

阳春砂　指产于广东阳春的砂仁，气味香浓，质佳。

砂王　指进口砂仁中选出的粒大者。

砂米　指进口砂仁中散碎的单粒砂仁。

砂头　指进口砂仁中的粒小者。

缩砂仁　指由东南亚国家进口的砂仁，其表面颜色较春砂仁浅，呈灰棕色、黄棕色，密生片状突起，质较阳春砂仁次。

砍茸　指从生长 6～10 年的老鹿或病鹿、死鹿头上砍下的鹿茸。

香附米　指加工碾去毛皮的香附。

洋尖砂　指细小片块或颗粒状的朱砂。

珠宝砂　指细小片块状或颗粒状，色红明亮触之不染手的朱砂。

镜面砂　指呈条片状，光亮如镜面的朱砂。

将军帽　指进口沉香中形状似武士帽盔者。

姜蚕　僵蚕，该药在广东等地习惯用姜汁炮制后使用，故名。

恒大斗　指产于中国台湾的石斛，茎圆柱形，长 3～5 尺，质坚实，一名木斗。

结子斗　石斛的商品规格，指将铁皮石斛的茎节剪断，烘干时，打成纽结状者。

霍斗　指用安徽霍山石斛加工成纽结状的一种商品规格。

铁皮斗　指以铁皮石斛为原料加工成一种螺旋状的商品。

铁皮石斛　石斛的一种，该品种节间短，只有 1～2cm，有明显的呈深铁灰色的节，主产于安徽、江西、云南、贵州、广东等地。

腰黄　指雄黄中颜色鲜艳，半透明，有光泽者。

雌黄　雄黄商品名，指其矿石中呈金黄色有珍珠样光泽者。

新儿茶　指进口儿茶（方儿茶）中表面无胶质样光泽者。

老儿茶　儿茶的商品名，指呈黑褐色，表面有胶质样光泽的方儿茶，主产于印尼及马来西亚。质佳。

箱军　大黄的商品规格，指将生长 3 年以上的大黄，剥去粗皮、须，切成段状，装箱。

香结　大黄的商品规格，过去将具有香气，而质佳的西宁大黄加工成一定形状者，称之。

莱阳参　北沙参，该药主产于山东莱阳地区，而且质量最好，故名。

细条参　北沙参，该药的条细（中粗），色白者为佳。

糖灵脂　指许多烘粒凝结在一起的灵脂块，质较灵脂米佳。

冬桑叶　桑叶，指秋冬季经霜打后采入药为佳。

边条参　指芦长，体长，腿长，支根少（不超过三条）的红参。主产于辽宁桓仁、吉林辑安等地。断面棕红而光亮，是红参中最佳品。

老木香　为广木香之一种，又称一号木香，多为破裂块状，形如折断之枯骨，木心多腐朽，香气浓，主产印度。

煤珀　指埋藏在煤层中的琥珀，呈黑褐色，有光泽。

槟玉　槟榔的商品规格，该品种呈半扁形，质松，外表多皱纹，产自海南。

肇实　芡实，广东肇庆出产量大，质佳，故名。

硬柴胡　指北柴胡，因该品质地坚韧，故名。

大腹绒　大腹皮，该药以捣成绒毛状入药较好，故名。

口防风　指防风产于内蒙、河北等地区者。

广地龙　该药主产广东者为地道药材，质佳，故名。

宣木瓜　指产于安徽宣州的木瓜，质佳。

天台乌药　产于浙江天台之乌药，质佳。

凤丹　指产于安徽铜陵凤凰山的牡丹皮，质最佳。

西羌　羌活产于青海、陕西者。

竹黄精　系指在进口竹黄内新拣出的色白如玉的颗粒。

新会皮　陈皮，该药以广东新会产者为佳，故名。

第七讲　医林采撷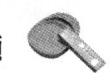

红莲　指带种皮的莲子。

苏荷　薄荷的商品名,该药产于江苏者质佳,简称苏荷。

龟胶珠　为龟胶小块与蛤粉或滑石粉在锅内加热,同炒所得的珠形胶粒,功用同龟胶。

茅术　苍术,该药以产于江苏茅山者质量最佳,故名。

金蝉衣　该蝉蜕主产于浙江、福建,其形体完整,色泽金黄,杂质少,质佳。

金边土鳖　土鳖虫的商品名,该品种主产于广东、福建,因其背部边缘有一圈黄色金边,故名。

鱼鳔胶　为石首鱼科动物大黄鱼、小黄鱼或鲟科动物中华鲟、鳇等的鱼鳔。主产于广东、福建、浙江,功能滋阴益精,用于肾虚遗精阴虚精血不足。

南桔梗　指产于安徽、江苏、浙江等长江以南地区之桔梗,该品种较北桔梗细尖,坚实,洁白,有称之"银牙"者,味先苦后微甜。

南银花　指产于河南密县等地的银花,质量佳。密银花即此。

一味牡蛎治亡阴腹泻

古道瘦马按:常读我文章的读者,可能经常看到我在治疗腹泻亡阴证时,常加入大量的生牡蛎,不知为什么,从哪学来的,今天刚好又翻到这篇原始文章,故而录下贴出来,以解惑也。

单味牡蛎治愈一亡阴症

验案举例　张某,女,27岁。因患急性腹泻住我院内科治疗。初发热,体温39℃,呕吐,腹泻,大便呈米泔水状,每日10余次。查见白细胞6000/mm^3,血压120/80mmHg,诊断为急性胃肠炎,静脉补液,静脉滴注四环素、维生素C、氯化钾,肌内注射氯丙嗪。治疗3日后,体温下降,呕吐停止,但腹泻次数仍每日十余次。改用静脉滴注氯霉素,腹泻仍无好转,且饮食下降,每日仅饮少量米汤。曾口服次碳酸铋、硝酸铋等,病情均无好转,体质状况日渐下降,汤水不进,每日靠体液补充维持生命,大便由每日十余次变成失禁状态。后因大便中带有肠黏膜组织,遂采用健康人新鲜大便水灌肠。病情依旧,家属要求出院。患者出院后在家继续按医院方法治疗。也曾服过中药,皆无效。病情日渐危殆,家属邀我诊治。时已7月,患者蜷卧于榻,面向暗壁,呼之不应。持灯观之,两目深陷,两颧高突,额

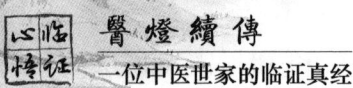

上汗出如油，唇开，齿板干燥，舌光如镜，舟状腹，形体极度消瘦，皮肤干燥，肛门松弛，大便呈黏液状，时时自肛门流出，脉沉细数，血压60/40mmHg。察所服中药，或芍药汤，或增液汤，或四君子汤。

综上脉症，此为暑热劫阴、阴液消亡之重症，乃用生牡蛎120g煎服。服药6小时后，所排黏液便开始变稠，量减少。次日拂晓，排便停止，额汗亦止，并饮米粥半碗。又令服2剂，两日未见排便，病情已趋稳定。但患者体质极度衰弱，口干、心烦、潮热，改用益胃汤合增液汤加麦芽、石斛、天花粉，上症明显减轻，二便较正常，每餐能食稀粥两碗，体质逐渐恢复。最后方用生脉散加山药、麦芽、谷芽、芡实，调治半个月而痊愈。

按：此案系暑热下迫，津液滑脱不固而致阴竭之危症，虽本为阴竭，标为滑泄，但滑泄不止是为急者，急者治其标。故当先固其滑脱，以塞津液亡走之道。若舍其标急而治其本，以滋重之剂补其阴，必致阴为阴用，反促其泻矣，而将竭之阴必亡之于顷刻！其用固涩之法，当用凉寒固涩剂，牡蛎性寒，味涩质重，直走下窍，故非牡蛎莫属。《温病条辨》谓之"是以存阴之品，反为泻阴之用，故以牡蛎一味，单用则力大，既能存阴，又涩大便，且清在之余热，一物而三用之"。

该证暑热已尽，亦不可妄投苦寒清热泻火之剂，盖苦能化燥更夺其阴，是故选方遣药不可不谨慎为之。本案前医所治，或未识得其证，或标本缓急不明，铸大错，故笔者书之，以警来者。（《临证拾录》李建安）

当归芍药散治疗卵巢囊肿

王三虎教授熟读经典，擅用经方，对肿瘤类疾病有丰富的治疗经验和理论探索，尤其在治疗妇科卵巢囊肿方面有独到见解。

卵巢囊肿是妇科常见的疾病，症状轻微，发病隐蔽，往往在妇科检查时发现。现代医学对卵巢囊肿的发病原因尚不明确。临床上常将卵巢囊肿多归于中医"癥瘕""肠覃"等范畴，分为气滞血瘀、痰湿瘀结、湿热阻滞、肾虚血瘀四型。王三虎认为卵巢囊肿以血水互结为主要病机。本病多见于生育期妇女，得之于经、孕、产期的卫生保健意识淡薄，缺乏惜身护身的良好习惯，易致湿浊之邪乘虚而入，影响血运。王三虎指出，其实早在《灵枢·百病始生》中就已认识到，"汁沫与血相搏，则并合凝聚不得散而积成矣""凝血蕴里而不散，津液涩渗，著而不去，而

第七讲 医林采撷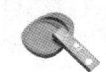

积皆成矣"。

选方用药经验

对卵巢囊肿的治疗，当代医家多以破瘀散结、理气化痰为法，以温经汤、桂枝茯苓丸、少腹逐瘀汤等为主方。王三虎指出，此三方均适用于子宫肌瘤及妇科恶性肿瘤，但温经汤常用于寒热交结的恶性肿瘤；桂枝茯苓丸多用在寒热并见的子宫肌瘤；少腹逐瘀汤则治疗瘀血症状明显的子宫肌瘤，而卵巢囊肿的病人多为血水互结，选用当归芍药散更适合病情。

当归芍药散出自《金匮要略·妇人杂病脉症并治》："妇人腹中诸疾痛，当归芍药散主之。"用于治疗妇女血水不利之多种腹痛证。当归芍药散中，当归、白芍、川芎活血，白术、茯苓、泽泻利水，相辅相成，能有效扭转血不利则为水、水不利则血不和的病理状态。在以此方主的基础上，王三虎常加泽兰、益母草、水红花子等活血利水之品，或随证伍以皂角刺、穿山甲、猫爪草等软坚散结之药。对于舌体胖大、湿邪较重者，加用瞿麦、车前草、马鞭草利水祛湿；舌暗淡、遇寒不适、寒湿症状明显者，则加台乌药、吴茱萸、小茴香等温阳散寒；舌苔黄腻、大便秘结、小便黄、湿热显著者，加用黄柏、栀子、薏苡仁等清热利湿；连翘、蒲公英、白芷、败酱草、拳参清热利湿消肿散结；胁痛腹胀者加用柴胡、香附、丝瓜络、降香、路路通疏肝理气通络；血瘀明显者加用三棱、莪术、桃仁、红花、水蛭等活血化瘀；疼痛者加延胡索、川楝子活血止痛。

验案举例 韦女士，23岁，柳州市人，2009年11月12日初诊，自诉半月前B超提示左附件区混合性包块51mm×44mm×32mm，要求中医治疗。大便干燥，两日一次，小便黄，眠可，舌红苔黄脉数。辨证为血水互结，湿热下注。方选当归芍药散合四妙散加减。

[处方]当归12g，白芍12g，川芎12g，泽泻12g，白术12g，茯苓30g，苍术10g，黄柏12g，薏苡仁30g，牛膝12g，瞿麦12g，蒲公英30g，连翘15g，败酱草30g，白芷10g，香附12g，泽兰12g，皂角刺10g，穿山甲2g。7服，每日1服，水煎服。

2009年11月19日复诊，大小便已正常，舌脉同前，上方加丝瓜络10g，降香10g，炙黄芪3g，猫爪草10g，拳参12g。20服，每日1服，水煎服。

2009年12月10日第3诊，复查B超左附件包块消失。

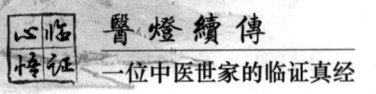
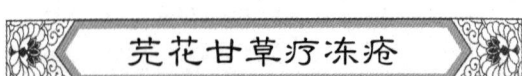

芫花甘草疗冻疮

"本草明言十八反,半蒌贝蔹及攻乌,藻戟芫遂俱战草,诸参辛芍叛藜芦",这是十八反歌。所谓反即相反之意,是指两种药物合用时可能发生不良反应,这是事物间变化的一个方面;事物变化的另一个方面是"相反相成",相得益彰,收效更著。

前贤亦有明言,并积有一定实践经验,如张仲景治疗痰饮留结的甘遂半夏汤,用甘遂、甘草二药同用几千年;近年屡见报道海藻、甘草合用治疗甲状腺肿大、甲状腺肿瘤、淋巴结核、气管炎、哮喘等病,都取得不同程度疗效。故医者不能拘泥于一格而自缚;十八反所言之相反,多指两种相反药物配伍后内服而言,至于外用是否相反,很少有人效验。芫花、甘草为十八反所言的相反药物,然二药合用外洗治疗冻疮,证明无不良反应,且有显著疗效。

1979年冬,编辑《绍兴中医》创刊号,期间收到退休西医鲁某的验方:芫花15g,甘草10g,水煎趁热外洗,治疗已溃、未溃之冻疮均有良效。

因时值寒冬,患冻疮者颇多,虽方药甚众,然疗效不显。如未溃用辣茄外洗,已溃用狗油外涂,其他有冻疮膏、冻疮油之类。我有一种陋见:"难治之证,方药甚众;方药多者,往往为难疗之疾。"虽见此方亦不在乎!且以为两药相反对已溃者是否有毒,心亦颇疑问。后来遇鲁医师,他说:"此方已经用数十年,用之颇效,又无刺激皮肤之弊,因我是西医,未知药理,故特问之……"嗣后将该方选入刊用,并经临床实验运用,收效确实非凡。后《中成药研究》亦特载此方,使用至今,屡验不鲜,诚属良方也。

芫花、甘草同煎外洗,从临床治疗所见,未溃而肿、痛、痒者,有消肿、止痛、止痒之效;已溃者则有清洁疮口、敛疮生肌之功,决无发生皮肤吸收中毒之害,其效果之可靠,非一般冻疮药可比拟。市售冻疮药以芳香刺激性药物为主药,取其走窜之力,以促血液循环,似有一定道理,亦可谓一般治冻疮之通例,但移时则消,终不能愈;若已溃者且有增加疼痛之弊。用此两药治冻疮则有出类拔萃之誉,然其治疗冻疮之机制,至今未明,或是其相反相成的相激作用而致此之伟效哉!(《琐琐药话》)

值得期待的中医临床力作

中国科技版广受欢迎的中医原创作品

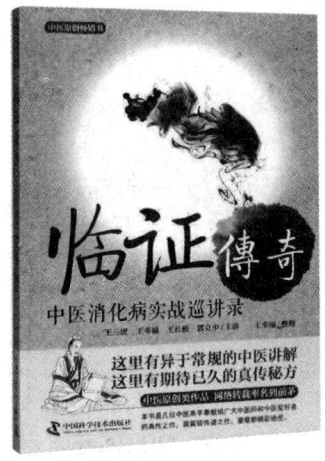

定价：35.00元

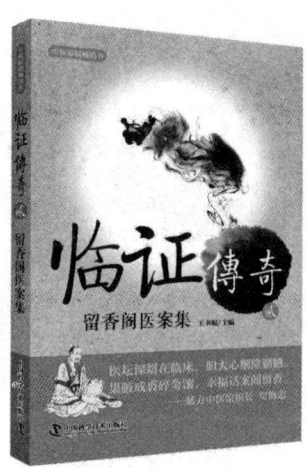

定价：35.00元

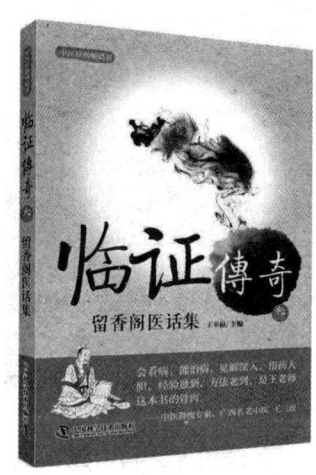

定价：35.00元

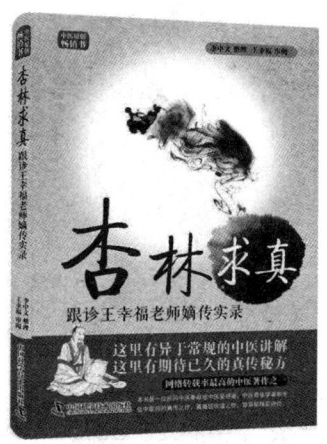

定价：35.00元

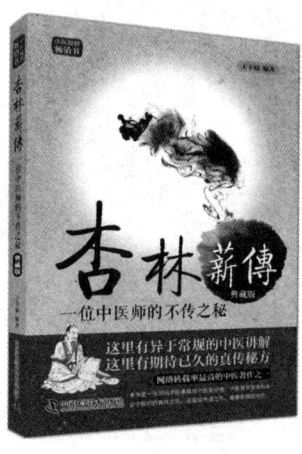

定价：35.00元

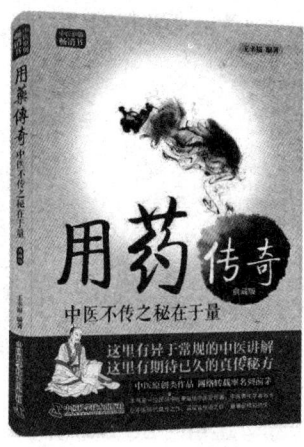

定价：35.00元

值得期待的中医临床力作
中国科技版广受欢迎的中医原创作品

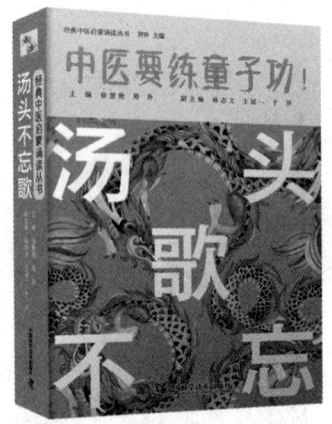

定价：29.80元

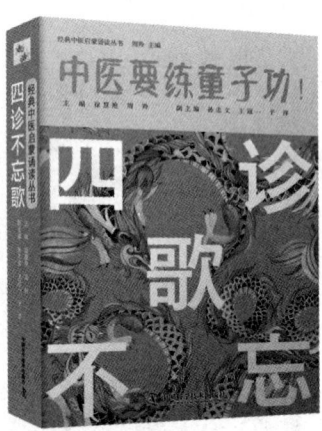

定价：29.80元

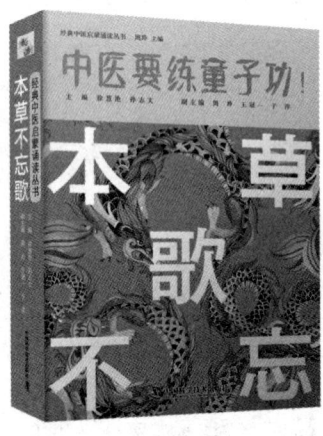

定价：29.80元

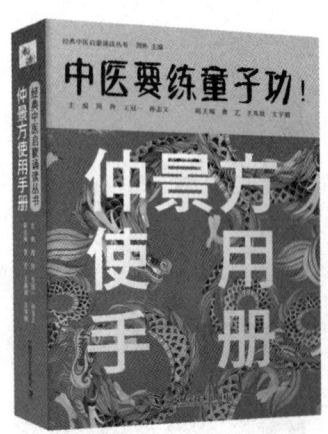

定价：29.80元

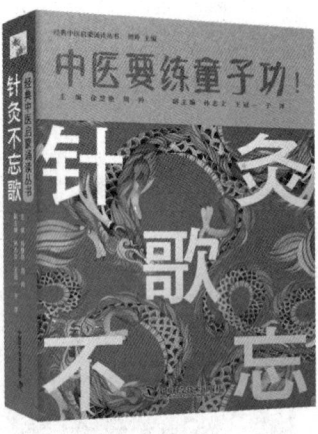

定价：29.80元

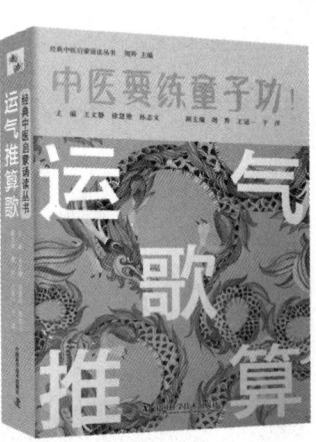

定价：29.80元